【本著作得到国家重点研发计划
（NO.2018YFC1704104）资助】

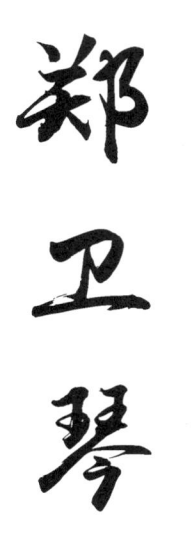

《重庆市中医院百年薪火传承集》

丛书总主编 ◎ 左国庆

郑卫琴

程 俊 ◎ 主编

图书在版编目(CIP)数据

重庆市中医院百年薪火传承集.郑卫琴/左国庆主编；程俊分册主编.—重庆：重庆出版社，2022.12
ISBN 978-7-229-17334-0

Ⅰ.①重… Ⅱ.①左… ②程… Ⅲ.①中医临床—经验—中国—现代 Ⅳ.①R249.7

中国版本图书馆CIP数据核字(2022)第243618号

郑卫琴
ZHENG WEIQIN
程 俊 主编

责任编辑：程凤娟
责任校对：何建云
装帧设计：重庆出版社艺术设计有限公司

重庆出版集团 出版
重庆出版社

重庆市南岸区南滨路162号1幢 邮政编码：400061 http://www.cqph.com
重庆三达广告印务装璜有限公司印刷
重庆出版集团图书发行有限公司发行
全国新华书店经销

开本：889mm×1194mm 1/32 印张：10 字数：260千
2023年7月第1版 2023年7月第1次印刷
ISBN 978-7-229-17334-0
定价：45.00元

如有印装质量问题，请向本集团图书发行有限公司调换：023-61520678

版权所有 侵权必究

《重庆市中医院百年薪火传承集》丛书编委会

主 任 委 员 　左国庆
副主任委员 　李延萍　　段绪坤　　王　中
顾问(以姓氏笔画为序)
　　　　　　　　王仁强　　王毅刚　　文仲渝　　张西俭
　　　　　　　　张嗣兰　　郑卫琴　　郑　新　　罗　玲
　　　　　　　　罗本清　　段亚亭　　曾定伦
委员(以姓氏笔画为序)
　　　　　　　　王　鲁　　叶　茂　　田丰玮　　刘　勇
　　　　　　　　刘华宝　　江　洪　　成建国　　吴朝华
　　　　　　　　张太君　　张洪雷　　李群堂　　杨小军
　　　　　　　　杨进廉　　杨　敏　　孟令占　　苟春雁
　　　　　　　　郑　珊　　唐　军　　唐　梅　　夏　敏
　　　　　　　　徐健众　　雷　虹　　熊　冰　　熊维建

丛书总主编 　左国庆
丛书副总主编 李延萍　　段绪坤　　王　中
编委(以姓氏笔画为序)
　　　　　　　　田丰玮　　朱丹平　　刘　勇　　刘华宝
　　　　　　　　张洪雷　　李群堂　　杨小军　　孟令占
　　　　　　　　苟春雁　　郑　珊　　唐　军　　夏　敏
　　　　　　　　徐健众　　雷　虹　　熊维建

《郑卫琴》编委会

主　编　　程　俊
副主编　　孟令占
编委(以姓氏笔画为序)
　　　　　　王怀碧　文　清　艾　亮　石丽娜　刘　勇
　　　　　　刘文琴　应　坚　宋　娜　邱　敏　张　琼
　　　　　　郑卫琴　赵一凡　高丽萍　徐健众　唐晓慧
　　　　　　赖宗浪　熊慧生　魏　知

内容提要

本书是重庆市名中医郑卫琴主任中医师的医论、医著、医案及学术传承的总集。郑卫琴名中医致力于中医临床医疗、教学四十余年，学验俱丰，汲取各家之长，不拘一格，既从经方家学习，又从时方家学习，深受重庆市中医研究所中医名家前辈言传身教的影响，广泛涉猎内、妇、儿科，尤其擅长中晚期恶性肿瘤研究、诊疗，临床四诊合参，辨证精当，处方灵动，对疑难重疾有其独到的见解。

本书分四个部分，首次系统、全面地整理了郑卫琴名中医的医论、医著、医案以及其继承人的学术研究成果，比较全面地反映了其学术思想和临床经验，具有较高的临证参考价值和学术价值，并可作为研究郑卫琴名中医学术思想、临证经验的重要文献资料。

丛书总序

《礼》曰:"医不三世,不服其药。"中医药学术传承历史悠久,历代名医大家,不但要精读"三世"之书,更需要传承有序。国家中医药管理局开展的全国名老中医药专家传承工作室建设工作,对中医薪火相传,抢救整理名老中医学术思想与临床经验,促进新一代优秀中医人才脱颖而出,都起到了积极的推动作用。

巴山蜀水,钟灵毓秀。20世纪前半叶,冉雪峰、张简斋、沈仲圭、龚志贤、胡光慈、任应秋等国医圣手,汇聚重庆,撑起彼时中医之脊梁。我院历代名中医张乐天、唐阳春、文仲宣、吴棹仙、陈源生、万云程、熊寥笙、史方奇、张锡君、黄星垣、郑新等,更是群星闪耀,开创了重庆中医发展的新局面,也为山城播下了中医传承之火种。

2014年10月30日下午,由人力资源和社会保障部、卫生和计划生育委员会、国家中医药管理局共同组织的第二届"国医大师"表彰大会在北京人民大会堂隆重举行,我院著名中医肾病专家、全国第三批老中医药专家学术经验继承工作指导老师郑新主任中医师当选。中共中央政治局委员、国务院副总理刘延东同志在座谈会上指出,"国医大师"是中华医学文化的重要传承者,是国之瑰宝,要弘扬"国医大师"精神,发挥中医药在深化医药卫生体制改革中的特色优势,强化人才培养和传承创新,巩固中医药发展的人才和科技基础。

2 郑卫琴

郑新主任中医师是重庆中医人的杰出代表，老先生当选"国医大师"，不单是他个人的荣誉，更是对重庆老一代中医前辈集体辛勤耕耘的肯定；不仅仅是重庆市中医院的荣耀，更是填补了我市中医药界在国家层面大师级人才的空白，具有继往开来的重要意义。为了贯彻刘延东副总理的讲话精神，我院在花大力气建设名老中医药专家传承工作室，着力培养优秀中医药人才的同时，设立专项经费，组织精干力量，开展《重庆市中医院百年薪火传承集》丛书的编撰工作，系统整理、挖掘我院历代名老中医的学术思想与临床经验，以期薪火相传，光大创新。

本套丛书首先选定国家中医药管理局名中医传承工作室指导老师，如郑新、罗本清、王毅刚、张西俭、曾定伦、郑卫琴、王仁强、段亚亭、罗玲、文仲渝、张嗣兰等，以及近现代医家中资料留存较完整、较丰富的中医名家，如黄星垣、龚志贤、陈源生、张乐天等，作为第一辑先行出版。在条件成熟时，再把我院其他代表性医家的学术经验整理出来，陆续出版。

丛书编撰以每位医家独立成册，每册按医事传略、医论医著、医案赏析、学术传承四部分进行编写。其中，医事传略重点介绍医家学医行医的心路历程，意在启示后学；医论医著主要收录医家亲自撰写的医论医话，包括已公开发表或尚未发表的学术文章，以充分反映该医家的学术观点、临证经验；医案赏析则选取医家较有代表性的临床验案数十则，并加上按语，力求详尽淋漓地揭示其辨证思路、处方技巧、用药经验等，供读者学习与借鉴；学术传承部分是本套丛书编撰的一个亮点，全方位、分层次、多角度地挖掘整理老专家们的学术思想与临床经验，反映该医家的学术传承脉络，展示各个时期的创新成果。

我们相信，在重庆市卫生和计划生育委员会各级领导的关怀和支持下，有各位老中医药专家的无私传授与指导，有各分册编写人员在完成繁重临床任务之暇所付出的艰苦努力，有我院各职能部门的通力协作，一套能全面反映重庆市中医院百余年来中医学术薪火相传辉煌历程的著作，将呈现在读者面前。

左国庆
二〇一五年三月

石 序

中医药学明确可追溯的历史已有两千余年,其绵延不绝的生命张力,在世界各国人民难以破解的健保困局中日益彰显;其博大精深的哲学内涵、科学理论和实用技术,已日渐被有真正见地的智者所肯定;其敬畏生命、崇尚自然、追求和谐的人文气息,正在潜移默化地感染着越来越多的人。正如习近平同志所指出的:中医药学凝聚着深邃的哲学智慧和中华民族几千年的健康养生理念及其实践经验,是中国古代科学的瑰宝,也是打开中华文明宝库的钥匙。

一直以来,党和政府都十分关心中医药事业的持续健康发展,尤其特别重视老中医的经验抢救和学术传承。国家中医药管理局组织开展的全国名老中医药专家传承工作室建设项目,即是一个非常成功的举措。重庆市委市政府也制定了一系列政策措施,积极扶持中医药事业发展,重庆市卫生与计划生育委员会、重庆市中医药管理局始终把中医药人才队伍建设摆在相当重要的位置。

重庆市中医院作为重庆市中医行业的龙头单位,积极响应,不仅克服困难打造一流的硬件环境,配套完善的支撑机制,更能举一反三,不囿于传承工作室的几位指导老师,而是组织力量,专题立项,系统整理、挖掘该院历代名中医的学术思想和临床经验,编撰出版《重庆市中医院百年薪火传承集》系列丛书。他们所表现出的责任心、主动性和创新能力,值得我们从事中医药工作的同志好好学习。

  丛书所选录的医家，均是重庆市中医界各个时期的优秀代表，他们从医数十年，服务的患者更是数以万计。他们学验俱丰，造诣精深，桃李满园，誉满巴渝。因此，认真总结老中医专家的成才规律，科学研究他们的学术见解，深入发掘他们的独到经验，对于更大范围地培养新一代名中医，具有十分重要的历史意义和现实作用。

  欣闻该丛书首册《国医大师郑新》业已脱稿，即将付梓，实在可喜可贺！故乐为之序。

中国工程院院士、国医大师

（石学敏）

二〇一五年七月

前 言

郑卫琴老师以优异的成绩毕业于20世纪70年代的重庆市中医学校，后在重庆市中医研究所工作，凭着对中医坚持不懈的挚爱，刻苦学习，勤于思考，长期临床摸索，熟读中医经典著作，包括《黄帝内经》《伤寒论》《金匮要略》《温病条辨》《血证论》等，从经典理论汲取知识，开拓思路。在门诊、病房广泛采用中医药治疗各类内科病及疑难杂症，将理论运用于实践，在实践中验证理论并在实践中得到提高，理论与实践相结合，逐渐有了自己的临床心得，将临床心得加以整理、系统化，就逐渐形成了自己的学术思想。在郑卫琴老师的学术思想形成过程中，离不开重庆市中医研究所老一辈中医药专家的指点和影响，其中影响较大的是周百川和黄星垣老中医。郑卫琴老师曾跟随周百川名老中医学习中医临证多年，得到周老诊治风湿的真传。后因科室工作需要，转学肿瘤内科，因其中医功底深厚，所以很快在肿瘤中医内科领域占有一席之地，并提出了自己对肿瘤疾病的诊疗观点，逐渐形成了对"以平为期、顾护胃气"的诊治心得。

《重庆市中医院百年薪火传承集·郑卫琴》分册是在医院领导和职能科室负责人的大力支持下，于两年前成立了本书的编委。本书以郑卫琴老师公开发表的学术文章，以及其弟子师承学习中记录的医案、撰写的学习心得为蓝本，整理、编撰了郑卫琴老师的医论医著17篇、临证医案17篇、学术传承32篇。本书在编撰过程中，得到了医院领导班子及科外处张太君处长的指导，并得到了李群堂主任、张洪雷主任的大力支持与指导，经过编委的不懈努力，本书终于顺利付之梨枣，在此一并致谢！

由于编写时间仓促，编者学术水平有限，书中难免有疏漏谬讹之处，祈望同道不吝赐教。

程　俊

二〇一七年十一月二十二日于重庆

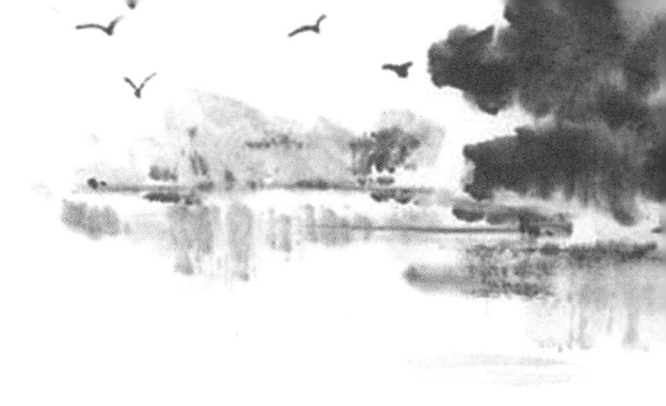

重庆市中医院中医名家选介

为了让读者对我院中医学术传承有一个全景式的了解，我们根据左国庆同志主编的《重庆名医名方》以及《重庆市中医研究所志（1900—1989）》等资料，将我院1950年前出生的部分医家，按出生年月先后在此作一简介。

张乐天（1880—1962），男，又名选三，重庆永川人，中医骨科专家。历任国粹医馆馆长，中央国医馆编审委员会委员，重庆赈济委员会第二施诊所主任，重庆市政协常委。力承家学，又于1899年到重庆宽仁医院学医2年，其后遍访川内名医，在游学西藏时皈依佛门，得佛家高僧指点，授以秘方。1910年回到重庆，自办医馆开业行医，抗战初与唐阳春、叶心清等人共同创建"国粹医馆"，救治大批抗战将士，免其致残之苦。冯玉祥先生曾题赞曰："免人之死，解人之难，救人之患，济人之急者，德也。德之所在，天下归之。"1956年应邀到重庆市第一中医院工作，在临床及制药工艺上带徒授艺，并集自己50多年的临床经验撰成《中医骨科学》。1959年国庆10周年时，献出了集自己毕生心血的"十二成方"，受到政府嘉奖。在学术思想上倡导注重整体，以国药接骨，反对截锯。

唐阳春（1884—1974），男，四川乐至人。历任重庆市第三人民医院、第一中医院中医科主任，重庆市卫生局中医顾问，重

2 郑卫琴

庆市医务工作者协会副主任委员，农工民主党重庆市委副主任委员，重庆市政协副主席，四川省人大代表。1910—1911年就读于日本北海海军学校。1911—1919年在家乡随田明光学习中医，1921年任教于广东军医传习所，1928—1931年在四川省乐至县和上海等地开业行医。1931年来重庆开设唐阳春诊所，1952年在西南卫生部重庆中医进修学校学习一年后，继续开业行医，1956年进入医院工作。学张仲景，治病主用经方，医风求实，医术精良，在重庆中医界享有较高声望，撰有《伤寒温病简要医诀》《伤寒辨证揭要》《眼科证治类方》《草药实用方剂》《草药药性》等论著。

吴棹仙（1892—1976），男，名浦，字显宗，重庆巴南人，著名针灸学家、经方学家。幼承庭训，攻"四书五经"，兼习医学。1905年入巴县医学堂，后在重庆官立医学校师范班、重庆存仁医学校学习，深得名医王恭甫等器重。1918年与人合伙在重庆开设双桂堂药店，后师从针灸大师许直游，得子午、灵龟针法秘传。1929年，"废止中医"的气氛一时甚嚣尘上，为与这一派人抗争，约集渝州同道，成立重庆中医药联合分会，又于桂花街创办重庆国医药馆，并创办《医药周刊》。1932年与人共同创办巴县国学学舍（后改名为重庆国医传习所），1935年重庆国医药馆成立，任馆长。1939年创办重庆中医院和巴县国医学校，1950年在和平路创办苏生国医院，又在通远门外归元寺成立了中华医药科学讲习所。1954年后，先后任重庆中医进修学校教师，重庆市第一中医院、重庆市第二中医院院长，成都中医学院医经教研室兼针灸教研室主任。1955年冬献《子午流注环周图》给毛泽东主席，神针之誉驰于国中。工书法，通音韵，精词章，医理宏深，针药并精，对《黄帝内经》《难经》《伤寒论》《金匮要略》等，皆能原文背诵，所著《灵枢经浅注》，解经字字有出处，颇为精要。崇尚实践，经验丰富，认为针灸之道，登堂入室，非尽解《灵枢》则无以成就；只谈理论，而不实际操作，亦无以成就。其用针必辨证，其用方一以仲景为依。著有《子午流注说难》《医经生理学》《医经病理学》《灵枢经浅注》等，后人整理有《养石斋医案》。

文仲宣（1893—1966），男，又名寿泽，重庆巴南人。曾任重庆市政协常委、四川省政协委员，农工民主党重庆市委常委。自幼体弱，自学中医，并习静坐功。1923年起正式行医，先后在重庆川东师范、省立二师校、重庆联中等学校任校医，后又相继在同福春、中宣药室、中华路永生堂等药铺坐堂。1955年被重庆市卫生局聘为中医顾问，1957年在重庆市第三人民医院工作，1959年调入重庆市第一中医院。治病不主方而主法，依法求方，依法制方，常谓"治病如同参禅"。擅治肝炎，尤精儿科，创上中下三法，决寒热之真假。著有《临证选录五十案》《儿科简易辑要》《小儿惊风病辨》等。

陈源生（1897—1992），男，重庆铜梁人，研究员，著名中医内科学家。曾任重庆市政协委员，四川省及重庆市中医学会理事。世代业医，幼随叔祖父临证，1920年始在乡镇行医，1937年来重庆，先后任省立高工校校医，同时兼任高等法院一分院医生，1940年后又自行开业行医，1955年后在重庆市第一中医院工作。对《伤寒论》《金匮要略》的临床意义多有阐发，善于汲取各家学说的长处，对草药研究颇有心得。治病不拘成法，主张轻灵巧取，在内、妇、儿科的临床诊治上有较深的造诣。著有《临床常用中草药选编》《简便验方歌括》。

万云程（1902—1987），男，四川合江人，主任医师。历任全国针灸学会理事、四川省针灸学会重庆市分会主任委员、重庆市中医研究所顾问。1913年随名医罗时乾、张玉珍学习针灸技术，1918年正式拜罗时乾为师，获"易经经外奇穴针按术"真传。1920年出师后在四川合江开业独立行医，1937年到四川泸州开设诊所，1947年在重庆育婴堂街开业行医。1955年任重庆市第一中医院针灸医师。学术上主张"百脉宜通，诸气宜调，脾胃宜助"，临床上单用银针，不用药物辅佐，奏效速捷。独创"九龙""蛇行""反盖""提钩""曲折""螺旋""双飞""中气"等特殊针法，磨砺数十年，手势非凡，并精通点、压、提、烘、拍等按术，以内气施术，跌宕起伏，行云流水，运用自如，被熊寥笙先生誉为"独门绝学"。撰有《易经经外奇穴针按疗法》《易经经外奇穴急救针疗法》《十三种热性病的针按疗法》《面瘫的针刺指按疗法》《脑震荡、乙型肝炎的选穴》等论著。

柳励吾（1903—1975），男，别名克敏，湖南长沙人，中国农工民主党员。1928—1934年在湖南长沙东华针灸医馆学习，1935—1937年在南京夏成桥针灸治疗所行医，兼任南京中央国医馆名誉理事、选术员。1938—1944年先后在长沙、昆明、贵阳等地开设针灸治疗所行医。1945年来重庆，任中央国医馆高级中医班针灸讲师，兼陪都中医院特约针灸医师，同时在市区保安路开设针灸治疗所行医。1954—1975年，先后任重庆市第七人民医院针灸医师、重庆市第一中医院针灸科主任。对针灸医学有较高造诣，技术风格以"稳"为长，疗效显著，教学毫不保留，为重庆培训针灸人才做出了较大贡献。撰有《十四经重要穴位一百五十个》《快速进针流注传导》《梅花针学讲义》《针灸治疗常见病手册》《针灸临床经验录》等论著。

熊寥笙（1905—2010），男，重庆巴南人，研究员，重庆市名中医。历任农工民主党候补中央委员及重庆市副主任委员，重庆市政协委员，四川省中医学会理事，重庆市中医学会理事，重庆市中医研究所副所长。先后求学于同乡马氏国医学社马祖培先生及上海丹溪学社陈无咎先生。1933年回川任巴县国医传习所教师，1937年任重庆《新蜀报》国医周刊编辑。1951年进入西南卫生部中医科工作，1954年任重庆市卫生局中医科副科长，并先后在重庆市第二中医院、重庆市中医研究所工作。撰有《中医难症论治》《临证漫谈》《常用七百味中草药歌括》《伤寒名案选新注》等。

龚志贤（1907—1984），男，重庆巴南人，研究员。少幼失怙而志于医，与长兄同拜于李寿昌门下，3年读完《神农本草经》《伤寒杂病论》，并选读《黄帝内经》《难经》，其后师徒3人成立"三友医社"，同时在3个乡赶场应诊。1932年，考入重庆针灸讲习所，结业后在重庆正阳街成立针灸科学研究所，又先后到张乐天的国粹医馆、吴棹仙的国医药馆行医，同时还向唐阳春、周湘船、文仲宣等名医请教。历任西南军政委员会卫生部中医科副科长，国家卫生部中医司管理科科长兼北京医院中医科主任，重庆第一中医院副院长，重庆市中医研究所所长，中华中医学会理事，中国中医学会四川分会副会长，九三学社重庆分社顾问，四川省政协常委。擅长诊治内科杂病，撰有《四诊概要》《中草药治疗常见病多发病》《出血症的中医治疗》《感冒的中医论治》《龚志贤临床经验集》等。

史方奇（1911—1994），男，重庆巴南人，主任中医师，重庆市名中医，全国首批老中医药专家学术经验继承工作指导老师，享受国务院政府特殊津贴。曾任中国科学院成都分院特约研究员，四川省中医学会及重庆市中医学会常务理事、副理事长，四川省政协委员，重庆市中医院副院长等职。16岁入桐君阁学药，后拜巴蜀名医李阆君（冯玉祥、林森等人的保健医生）为师学医，21岁出师悬壶，30岁时已声名远播。对中医的气化理论着重从"化"的方面作发挥和阐述，提出"人生于气，活于化"，推崇"自然疗法（药膳、运动）"，致力于中药剂型改革，研制"健脾止泻灵""养血降压冲剂""二参保心康"等。著有《中医优生长寿法》《中医难症奇验》《中医育儿良方》《五运吐纳功》《水茶酒与健康》等。

6 郑卫琴

谢任甫（1911—1989），男，又名西羊，四川仁寿人，主任中医师，重庆市名中医。曾任重庆市政协委员，农工民主党重庆市委委员，中国红十字会重庆市委理事，重庆中医学会常委。1934年在仁寿女中执教时染疾，遂自学中医，后拜师胡永言。1935年来重庆，师从江南名医补晓岚（又名补一），前后数十年，得其精妙。1945年开谢任甫诊所，1950年任补一药房总干事，1951年任重庆医协（后改称"卫协"）学委会副主任、主任，1955年参与筹组重庆市第一中医院、重庆市第二中医院和重庆市卫生局门诊部（即重庆市渝中区人民医院），1958年调至重庆市第一中医院。学宗灵素，博采诸家，对内科、妇科疑难重症颇多治验，对儿科、外科、五官科亦有较深造诣。

张锡君（1913—1999），男，江苏无锡人，成都中医药大学特聘教授，国务院首批特殊津贴获得者，第六、第七届全国人大代表。出身于三代中医世家，先后在无锡国学专门学院、无锡中医讲习所、江苏省立医政学院学习。历任《上海光华医药杂志》总编，无锡针灸专科学校教务长，重庆市第二中医院院长，重庆市中医学会、中西医结合学会副会长，四川省中医妇儿科学会主任委员。精通中医经典，熟悉现代医学，临证重视初病，善抓主症，用药果断，味少量大。主研"中医药治疗脑胶质瘤临床研究"获卫生部二等奖，主研《张锡君小儿厌食症计算机中医专家系统》获省、市科技成果三等奖，参编《当代中医》丛书。

丁午（1914—1983），男，浙江松阳人，副主任中医师。曾任四川省中医学会理事、重庆市针灸学会委员。随父学医，后拜上海金针丁惠聪学习针灸数年。先后在上海、昆明、重庆行医，解放后在重庆市卫生工作者协会门诊部任针灸医师，1955年任重庆市第二中医院针灸科负责人。学验俱丰，强调正确辨证，反对头痛刺头、脚痛刺足，视行针手法为取得良好疗效的关键，创飞推补泻手法，并将汗吐下和温清消补八法运用于针灸治疗中。

王希知（1915—2006），男，湖北武昌人，主任中医师，重庆市名中医。曾任重庆市政协委员，重庆市人大常委，重庆市科学技术协会副主席。16岁跟随祖父、伯父学医，后师从清末宫医周惠庵及湖北黄冈儒医刘云湖。1934年毕业于武昌国医讲习所，20岁开始在武昌行医，抗战时转至重庆行医。1958—1960年选入北京中医学院教学研究班学习，返渝后任教于重庆市中医进修学校，后调入重庆市中医研究所（原重庆市第一中医院）。学验俱丰，擅长内科、妇科杂病治疗，临证善于将经方、时方融会贯通，辨证准确，用药精当，学术上以平调阴阳为指导思想，认为"阳虚易治，阴虚难疗"。

周百川（1917—1995），男，浙江余姚人，重庆市名中医。曾任重庆市政协委员。1933年师从汉口钱少甫老中医，曾在刘天保、同仁堂、庆余堂等药房行医，后于北京中医学院教学研究班学习。1956年始先后在重庆市卫生局中医门诊、重庆市第一中医院工作。擅长诊治痹证和温病，对钩端螺旋体、乙型脑炎以及烧伤等具有丰富的临床经验。撰写有《钩端螺旋体病中医辨证论治》《温病的证治要点》等论文。

姚忆舜（1919—2002），男，河北任丘人，副主任中医师，重庆市名老中医。生于中医世家，17岁即随父从医，抗战爆发后，辗转西安、重庆等地私人开业行医。1950年供职于重庆市财经金融贸易工人医院，1952年参加西南军政委员会卫生部举办的中医进修学校第一期专修班学习，毕业后入重庆市中医研究所（原重庆市第一中医院）工作至退休。终身信奉"无德不医"，善于运用中西医结合诊治疾病，疗效显著。参与《自血光量子中医综合治疗乙肝临床实践研究》等课题研究，著有《调经大法》《活血祛瘀法的临床应用》等。

曹良仁（1919—2012），男，江苏常熟人，中西医结合主任医师，全国第二批老中医药专家学术经验继承工作指导老师。

8 郑卫琴

1946年毕业于上海震旦大学六年制医学系（法国教会办），先后在重庆仁爱堂医院、重庆西南卫生部直属新渝医院、重庆市第七人民医院工作，并跟随王福民、吴棹仙、张锡君等学习中医，历任重庆市第一中医院业务副院长，重庆市中医研究所副所长、研究员，中华中医药学会理事，中医药学会重庆分会儿科专业组组长，《实用中医药杂志》顾问，九三学社重庆市委常委、顾问，重庆市第二、四、五、六届人大代表。认为中西医结合不单表现在药物方面的中药加西药，也表现在医术方面，即中医辨证论治结合西医诊断以抢救生命，对顽固性肝性腹水的诊治有独到见解。著有《小儿遗尿证自我疗养》。

徐有玲（1919—2013），男，重庆人，主任中医师，重庆市名中医。曾任中华医学会理事，中国中医学会四川分会理事，重庆市中医学会常务理事、内科专委会主任委员。幼年随祖父发蒙并诵习医经，1935年赴上海新中国医学院系统学习中医理论，抗战爆发后返渝，至桐君阁药房行医。1955年重庆市第二中医院成立时调入该院工作，1956年赴北京中医学院教学研究进修班学习，1960年调入重庆市第一中医院工作，"文革"期间曾被抽调到重庆市外科医院进行肝胆急腹症中西医结合临床研究工作。临床上注重实效，反对"一方一药统治一病一症"的倾向，重视多途径给药，擅长温清互用及活血化瘀诸法。曾荣获重庆市科学技术委员会、重庆市卫生局科技成果奖。

李雨农（1920—2021），男，原名李开泰，四川乐山人，中西医结合主任医师。历任中国中医学会肛肠分会第一届副会长、四川分会肛肠分会第一届理事长，四川省中医学会肛肠专委会名誉主任委员，重庆市中医学会外科分会会长，重庆市第八届人大代表。1946年毕业于华西协和大学医学院，1958年参加重庆市第二届"西学中"学习班，先后在重庆中央医院、重庆仁爱医院、重庆市第一中医院工作。整理和总结了中医"枯痔疗法"

"枯切疗法"和"挂线疗法",创制了"新六号"枯痔注射液、"长效止痛剂",创造了"小剂量肛沿点状麻醉法"及"收固液柱状注射"治疗直肠脱垂等,并向全国推广,产生了较大影响。主编大型学术专著《中华肛肠病学》。

黄星垣(1921—2003),男,四川峨眉人,中西医结合主任医师,研究员,中国中医研究院研究生部客座教授。1948年毕业于上海国防医学院,1958年参加西医离职学习中医研究班,是中国中医急症研究的先驱和代表。先后在第二野战军直属二医院、西南卫生部直属医院、重庆黄山干部疗养院、重庆市第一人民医院、重庆市第一中医院工作,曾担任重庆市中医研究所所长。历任中国中医药学会、中西医结合学会常务理事和顾问,国家科委中医药组成员,卫生部医学中医药科技成果评委会委员,国家中医药管理局重大科技评审组专家,国家自然科学基金会中医药组评审专家,四川省中西医结合学会副理事长,重庆市政府技术顾问团顾问,重庆市中医药学会秘书长、副会长,"七五"攻关计划"全国中医治疗急症临床及机理研究"专题组组长,全国中医急症培训中心班主任,《中医急症通讯》主编等职。执笔撰写《内科学总论·脏腑病证概述》和《各家学说总论·中医理论体系的形成和发展》《温热求新·温热急症心法》,主编《中医内科急症证治》《实用中医内科学》《中医急症大成》《中医药临床科研指南》等,对丰富和提高中医学临床实践和理论做出了较大贡献。

陈枢燮(1922—2004),男,重庆人,主任中医师,重庆市名中医,全国老中医药专家学术经验继承工作指导老师。曾任重庆市政协委员,渝中区政协副主席,农工民主党重庆市委常委、渝中区支部主任,四川省中医学会理事。受业于名医吉子然,1940年在重庆开业行医。致力于发掘、整理和继承金元四大家和清代温热学派的学术思想,擅长诊疗内科疑难杂症,在中医眼科方面也有较深造诣。参编《中医学讲义》《风心病》等专著。

郑新（1925—2021），男，河南平顶山人。张仲景国医大学名誉教授，成都中医药大学兼职教授，贵阳中医学院研究生指导老师，全国第三批老中医药专家学术经验继承工作指导老师，现任重庆市中医药学会顾问。1947年考入河南大学医学院，旋即投身革命，1954年又入四川医学院医疗系学习，1958年参加重庆市第二届"西学中"学习班，后师从重庆名中医唐阳春先生。先后在重庆市第九人民医院、重庆市第一护校、重庆市中医院工作。学贯中西，坚持以中医为主导的中西医结合，提出肾脏病"三因"及肾脏病"多瘀"理论，用药大胆，每立竿见影。多项科研成果先后获四川省卫生厅科技成果三等奖、重庆市卫生局科技成果二等奖，参编《中医内科急症证治》《中医急症大成》等著作。2014年，荣获"国医大师"称号，为重庆市首位"国医大师"。

彭厚荣（1927—2006），男，四川宜宾人，副主任中医师，重庆市名中医，全国中西医结合周围血管病专委会委员。14岁开始跟随父亲学习中医，18岁独立诊病，1951年在西南军政委员会卫生部中医进修学校系统学习中医理论知识。1953年到重庆市第一中医院工作，创建四肢血管病专科。对血栓闭塞性脉管炎、动脉硬化性坏疽、糖尿病坏疽及肢端静脉系统疾病有深入研究，研制的系列专科外用药如黄马酒、白油膏、银粉丹等，至今仍在临床广泛使用，其治疗方案被《实用中医外科学》《中西医结合周围血管病学》等专著收载。

段亚亭（1928— ），男，安徽界首人，主任中医师，重庆市名中医，全国第一批老中医药专家学术经验继承工作指导老师，第二届"国医大师"候选人。曾任重庆市政协委员，重庆市针灸学会会长，《实用中医药杂志》副主编，《四川中医》《安徽中医》编委。1948年6月参军，1953年转业任四川自贡自流井区卫生科长，1956年考入成都中医学院，毕业后分配到重庆市中医院工作，1971年调任重庆市卫生局中医科科长，1984年调任重庆市中医院院长。临床强调治病求本，力求诊断明确，主张辨证和辨病相结合，对阳痿病、更年期综合征等有较深的研究。曾获四川省中医管理局科技奖，主编《新编中医三字经》。2017年荣获"国医大师"称号。

田令群（1930—2008），男，四川渠县人，主任中医师，全国第二批老中医药专家学术经验继承工作指导老师。曾任重庆市中医研究所内科主任、急诊科主任，中华全国中医学会内科学会首届委员，《四川中医》《实用中医药杂志》编委。自幼受岐黄医术之熏陶，1957年毕业于北京医学院医疗系，1963—1965年就读于成都中医学院西医离职学习中医班。学术上推崇东垣，擅治内科杂病，尤长于脾胃病及神经衰弱症的治疗，并在长期临床实践中逐渐形成了自己独到的脾胃观："防病重在补脾""虚证注意健脾""治病勿伤胃气""病瘥继培后天"。主研"温病伤阴证候特点临床及实验研究"获四川省科技进步三等奖，参编《中医急症大成》《中医内科急症证治》等专著。

李松龄（1936—2006），男，河南嵩县人，中西医结合主任医师，重庆市名中医。曾任重庆市中西医结合学会理事等职。就读于第三军医大学第69陆军医院医疗专业，师承名老中医陈皓临证7年，1982年始在重庆市中医院工作。学术上主张将中医各家学说和多种辨证方法融为一体，并提出"五脏六腑之气病证"概念，出版专著5部。

罗本清（1937—　），男，重庆人，主任中医师，重庆市名中医，全国第三批老中医药专家学术经验继承工作指导老师，国务院政府特殊津贴获得者。曾担任国家药品监督管理局新药评审委员会委员，中华中医药学会内科学会委员，重庆市中医药学会常务理事、副会长、内科专委会主任委员，重庆市抗癌协会理事，重庆市渝中区人大代表。1964年毕业于成都中医学院，分配到重庆市中医研究所工作，历任副所长、党委书记。一生勤奋好学，得到熊寥笙、陈源生、王希知、周百川等老师的指教。专攻中医内科急症及慢性肝病的临床研究，主张"身心并调，分型论治"。主持科研课题2项，主编、参编著作5部，发表论文30篇。

冯涤尘（1939— ），男，重庆人，主任中医师，成都中医药大学兼职教授，国务院政府特殊津贴获得者。曾任重庆市中医研究所所长，重庆市政协委员，世界中医药学会联合会内科糖尿病专业委员会常务理事，中华中医药学会糖尿病分会委员，中国中西医结合学会养生学及康复医学专业委员会委员，重庆市中医药学会副会长、常务理事、糖尿病专业委员会主任委员，重庆市气功科学研究会副理事长，《中国中医急症》副主编，《中国药业》《实用中医药杂志》《家庭医药》编委。1964年毕业于成都中医学院。致力于中医内科急症、肝病、肾病、糖尿病及外治法、食疗保健等的研究，积累了较丰富的临床经验。主研课题3项，主编《中西医诊疗方法丛书》《中国男科临床研究》，参编《中医急症大成》《中医内科急症证治》《中医内科急重症手册》《中医老年病临床研究》《实用中医老年病学》等。

黄自立（1940— ），男，重庆铜梁人，主任中医师，重庆市名中医。出身于三代中医世家，毕业于成都中医学院，先后承蒙李斯炽、吴棹仙、邓绍先、卓雨农、罗禹田、陈达夫、张澄庵、张锡君、黄养民等名师指导。曾任重庆市第二中医院业务院长，重庆市中医药学会副会长，重庆市抗癌协会常务理事，重庆市中医古籍保护专家委员会委员，四川省中医学会常务理事，《四川中医》编委，《实用中医药杂志》顾问。精通中医理论，通晓各家学说及其治病思路与用药经验，临证注重舌诊，喜用扶阳之法。主编《中医百家医论荟萃》《中医古籍医论荟萃》，参编

《馆藏古籍稿本提要》等著作。

杨廷芳（1940— ），女，重庆人，中西医结合主任医师，重庆市名中医。曾任重庆市中医药学会理事、肛肠专委会主任，重庆市中西医结合肛肠专委会副主任。1964年毕业于四川医学院，有较高的专业理论技术水平和丰富的临床经验，曾获四川省科技成果三等奖和重庆市科技成果三等奖，参编《中华肛肠病学》。

张西俭（1944— ），男，上海人，医学硕士，主任中医师，教授，全国第四、第五批老中医药专家学术经验继承工作指导老师。1968年毕业于上海中医学院，后在冶金部直属第十八冶金建设公司职工医院工作，1978—1981年在成都中医学院攻读中医基础理论专业硕士学位。毕业后一直在重庆市中医院工作，创办重庆市中医药信息中心，担任主任一职20余年。曾任中华中医药学会医史文献分会委员，重庆市中医药学会基础专委会副主任委员，《中国中医急症》《中国实验方剂学杂志》《实用中医药杂志》编委。中医理论知识全面扎实，重视钻研古今优秀医案，对中医气机理论、虚实理论、方剂配伍规律等进行了深入研究，有多项独到见解。临床精于平脉辨证，主张脉诊应以阴阳、虚实、脉气、脉质等多部位、多角度对比分析为要点，对疑难重危病症，思路宽广细致。主编《重庆中医急诊55年》，参编著作7部。

曾定伦（1947— ），重庆北碚区人，主任中医师，重庆市名中医，博士生导师，成都中医药大学兼职教授，贵阳中医学院硕士生导师。历任中华中医药学会理事，重庆市中医药学会副会长，重庆市中医药行业协会会长，《中国中医急症》常务副主编，《实用中医药杂志》常务编委，《重庆医学》编委。1977年考入成都中医学院，毕业后分配到重庆市北碚区中医院工作，1997年调任重庆市中医研究所所长兼党委副书记，2003年任新组建的重庆市中医院（重庆市中医研究院）院长。他勤于实践，善于思考，临证强调不仅要"方证对应"，还须"药病对应"。作为主编、副主编、编委参编《曾定伦杂病学术经验集萃》《重庆中医急症55年》《巴渝名医证治心悟》等学术著作8部，发表《十味降脂片治疗69例高脂血症合并脂肪肝临床观察》《中风Ⅰ号治疗出血性中风30例临床报道》等学术论文33篇，先后获得重庆市中医管理局中医科技成果二等奖1项，重庆市卫生局中医科技成果8项。

目 录

内容提要 …………………………………………………… 1
丛书总序 …………………………………………………… 1
石　序 ……………………………………………………… 1
前　言 ……………………………………………………… 1
重庆市中医院中医名家选介 ……………………………… 1

医事传略

郑卫琴学术渊源 …………………………………………… 2

医论医著

周百川治疗小儿盗汗经验介绍 …………………………… 10
直肠癌中医外治法研究进展 ……………………………… 12
郑卫琴老师治疗乳腺癌经验 ……………………………… 19
郑卫琴老师治疗急性放射性肺炎经验浅介 ……………… 23
郑卫琴老师治疗癌性疼痛经验举隅 ……………………… 26
郑卫琴老师中医治肿瘤学术思想总结 …………………… 29
郑卫琴老师部分临床经验及学术思想整理 ……………… 56
"岩舒注射液"结合化疗治疗中晚期非小细胞肺癌的临床观察 … 62
"旋覆代赭汤加味"治疗肺癌化疗伴发恶心呕吐36例 …… 66
夏季肿瘤患者调治"七部曲" ……………………………… 69

郑卫琴

"三生口服液"治疗原发性肺癌晚期患者 30 例的临床体会 …… 71
"三生口服液"治疗原发性肺癌的临床研究 …………… 74
周百川治疗荨麻疹经验总结 …………………………… 81
"回生口服液"对复发卵巢癌患者高凝状态的影响 ……… 83
电化疗与中药配合治疗头颈部复发癌 …………………… 88
郑卫琴老师用中医药治疗肿瘤的学术思想总结 ………… 92
郑卫琴老师应用中医药治疗肺癌的经验 ………………… 107

医案赏析

鼻咽癌医案 ……………………………………………… 112
肺癌医案 ………………………………………………… 115
肝癌医案 ………………………………………………… 134
宫颈癌医案 ……………………………………………… 144
骨髓增殖性疾病医案 …………………………………… 146
喉癌医案 ………………………………………………… 150
甲状腺腺瘤医案 ………………………………………… 151
口腔癌医案 ……………………………………………… 153
淋巴瘤医案 ……………………………………………… 155
卵巢癌医案 ……………………………………………… 156
脑肿瘤医案 ……………………………………………… 161
膀胱癌医案 ……………………………………………… 164
乳腺癌医案 ……………………………………………… 166
腮腺癌医案 ……………………………………………… 174
内科杂病医案 …………………………………………… 176
直肠癌医案 ……………………………………………… 179
胃癌医案 ………………………………………………… 198

学术传承

郑卫琴老师对癌性疼痛的中医诊治经验 …………………… 202
郑卫琴老师标本中气与肿瘤诊治 ……………………………… 205
郑卫琴老师治"痹症"心得 ……………………………………… 207
郑卫琴老师诊治癌性肠梗阻经验小结 ………………………… 209
郑卫琴老师学术观点"温化肿瘤" ……………………………… 212
郑卫琴老师恶性黑色素瘤治疗体会 …………………………… 215
郑卫琴老师呕血便血证治 ……………………………………… 217
郑卫琴老师中医证治胃脘痛体会 ……………………………… 220
郑卫琴老师浅议肿瘤发病与内虚病因的关系 ………………… 222
郑卫琴老师清热解毒法应用体会 ……………………………… 224
郑卫琴老师多发性骨髓瘤中医用药总结 ……………………… 227
郑卫琴老师治疗胃癌的临床经验总结 ………………………… 229
郑卫琴老师泻南补北法在临床上的运用 ……………………… 233
郑卫琴老师浅议经方在肿瘤诊治中的体会 …………………… 234
郑卫琴老师治疗老年肝癌的体会 ……………………………… 236
郑卫琴老师痞证论治心得体会 ………………………………… 239
郑卫琴老师用温化法治肺癌 …………………………………… 242
郑卫琴老师治病顾护脾胃 ……………………………………… 244
郑卫琴老师从肿瘤的治疗看《伤寒论》………………………… 246
郑卫琴老师诊治肺癌经验 ……………………………………… 251
郑卫琴老师谈"扶正固本"法与肿瘤治疗 ……………………… 254
郑卫琴老师用"十枣丸"治疗恶性腹水 ………………………… 257
郑卫琴老师乳腺癌治疗心得 …………………………………… 259
郑卫琴老师胰腺癌中医治疗心得 ……………………………… 263
郑卫琴老师中医临床治疗食管癌经验方 ……………………… 265

阴阳脉诊体悟·· 268
解读《黄帝内经》中关于肥胖的记载······················ 270
五行脉诊的体悟·· 276
体质辨证的体悟·· 278
六经辨证思考"首论阴阳"与"调气化易,复形质难"············ 280
腹诊的体悟··· 283
《金匮要略》治外湿分析······································ 285

医事传略

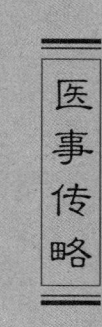

郑卫琴学术渊源

一、简介及学术任职

郑卫琴，女，1952年出生，本科毕业，硕士生导师，现任重庆市中医院肿瘤科主任中医师，全国第四批老中医药专家学术经验继承工作指导老师，重庆市名中医。任中华中医药学会肿瘤分会常务委员，中国抗癌协会肿瘤传统医学专委会委员，重庆市抗癌协会理事会常务理事，重庆市抗癌协会癌症康复与姑息治疗专委会委员，重庆市中医药学会常务理事，重庆市中医药学会肿瘤专委会副主任委员。

从事中医临床、科研、教学工作40余年，完成科研课题5项，发表科研论文30余篇。任重庆市中医院肿瘤科主任期间成功申报国家中西医肿瘤重点专科，科研成果获卫生局科技成果三等奖5项，个人荣获第二届中国医师奖、重庆市"十佳女卫生工作者"荣誉称号。

擅长通过中西医结合治疗恶性肿瘤及风湿病，如中晚期肺癌、乳腺癌、卵巢癌等妇科肿瘤，以及食道癌、胃癌、胰腺癌、原发性肝癌、甲状腺癌、多发性骨髓瘤、淋巴瘤等肿瘤，以及急性风湿热、慢性风湿性关节炎、类风湿性关节炎、肝硬化等疾病。

二、学术渊源及学术成就

（一）重视"四诊合参"

在传统中医中，"四诊"就是指望、闻、问、切四种诊断手段。"合参"，就是把四诊获得的诊断资料，综合分析，由表及里，由此及彼，去粗取精，去伪存真，反复思考，通过推理判断得出正确的诊断。

郑卫琴老师结合现代医学将"四诊"的内涵不断扩展，如诊断肺癌、肺脓肿患者时必看其胸部CT及血常规、生化等检查结果，由此来判断患者的病情是处于酿脓期或是溃脓期；又如诊疗晚期卵巢癌患者时要求其复查盆腔MRI来判断预后；再如对乳腺癌患者以35岁为界线进行判断，这其中既有中医的思考，也蕴含西医的现代研究成果。郑卫琴老师本着"西为中用"的原则，以临床中医思维为主，结合西医或现代科学技术，强调从不同的角度和目的观察患者体征、症状，并互相联系和印证，扩大了中医"四诊"的内涵和范围。

郑卫琴老师强调"四诊"有各自相对的独立性和片面性，应当"合参"。医生利用自己的感官，在获取辨证资料时，既有相对的独立性，也有相对的片面性。这种片面性，来源于患者和医生，其中又分主观的和客观的两方面。

患者的主观因素，可分为有意与无意。患者有意的主观因素，包括疼痛、恶风恶寒、腹胀、喜暖喜冷、眩晕、渴与不渴等这些自觉症状，甚至包括大便次数、月经多少等可以观察或不便观察的症状。由于某种原因，患者可能把某种相反的虚假情况提供给医生，而患者陈述的病史和以前的治疗情况，也因主观因素而改变。患者无意的主观因素，包括遗忘，如说不清楚病史和自觉症状或提供的事实不符。如舌苔颜色，舌苔可以被饮食、糖果或因长期吸烟而染色。患者往往不知道它的利弊，不问不说。

医生的主观因素，由于诊断不认真，观察不仔细，或由于诊疗水平不高，或由于光线不好、患者体位不正，或由于患者不配合，导致医生在望诊观察舌苔时，把白苔看成黄苔，苔不腻看成苔腻；切诊时，脉的浮、沉、迟、数等脉象也可能评错；腹诊时，把粪块或器官误诊成包块。

有些症状和体征，处于疑似之间，很难确定。有些脉象似滑非滑，似弦非弦，真是"心中了了，指下难明"。患者的客观因素，包括疾病本身出现的许多虚假情况，真真假假，有虚有实，有阴有阳，难以辨清。如阳虚患者，可能出现恶热烦躁，口渴喜饮，脚、手心烧，腹部胀满等假热表现。突热证患者，可能出现四肢逆冷、脉象沉微的假寒证表现，所谓"大实有羸状""至虚有盛候"，若不"四诊合参"，先入为主，或大而化之，只凭一诊就下诊断，势必犯"虚虚实实"之过，轻则延误病机，加重病情，重则误人性命，遗害于人。从古至今，感叹庸医之"杀人者"，又岂少耶！

（二）提出"中医药抗癌需分阶段治疗"的观点

郑卫琴老师认为："中医治疗肿瘤应分阶段治疗，因为肿瘤是分不同阶段发展的，所以不同的阶段有不同的治则和用药方法。比如，手术前的用药与手术后的用药不同；配合放疗或化疗的中药又各有不同；肿瘤的早、中、晚期的用药也不同。"

总体上讲，体质虚弱、癌症晚期患者，手术后的调理、康复期的治疗，以"扶正培本"为主；体质较好、邪气亢盛、早期肿瘤或肿瘤进展期患者，多用"祛邪解毒"法；正虚邪实者，以及放疗后需要巩固的患者，在消除残存癌细胞后，配合其他治疗方法时，则多采用"扶正祛邪"法。

早期肿瘤患者，若有手术机会，则劝其及早手术，手术前后给予补气养血、健脾开胃的中药，以增强其体质，力求平稳、安全度过手术期；术后化疗中的患者暂缓服用中药，而在化疗间期给药，以补气养血、健脾开胃为主，以保证患者能平稳度过化疗期；放疗期的患者，则以滋补肝肾、健脾和胃、养阴清热的中药治疗，以减轻毒副反应；预防肿瘤转移则以扶正和抗癌相结合的中药为主。

（三）坚持"辨证论治"的原则

辨证论治是中医学的精髓所在，亦是最能体现中医学的学术思想。例如：胃癌属于中医脾胃病范畴，非一般脾胃病所能相比，虽然不能按一般的脾胃病论治，但亦必须坚持"辨证论治"的原则。抗癌中草药常常以清热解毒较多，常在辨证加减中运用，临床中屡见不予辨证而大量堆积使用，结果适得其反的病例。抗癌中医药的运用当谨慎，察舌脉、辨阴阳而后用之。如舌淡苔白提示阴寒偏盛者，或舌淡胖边有齿印、脉沉紧而见脾胃虚寒者，苦寒之品当慎用，如苦参、白花蛇舌草、龙葵、蒲公英、白英、椿树皮、马鞭草等，即使是性凉之品如半枝莲、藤梨根、蛇莓、八角莲、黄药子等亦当慎用。若见舌质红无苔或苔燥、脉细或数提示胃阴不足或兼阴虚火旺者，苦寒、辛温之品当慎用，且利水渗湿药亦不宜多用，如泽漆、半边莲、野葡萄根、茯苓、猪苓等；若见舌红苔黄燥、脉弦滑提示阳热亢盛者，则温热药当慎用，如铁树叶、雄黄、温莪术、斑蝥、蟾酥（干蟾皮）、蜈蚣等；若见舌苔黄腻或灰厚、脉滑数提示湿热内蕴者，滋补药如人参、黄芪、龟板、天冬、当归、熟地等当慎用。总之，以辨证分型、分阶段论治为宜，忌盲目堆积使用抗癌中医药。

（四）坚持"辨证"与"辨病"相结合

现代医学对疾病发展过程的认识是对"病"的认识。现代医学诊断技术的发展使得机体各个部位发生的肿瘤都可以得到明确诊断，这是现代医学诊治疾病的重大优势。近年来，中医在治疗疾病时也吸纳了西医这种"辨病"的治疗模式，因此现代中医治疗肿瘤的原则是在辨证治疗的基础上，常选用一些具有一定抗癌作用的中草药进行辨病治疗。实践表明，"辨证"与"辨病"相结合治疗肿瘤具有较好疗效。例如，胃癌的症状除表现为胃之纳化升降失常外，还特定表现为积（癌肿）的病变，其自身病变的发展有一定的规律性。因此，可以采取"辨证"与"辨病"相结合的方法运用中医药。胃为阳明之腑，以通为用，以降为和，积极采取软坚消积的治疗方法，既符合胃腑的生理病理特点，又能达到祛除病邪的目的。一般而言，早期用药以攻为主，中期攻补兼施，晚期以扶正为主。诚如《医宗必读》概括"积聚"的治则为"攻补"两法，提出根据病程在初、中、末三期的特点灵活运用中医药，并指出治积不可急于求成，而当"屡攻屡补，以平为期"。这一"两法三期"的治疗法则，极其符合胃癌的治疗原则，可作借鉴。如病之早期正气未衰时，在"辨证"的基础上，可以运用现代中药药理学对胃癌细胞抑制作用的结果，结合病证，针对性更强。如补益胃气，选择生黄芪、党参、薏苡仁、白术、山药、白扁豆等；滋补阴津，选用玄参、地黄、百合、沙参等；清热解毒选用半枝莲、白花蛇舌草、藤梨根、蛇莓、八角莲、绞股蓝等；活血祛瘀选用生莪术、白屈菜、水红花子、急性子、露蜂房等；软坚化痰散结选用蛇六谷、半夏、胆南星、牡蛎等。现代药理研究证实，这些药物对胃癌细胞具有一定的抑制作用，既"辨证"又"辨病"，体现了继承与发展相结合的思想。

（五）注重"中医药靶向治疗"的观念

郑卫琴老师用药讲究中药的引经与归经。例如，在胃癌的用药配伍中，恰当地加入引经和归经药物，尤其选择入于脾胃经和肝经的药物，是胃癌用药的特点之一。如在药方中加入八月札、木香、青皮、陈皮、沉香、佛手、郁金、香橼皮等，疏肝理气、调和脾胃，冀肝气之条达，有助于脾胃之气升降有序，经络之气通畅，进而引药入于胃经，可以更好地发挥作用，达到靶向治疗之目的。

（六）强调"顾护胃气"的重要性

脾胃为后天之本，水谷生化之源。五脏皆禀气于胃，胃气一旦衰弱，人体元气必将失去充养而衰。古训云："得水谷者昌，失水谷者亡","胃气一败,百药难治"。因此,郑卫琴老师强调在治疗肿瘤时必须时刻牢记顾护胃气。

临床顾护胃气的方法主要有:①慎一味厚腻滋补而碍胃,肿瘤患者在晚期往往表现出不同程度的阴阳气血不足之象,若因此用大量十全大补、参芪等药不免妨碍胃气,适得其反。②抓住胃气"以通为用,以降为和"的生理特征,在治疗中无论攻邪或扶正,不忘配伍中适量使用运气和胃之品,如半夏、陈皮、枳壳、佛手、绿梅花、木香、砂仁等,选择1~2味配伍运用。③坚持"少而精"的用药原则,"凡药三分毒",尤其是抗肿瘤中药往往药性猛烈或有一定毒性,因此药味少、剂量轻,则胃腑易于容纳,从而达到顾护胃气的目的。反之,若药物庞杂,胃腑不受,则难以言效。这就要求临证中尽可能选择一药双效或多效的药物。此外,分阶段抓住主要矛盾,兼顾次要矛盾亦是精选用药的一种方法。如辨证为脾胃虚寒证,即使见有瘀血之象,也不宜轻投四物桃红或血腑逐瘀之药,而应在温补脾胃的基础上处以能行瘀化滞之焦山楂、莪术等。④存得一分津液,救得一分胃气。赵献可在《医贯·噎膈》中云:"盖肾主五液,又肾主大小便,肾与膀胱一脏一腑,肾水既干,阳火偏盛,熬煎津液,三阳热结,则前后闭涩,下既不通,必反于上,直犯清道,上冲吸门咽喉,所以噎食不下也。"在治疗时强调,"直须以六味地黄丸料大剂煎饮,久服可挽于十中一二"。郑卫琴老师临床用药常巧妙地将六味地黄汤隐于方中,以达到存一分津液的目的。

(七) 强调"中西医并重"的诊治思路

在诊治肿瘤患者过程中,郑卫琴老师认为,我们虽是内科,但要全面了解现代肿瘤治疗的现状,如手术(微创)、放疗(精准)、化疗(靶向)等,并合理规划。在临床上,西医治疗肿瘤常见的有手术治疗、放疗、化疗,中医治疗肿瘤也有自己的特色，如肿瘤到了哪个阶段？应如何有针对性地合理治疗？若患者得不到全面系统的指导，而医生对患者的情况也不是很清楚，过度治疗或延误治疗的情况时有发生，所以全面掌握西医肿瘤学也是我们的必修科目。

医论医著

周百川治疗小儿盗汗经验介绍

盗汗是一症状，多属阴血虚亏。不论成年人或儿童，因病致虚都可出现盗汗，但小儿较成人多。周百川治疗小儿盗汗，疗效显著，现将其经验总结如下。

小儿为稚阴稚阳之体，形气未充，脏腑功能不健，在炎暑酷日当令之际，一旦感受暑邪，容易耗伤元气；或受暑感寒而引起高热，高热退后，气液耗伤，均常出现盗汗。又因小儿脾胃素弱，后天失调；或过饥过饱，寒热不调，日久脾胃受伤，运化失职，生血之源匮乏，心失所养，汗液外泄故为盗汗。临证可见多数患儿有形体消瘦、面色青黄不泽、食少心烦、口干渴思冷饮、夜卧露睛、盗汗等症状。

周老治疗小儿盗汗，常以甘麦大枣汤为主方，随证化裁。若暑伤元气，心烦口渴，舌红少津，脉细数者加太子参、麦冬、五味子、玉竹；脾胃虚弱，食少神怠，大便稀溏，舌淡红，苔薄白者加党参、白术、茯苓、山药、扁豆、荷叶；乳食不香食积，消化不良者加焦山楂、神曲、谷芽、麦芽、鸡屎藤、鱼腥草；血虚面色苍白，舌淡红，苔薄白，脉细者加黄芪、当归；胃阴不足，口干渴思冷饮，食少，舌红，苔白黄，脉细数者加石斛、玉竹、沙参；蚘动龅齿者加乌梅；午后低热者加青蒿、白薇、桑叶、牡丹皮、麦冬、乌梅、生谷芽、大枣；等等。

甘麦大枣汤出自《金匮要略》，原治脏燥症。周老用以治疗小儿盗汗是取其异病同治。方中浮小麦养心益气敛汗；炙甘草温中补虚；大枣补脾胃调营卫。三味合用，甘温平和补而不滞，温而不燥，能获益气养心补血健脾敛汗的较好疗效。其次，治疗小儿盗汗在用敛汗药方面，炎暑当令季节，周老不主张用麻黄根、煅龙骨、煅牡蛎三味药物。因麻黄根虽止盗汗,但若根中茎苗去之未尽,易引起发汗之误。煅龙骨、煅牡蛎是收涩药物,用之不当,便有闭门留寇之患。

【病案举例】

周某,女,1岁多,1980年8月2日就诊。患儿7天前因受暑出现高热,体温39.2℃,伴咳嗽、皮肤灼热、气促、咽充血,经西药抗炎退热等治疗,现体温已正常。患儿面色青黄,纳呆口渴,夜寐不安,惊叫,盗汗,醒则头发湿润,衣湿如雨淋,舌尖红,苔薄黄,指纹青紫。周老辨证为暑伤元气,治以益气养阴止汗。处方:甘草、五味子各3g,大枣、青蒿、桑叶各6g,麦冬9g,牡丹皮4g,太子参、生谷芽、玉竹各10g。服药2剂汗止,前症告愈。

(郑卫琴)

直肠癌中医外治法研究进展

从古至今，中医外治法历史悠久，操作简便，方法独特，疗效显著，适应证广，在各个学科均有广泛应用，也备受历代医家重视。《黄帝内经》就主张外治法，如《素问·玉机真藏论》："或痹不仁肿痛，当是之时，可汤熨及火灸刺而去之。"中医外治法在肿瘤领域的运用也是甚久。清代吴师机在我国最早的外治专著《理瀹骈文》中写道："外治之理，即内治之理，外治之药，亦即内治之药，所异者法耳。医理药性无二，而法则神奇变化。"其提出，外治法与内治法同理，只是用药途径不同。数千年前，在《黄帝内经》中已有运用砭石疗病的记载："发于腋下赤坚者，名曰'米疽'，治之以砭石，涂之以豕膏。"

目前，我国直肠癌的发病率为4.71%，有的局部地区的发病率甚至还高于发达国家。近年来，在各位学者的研究中，中医药治疗已成为直肠癌综合治疗的重要组成部分，对直肠癌辅助化疗、预防复发和转移生存质量、提高生存质量、延长生存期有一定的疗效。中医药治疗是我国治疗肿瘤的一大特色。所以，研究中医药治疗直肠癌具有重要的临床意义。在直肠癌的中医研究中，多以口服中药的内治法为主要研究方向，而对中医外治法的研究相对较少。近年来，中医外治法方面的研究也有增多的趋势，现就近五年来对直肠癌中医外治法的研究进展作一回顾。

一、中药灌肠

在直肠癌的中医外治法中，中药灌肠治疗运用颇多，其运用范围主要表现在抑制肿瘤生长、缓解局部症状、改善患者生存质量等方面。俞晨等采用中药灌肠方和FOLFOX方案化疗联合治疗的方式，观察灌肠方联合化疗和单用化疗治疗肠癌患者外周血miRNA-3l和血管内皮生长因子（VEGF）表达的变化。方剂组成：仙鹤草、败酱草、龙葵。结果显示，灌肠方联合化疗治疗晚期大肠癌能提高临床客观疗效及疾病控制率，降低晚期大肠癌患者血清中的VEGF水平。俞晨根据结果认为其作用机制可能与miRNA-3l水平的下调有关。于钦礼通过治疗80例晚期失去手术和放化疗机会的肠癌患者，观察白花蛇舌草注射液灌肠30天前后患者的症状改变、疼痛程度、腹水多少、肠梗阻的缓解情况、发热及KPS评分的变化，结果显示患者胃肠道症状改善有效率80%、疼痛缓解有效率75%、腹水减少有效率50%、肠梗阻缓解有效率67%、发热控制有效率75%、KPS评分改善有效率80%，并以此证明白花蛇舌草注射液灌肠治疗晚期肠癌是安全有效的方法，值得临床深入研究。陈爱飞观察清肠消癌方（处方：苦参30g，白花蛇舌草30g，蛇莓30g，蟾皮5g，地锦草30g，败酱草30g，红藤15g，丹参15g，穿山甲5g，薏苡仁30g，白术20g，枳壳10g）灌肠联合化疗治疗晚期大肠癌患者的近期疗效、毒副反应和生活质量改善效果，结果显示白细胞下降发生率及恶心呕吐毒副反应明显低于单纯化疗组，而KPS评分提高率明显高于单纯化疗组。杨顺俊的研究证明，扶阳健胃汤保留灌肠可显著促进术后胃肠功能恢复。其处方为：党参20g，土白术15g，附片10g，桂枝20g，香附10g，大黄40g（后下），厚朴15g，枳实30g，赤芍10g，桃仁10g。术后16h内用药，水煎取汁250mL，分2次保留灌肠，间隔2~6h，药温为38~38.5℃。其有效率高于吗丁啉对照组。另外，扶阳健胃汤保留灌肠还能达到预防术后肠粘连发生的目的。

恶性肠梗阻是晚期恶性肿瘤患者的常见并发症，是指原发性或转移性恶性肿瘤造成的肠道梗阻。晚期恶性肿瘤腹腔广泛转移，极易出现恶性肠梗阻。晚期胃肠道恶性肿瘤患者发生肠梗阻尤为常见。恶性肠梗阻属中医"关格"范畴，为中医六腑急症。经研究表明，恶性肠梗阻的主要病机为瘀毒水湿互结，腑气不通，不通则痛，发为腹部胀痛、恶心呕吐等局部症状。治疗当以通腑行气，解毒化瘀为主要治疗原则。孙洪雨等运用中药保留灌肠，以行气通腑为基本治则，方用小承气汤加味取得了较好的疗效。其处方为：生大黄（后下）15～30g，枳实30g，厚朴30g，莱菔子30g，木香30g，大腹皮30g，蒲公英30g，延胡索30g。李智菊通过对比大承气汤加减灌肠与甘油灌肠剂灌肠对大肠癌伴肠梗阻的疗效，得出大承气汤加减灌肠的疗效更显著，能有效改善患者的临床症状的实验结果，并验证了根据恶性肠梗阻的主要病机为瘀毒水湿互结，腑气不通，机体不通则痛而选取行气通腑及化瘀解毒的大承气汤加减灌肠的有效性。

二、中药外敷

在直肠癌治疗中，中药外敷的运用在古籍中早有记载。清代祁坤在《外科大成》云："脏毒者乃肛门肿痛也……初宜贵金丸、冲生散、一煎散之类下之。外用金黄散。……"清代张璐在《张氏医通·卷三·诸气门上·积聚》云："肠覃……外用良方阿魏膏，此膏熨贴一切痞积并效。"

外治法除了中药保留灌肠外，也包括中药外敷缓解术后、化疗后副反应的研究，如促进术后胃肠道的恢复、化疗药物导致静脉炎的治疗、放射性肠麻痹的治疗、术后肠梗阻的治疗等。李湘琴的研究证实，用大黄30g、丹参30g按1∶1比例配制而成的丹黄贴膏能明显促进直肠癌术后胃肠道功能的恢复。齐增平等的研究证实，红外线照射联合如意金黄散外敷预防直肠癌患者因5-氟尿嘧啶所致的静脉炎疗效显著。刘艳等结合玄明粉的泻热通便，润燥软坚，清火消肿的作用及中医肺与大肠相表里，给予玄明粉持续外敷于腹部治疗1例直肠癌术后反射性肠麻痹取得了相当好的疗效。王冬芽等运用四黄散外敷直肠癌术后早期炎性肠梗阻患者12例，取得了患者全部痊愈的疗效。这些实验结果证明了中药外敷治疗直肠癌术后早期炎性肠梗阻是安全、有效的。

三、中药浸泡

中药浸泡以治疗直肠癌化疗后奥沙利铂药物导致的周围神经病变为主要研究方向，并取得了一定的疗效。《素问·逆调论》载："营气虚则不仁，卫气虚则不用，营卫俱虚则不仁且不用。"贾立群根据肠癌患者通过奥沙利铂化疗后周围神经毒性反应的临床症状辨证为寒凝络阻，气血不足。治疗上选用大热之品，以温通经络，活血养血为主，寒凝去，则经络通，气血活则麻木止。所用药物为：老鹳草10g，红花10g，桂枝10g。江海燕使用鸡血藤45g，桂枝129g，红花6g，川芎12g，络石藤30g，虎杖根30g，威灵仙30g，玫瑰花9g浸泡手足以预防及治疗因奥沙利铂化疗导致的周围神经病变，结果显示中药浸泡在治疗奥沙利铂周围神经毒性方面疗效肯定，减毒增效，可以保证化疗正常进行。叶富英、舒琦瑾选取60例术后予奥沙利铂化疗的结直肠癌患者。治疗组处理：从化疗第一天开始，予温经通络外洗方浸泡手足。中药组方：麻黄、淡附子、甘草各6g，红花9g，桂枝12g，白芍15g，川芎30g。对照组：每日辅以温水浸泡手足1次。治疗结果：两组患者均顺利完成化疗，在化疗各个周期，治疗组周围神经毒性反应发生率均低于对照组，差异有统计学意义（$P<0.05$）。汤雪峰等将65例使用含奥沙利铂化疗方案的老年大肠癌患者，随机分为对照组和治疗组，让治疗组患者每天化疗前用温水和活血通络方（熟地15g，赤芍15g，白芍15g，当归15g，川芎15g，桃仁15g，红花6g，钩藤15g，三棱15g，莪术15g，丹参15g，乳香15g，没药15g，延胡索15g，路路通15g，桂枝15g）浸泡四肢末端，观察比较两组的疗效，差异有统计学意义。这些证明了活

血通络方外用能有效减弱老年大肠癌患者用奥沙利铂化疗导致的神经毒性。

四、针灸及穴位注射

通过针灸刺激穴位治疗直肠癌的历史悠久。陈实功在《外科正宗·脏毒论第二十九》中云："夫脏毒者。醇酒厚味、勤劳辛苦。"韩旭将120例结直肠癌根治术后患者随机分为特定穴组和红霉素组，每组各60例，两组均在常规治疗的基础上，分别给予红霉素治疗和针刺治疗。通过观察术后患者首次出现肠鸣音的时间、排气时间、排便时间以及进流食时间，结果证实针刺特定穴在肠癌术后胃肠运动功能恢复中效果显著。孔维民、王吉侯对38例低位直肠癌患者进行研究，结果证明低位直肠癌柱状腹会阴联合切除术患者通过术后针灸治疗可以促进肠蠕动功能的恢复，有利于肠内营养支持治疗，从而更好地改善患者的营养状况及免疫功能，并降低切口并发症的发生率。代志毅等通过研究结直肠癌术后胃肠功能紊乱患者，结果证实饮食控制并针刺足三里、三阴交、绝骨、血海穴位组在改善患者腹痛、腹胀、恶心、呕吐方面的效率明显高于吗丁啉组。马顺茂等通过对60例术后肠癌患者给予足三里穴位注射维生素B_1治疗，观察其与对照组的区别，结果证明治疗组术后包括肠梗阻、吻合口出血、肺部感染、尿路感染、重度切口感染、切口裂开、肠瘘、腹腔感染、心力衰竭等方面的并发症少于对照组，这一结果具有统计学差异（$\chi^2 = 4.261$，$P = 0.039$）。姚新宇等将125例择期手术的肠癌患者分为5组：对照组、常规治疗组、术前组、术中组、术后组。结果显示，术前针刺经穴可降低术后恶心呕吐（PONV）的发生，而术中及术后针刺经穴对术后PONV的发生无明显影响。

五、综合治疗

除了单纯的中药灌肠、中药外敷、中药浸泡、针灸及穴位注射外，中医外治法的联合应用即综合治疗在目前的研究领域中也有所涉及，并取得了一定的成果。左明焕等以行气化瘀、降逆消导为治则，采用中医外治法让药物直接通过皮肤、黏膜被吸收，配合艾灸激发经气，疏通经络，弥补了胃瘫患者口服药困难的缺陷，在治疗肿瘤术后胃瘫综合征方面取得了起效快、疗效直接的效果。李志强将120例直肠癌术后肠麻痹患者随机分为治疗组、对照组，两组同时禁食，采用静脉输液、维生素和乌司他丁等治疗，治疗组患者加用针灸、中药保留灌肠，对照组加用常规生理盐水灌肠治疗。结果显示，治疗组的肠蠕动恢复时间、排便时间、平均排气量均优于对照组。张炳东选取经切除术治疗后出现肠麻痹的直肠癌患者60例，加用针灸、敷脐联合自拟保留灌肠汤作为治疗组，观察到治疗组的肠鸣音出现时间、排便和排气恢复时间、腹胀消失、胃肠减压解除与留院观察时间均比对照组短，差异有统计学意义（$P<0.05$）。于晓晶运用中药外敷肚脐联合艾灸的方法治疗直肠癌术后放疗致肠炎患者，其方法在改善肠道症状方面有一定的疗效。

六、总结

综上所述，中医外治法在直肠癌的治疗中极具中医特色，并取得了一定的疗效。目前的研究主要围绕着中药灌肠、中药浸泡、中药外敷、针灸以及综合治疗。其作用体现在以下几个方面：①增加放化疗的疗效以抑制肿瘤生长；②缓解放化疗副反应，如疼痛、腹泻、便秘、腹水、发热、恶心、呕吐、周围神经病变等；③缓解术后症状，如肠梗阻等；④改善生存质量，恢复胃肠道功能等。中医外治法具有毒副作用小、无耐药性及抗药性、操作简便、疗效好等优点，值得临床推广及运用。目前，在中医外治法的研究上，多以自拟方剂以及自选穴位进行研究，而多中心、大样本的研究相对较少，导致可信度不高、科学性不够，未形成完善的体系，无法将成果汇总。所以，缺少多中心、大样本、双盲随机的流行病学研究。因此，在中医诊疗指南的修订上，由于统一的研究较少，外治法的标准，只能暂时通过仅有的研究及各位专家的意见进行修订。希望通过以后的研究，直肠癌中医外治法可以形成更加完善的体系，为中医药治疗直肠癌的应用及推广提供更好的依据。

（宋娜　程俊　赖宗浪　孟令占　王怀碧　张琼）

郑卫琴老师治疗乳腺癌经验

郑卫琴老师为重庆市中医院主任医师、全国老中医药专家学术经验继承工作指导老师，现任重庆市中医药学会肿瘤专业委员会副主任委员。

郑卫琴老师致力于肿瘤中医治疗研究40余年，积累了丰富的经验。笔者有幸随郑卫琴老师进行临床诊疗，得聆教诲，收获颇丰。现将郑卫琴老师治疗乳腺癌的经验总结如下。

一、乳腺癌以肝郁为本，肝疏则乳络通畅，脾肾俱安

中医学认为，妇人乳疾，与肝的关系最为密切。"女子以血为本，以肝为先天"，乳腺疾病肝气郁结之象往往易见。患者乳腺肿块的大小、硬度及疼痛常受情绪的影响，且易在焦虑、紧张、郁怒时诱发，患者自觉肿块增大，双乳发胀，结硬加重，并伴有两胁胀痛、胸闷不适等症状。因此，治疗中疏肝理气解郁显得尤为重要。《外证医案汇编》云："治乳从一气字着笔，无论虚实新久，温凉攻补，各方之中，夹理气疏络之品，使乳络疏通……自然壅者易通，郁者易达，结者易散，坚者易软。"郑卫琴老师遵从肝"体阴用阳"之特性，临床上常用白芍、当归养血柔肝；柴胡、郁金行气疏肝；并随证配以八月札、佛手、青皮、香附、合欢皮等治之。

二、治疗以扶正为主，首推补气健脾，辅以补肾调冲任

郑卫琴老师认为，乳腺癌患者术后仍处于正气亏虚，余毒未

清的状态,治疗当以扶正祛邪兼顾,旨在防止复发和转移。手术耗气伤血难免,术后化疗虽祛邪势猛,但更易伤正。化疗引起的消化道反应和骨髓抑制均属虚证之表现,故补气健脾是乳腺癌术后扶正之关键,常用黄芪、太子参、当归、白术、猪苓、茯苓、薏苡仁、大枣等。郑卫琴老师认为,冲任失调亦为乳腺癌复发转移的重要因素。肾、脾二脏又为人体先、后天之本,此二脏虚,则人体俱亏。故郑卫琴老师常于健脾方剂之中加入补肾之药,如山药、生地黄、菟丝子、肉苁蓉、补骨脂、枸杞子等,使先天得固,则先、后天平衡,正气充盈,祛邪、抗邪有力。对于阴虚内热症见潮热汗出,五心烦热者则加用知母、鳖甲、地骨皮、白薇等。

三、祛邪当以化痰消瘀、解毒散结贯穿全程

乳腺癌术后,瘤体虽已切除,但"补消结合"的治法仍需贯穿全程。郑卫琴老师认为,乳癌之肿块以痰、瘀、毒邪为主。痰既是病理产物,又是致病因素。其病理表现变化多端,常见痰气交阻、痰毒内蕴、痰瘀互结的征象。郑卫琴老师常以理气化痰、清热解毒、活血化瘀相结合,以加强祛邪之力。辨证选药时选择具有抗癌抑癌作用的药物。常用浙贝母、杏仁、瓜蒌等化痰散结;枳实、陈皮等理气散结;漏芦、野荞麦根、香茶菜、大青叶等清热解毒;穿山甲、石见穿等活血化瘀。其中,枳实善理气消积、散郁破结,尤适用于兼见胸脘胀满、胃纳欠佳者;漏芦可疏通乳络,但久服易耗阴伤正;香茶菜又名冬凌草,兼具活血散瘀消肿之功,还可健胃助消化,适用于纳差者;穿山甲性咸寒,善祛瘀散结、通经下乳,其性善走窜,功专行散,凡血凝血聚之病兼能散之,药理实验还发现穿山甲具有升高白细胞数量的作用。

【病案举例】

案例1:射某,女,60岁,于2008年10月20日初诊。患者

于2008年6月发现左乳外上方有一硬核,大小约25mm×15mm,质地较硬,表面凹凸不平,皮色如常,未予重视。3个月后患者硬核增大,疼痛加重,经检查确诊为"乳腺癌",行乳腺癌根治手术,术后病理诊断为"浸润性导管癌"。就诊时患者形体消瘦,面色欠华,头昏乏力,胸闷易烦,纳谷不香,舌质暗红,苔白腻脉弦细。四诊合参,郑卫琴老师认为此患者正气亏虚、余毒未清,证属肝郁痰凝,脾弱湿困;治宜疏肝健脾,解毒散结。药用生黄芪30g,当归12g,太子参30g,白术15g,猪苓、茯苓各15g,生薏苡仁30g,柴胡10g,郁金10g,白芍15g,浙贝母15g,山海螺30g,漏芦12g,香茶菜15g,野荞麦根20g,枸杞15g,穿山甲10g,大枣30g。服药14剂后,患者全身情况明显改善,舌质转为淡红,苔薄白。后以此方随证加减,连续服药2年,患者病情稳定,坚持门诊服用中药煎剂至今,无复发和转移。

按:此患者为老年女性,加之手术损伤气血,表现为以正气虚弱为主,兼有余毒未尽症状:形体消瘦,面色欠华,头昏乏力,纳谷不香,脉弦细。《医宗金鉴·外科心法要诀·乳岩》曰:"乳岩初结核隐痛,肝脾两损气郁凝。"脾胃为人体后天之本,气血生化之源,故选用当归补血汤以益气养血;四君子汤健脾益气。扶正以祛邪,所谓"正气存内,邪不可干",配合柴胡、郁金疏肝理气,同时考虑余毒未尽给予浙贝母化痰散结;漏芦、香茶菜、野荞麦根清热解毒消肿、疏通乳络;穿山甲祛瘀散结。全方共奏益气养血、疏肝理气、解毒活血散结之功效,使患者气血渐复,免疫功能逐步恢复,病情稳定向愈。

案例2:张某,女,48岁,于2009年6月20日初诊。因发现右乳腺外上区包块1月,大小2cm×1cm,包块穿刺病理检查诊断为"右乳腺癌"。即入院行乳腺癌根治手术,术后包块病理诊断为"右导管癌淋巴结转移"。术后化疗4个疗程。刻诊,右胸部阵发性牵掣疼痛,乏力,头晕,口干,舌苔黄腻,中有剥苔,舌质暗，脉细滑。四诊合参，郑卫琴老师辨证认为，此患者证属肝肾亏虚，气阴两伤，癌毒痰瘀互结。治疗以补益肝肾，益气养阴，解毒消痰，化瘀散结。药用黄芪30g，太子参30g，山茱萸10g，鳖甲15g（先煎），法半夏10g，薏苡仁20g，山慈菇15g，蜂房10g，甲珠10g（先煎），蜈蚣2条，麦冬15g，天冬15g，沙参20g，柴胡10g，郁金10g，白蒺藜15g。服药7剂后，右胸疼痛缓解，乏力减轻，头晕及口干消失，复查相关肿瘤指标无恶化，现继续服用中药煎剂治疗。

按：此患者为中年女性，诊断为"右乳腺癌并淋巴结转移"。现在已行乳腺癌根治术并化疗4周期。古人云："人年四十阴气乃半。"患者又经手术与化疗。中医学认为，手术与化疗损伤人体气血、精津，甚至损伤人体五脏六腑，现患者表现为肝肾气阴大伤之头昏、乏力、口干、舌苔黄腻、脉细滑。故以黄芪益气扶正；鳖甲、麦冬、天冬、太子参、沙参、山茱萸培补肝肾之阴；柴胡、郁金疏肝解郁；甲珠、鳖甲祛风散结通络；山慈菇、蜂房、蜈蚣攻毒。此方体现扶正固本，尤其重在补益肝肾与脾胃的中医"治未病"之既病防变的思想。

（熊慧生　徐健众）

郑卫琴老师治疗急性放射性肺炎经验浅介

急性放射性肺炎是胸部肿瘤放疗较常见且危害较大的并发症。目前，临床上西医多以激素加抗生素治疗，但疗效尚不理想，用激素治疗后肿瘤易复发。郑卫琴老师长期致力于肿瘤及其相关疾病的防治研究。本文简介郑卫琴老师诊治急性放射性肺炎的经验。

郑卫琴老师结合现代医学研究成果认为，急性放射性肺炎可归属于中医学"咳嗽""喘证""肺痿"范畴，其外因是放射线，为热毒之邪，最易耗伤阴液，而其内在机制即癌肿的基本病机——正气不足、瘀血内结。故急性放射性肺炎的基本病机是正气不足、瘀血内结，放射之热毒侵袭，与瘀血相搏，耗伤肺阴，灼伤肺络，致使肺的宣肃功能失常。

郑卫琴老师在临证中发现，急性放射性肺炎以肺热阴虚证最多见，其次是肺热炽盛证和肺脾气虚证，患者均兼有血瘀症候。在清热解毒、养阴润肺、益气健脾的基础上治疗均联用活血化瘀法，可选用桃仁、红花、丝瓜络等药物。在治疗中，郑卫琴老师坚持四点治疗原则：其一强调综合治疗，认为急性期可以合并激素治疗，合并感染者应该给予合理的抗生素治疗，但中医药治疗要迅速跟上；其二强调舌象，认为热毒、痰凝、阴虚、瘀血在舌象上均有特征性表现，应以此为参考选择用药；其三强调补肾健脾，须注重维护正气，认为人身根本在于脾肾，一为后天、一为先天，一动一静，也是临床调理治疗的根本，处方多兼用补肾健脾方法，喜用白术、茯苓、黄精、女贞子等；其四强调饮食调护，要求患者注重健脾养阴，少进辛辣刺激之品，常建议患者服

郑卫琴

用薏苡仁莲米粥、银耳汤,以玄麦、枸杞泡水代茶饮。

【病案举例】

案例1:张某,女,51岁,2010年6月25日入院。患者2010年1月行左乳腺癌手术切除术,术后化疗6个疗程,继以放疗1个疗程。2010年6月初,患者出现咳嗽、气喘,胸CT、胸片提示"左肺间质性改变,左下肺炎症"。给予激素治疗有一定疗效,但其咳喘症状仍明显。入院症见其身软乏力,咳嗽、气喘、胸痛阵作,腹胀剑下明显伴纳食欠佳、厌油,双下肢轻微肿胀,睡眠欠佳,小便色黄,大便每日2次,舌质偏红,苔微黄,脉细;血常规结果基本正常。郑卫琴老师辨证为肺热阴虚、肺脾气虚夹瘀,给予四君子汤合止嗽散,处方为:党参20g,茯苓20g,炒白术12g,桔梗15g,白前15g,紫菀15g,荆芥(后下)10g,陈皮12g,百部15g,桃仁10g,三七粉(冲服)3g,红花10g。水煎服,每日1剂;并嘱患者忌食辛辣刺激之品,可适当多食用薏苡仁莲米粥。3剂后症状明显缓解,再进6剂后症状消失,复查胸片提示"左肺间质性改变较前减轻,左下肺炎症消失"。带药10剂出院,目前门诊随访未见复发。

案例2:黄某,男,58岁。2010年5月,患者因痰中带血,经检查确诊为"小细胞肺癌",行化疗5个疗程,胸CT提示"肿瘤缩小明显,综合评效大PR接近CR"。2010年10—11月放疗1个疗程。11月15日出现咳嗽、气喘、胸痛阵作,胸CT、胸片提示"右肺间质性改变,双下肺炎症"。症见咳嗽、少痰、气喘,无痰中带血、胸痛、胸闷不适,纳食欠佳,眠可,二便调。舌质偏红苔少,舌底大筋瘀紫,脉沉涩。郑卫琴老师辨证为肺热阴虚夹瘀,给予百合固金汤合桃红四物汤,处方为:生地黄15g,熟地黄10g,麦冬15g,百合30g,炒白芍30g,当归20g,川贝母粉(冲服)3g,玄参30g,桔梗15g,川芎15g,桃仁10g,红花10g。水煎服,每日1剂;并嘱患者饮食上忌食辛辣刺激之品,可适当多食用银耳汤。5剂后上诉症状明显缓解,效不更方,再进5剂,已无咳喘及胸痛。目前门诊随访未见上症复发。

(程俊 熊慧生)

郑卫琴老师治疗癌性疼痛经验举隅

郑卫琴老师长期从事中医、中西医结合防治肿瘤工作，现为贵阳中医学院硕士生导师。郑卫琴老师采用中药外治和中药内服相结合的方式治疗、控制癌性疼痛，取得较好疗效。现将郑卫琴老师的经验举隅如下。

郑卫琴老师认为，西药止痛法——WHO三阶梯癌痛治疗方案已推广应用20余年，取得了很大成效，也使我国癌痛治疗状况发生了一些根本变化，但事实上，真正受益的癌痛患者所占比例并不高，这一现状离实现WHO提出的"让癌症患者不痛"的战略目标还相差很远。出现这种现象有多种因素，如医护对癌痛的认识，患者及家属的认知程度，药物毒副反应、成瘾性等，同时，还有一点很重要，即晚期肿瘤患者一般正气已虚，不任攻伐，且脾胃吸收功能减退，单靠内服药物已难以奏效；此时采用外治和内服相结合的方法可以在控制癌性疼痛方面收到较好效果。

郑卫琴老师指出，中医学认为气血不畅、郁而成瘀是疼痛产生的基本机制。一般癌症患者的疼痛是由"气血不通，久之成瘀"所致，不过多虚中夹实，本虚为主，应按气、血、阴、阳虚的程度，以及气滞、血瘀、寒、湿、痰的属性遣方用药。近年来，郑卫琴老师诊治癌痛，除考虑西医的WHO三阶梯癌痛治疗方案外，结合其疼痛多兼夹气滞、血瘀、寒、湿、痰的特点，设计了癌痛安膏剂在临床使用，并辅之以中药（多为小建中汤加减）内服。2005年以来，通过观察门诊、住院收治的378例重度癌性疼痛患者，结果表明，78.04%的病例（295例）疼痛可明显缓解或完全缓解，20.11%的病例（76例）为部分缓解。

郑卫琴老师认为，癌性疼痛当以温通为主进行治疗，不宜采用寒凉之剂；其次因癌痛患者多为晚期，多程治疗后体质差、脾胃功能差，中医内服当以建运脾胃为主，辅之以活血化瘀之剂，小建中汤可为首选；强调综合治疗，外治与内服共用，治疗体现活血化瘀、温通、温化及健运脾胃的宗旨。临床上外治以癌痛安膏剂（生半夏20g，川乌20g，草乌20g，三棱20g，莪术20g，血竭20g，阿魏40g，青黛10g，细辛20g，蜈螂40g，马钱子20g，丁香10g，蓖麻子20g。功效为化坚消癥，活血镇痛，主治各种癌症的包块和疼痛。方中阿魏、川乌、草乌温通经脉，散寒止痛；血竭、三棱、莪术，破血行气止痛；佐以蓖麻子活络通瘀；诸药合用，共达消癥镇痛之功），外敷局部肿块每日1次，每次2h；内服则四诊合参，临证处方，多为小建中汤加减。

【病案举例】

案例1：傅某，女，68岁，因"左乳腺癌术后放化疗后肝转移1年，肝区疼痛加重1个月"门诊，以"乳腺癌术后，肝转移"于2009年10月25日收治我科。入院症见：身软乏力，右胁肋疼痛（院外服用缓释吗啡60mg，每日3次，癌痛评分8分），腹胀剑下明显伴纳食差、厌油，双下肢轻微肿胀，睡眠欠佳，小便色黄，大便每日1次（自服车前番泻颗粒）。入院后急查血常规基本正常，舌质淡、苔白，脉细。郑卫琴老师查房后辨证为肝木乘土、脾肾气虚夹瘀，给予小建中汤合四逆散加减口服，癌痛安膏剂外敷肝区。3d后上述症状明显缓解，继续治疗；10d后疼痛显著减轻，饮食明显增加，之后全面复查，PET-CT提示"仅肝右叶5cm大小肿块，未见其他转移"。局部给予粒子植入治疗，目前门诊随访未见上症复发。

案例2：王某，男，58岁，因"右小细胞肺癌化疗、放疗后局部复发，咳嗽、胸背痛1个月"于2008年3月15日至本院门诊诊治。诊时咳嗽、少痰，无痰中带血，胸背疼痛不适，痛有定处，纳食差，眠可，二便调。舌质红、苔少，舌底大筋瘀紫，脉沉涩。郑卫琴老师辨证为肺热阴虚夹瘀证，给予百合固金汤合小建中汤合桃红四物汤加减口服，并给予癌痛安膏剂外敷右胸疼痛处，嘱患者饮食上忌辛辣刺激之物。3d后上述症状明显缓解，效不更方，继续治疗5d后，患者自诉已无咳嗽及胸背痛。之后复查胸CT发现肿块仍局限，未见其他转移。患者行手术治疗后，目前门诊随访未见复发。

(程俊　熊慧生)

郑卫琴老师中医治肿瘤学术思想总结

一、"拨乱反正"迫在眉睫

（一）从属性的战略方针

"癌"本是中医病名，与西医所称"恶性肿瘤"类同。中医立足于生命运动方式，其病变当属瘤气。瘤气乃是生命自在空间形式与空间态势的异常演变，控制失司引擎自行原位复制和异位释放的发生程序。它的破坏性绝不仅仅限于局部组织结构的病理改变，而是生命过程中各种运动方式相互关系的严重失和。它可阻塞生命信息传递网络，扰乱生命协调防卫机制，从而引起主导方式的瘫痪，迅速导致生命过程的终止。借用名"肿瘤"只是反映了该病在形器上的表现，而神气运动方式的变异却是中医追溯的目标。西医学的研究目前尚拘于器官组织与细胞的层次。在分子层面上，科学界虽已初步发现基因排序，但尚未能深入了解基因的功能。所以，对癌基因的进一步认识当属后基因组与功能基因组计划的研究内容。仅就物质结构领域而言，从分子到原子，从中子到电子，从粒子到场，从光子到虚子，生物医学的路程仍然无限漫长。

中医是"治人之道"，而不是"治病之学"。中医的目标在于促进生命过程的自主实现、自由发展与自行和谐。中医促治瘤气可调动生命活动本能，控发时空态势突变，阻断异常信息传递，终止异位恶性克隆。把中医审病求机、随机变法的前提定位在西医诊断和治疗的基础之上，把中医所谓的疗效指针定位在"改善生存质量""延长生存时间"，以及"减毒增效"上，即减轻放化疗的毒副作用，增加手术及放化疗的效果，就使中医完全从属于西医，充当了一种配合性的辅助疗法。这一战略决策，导致中医在科研、临床工作中全方位地采用了西医的思路、方法和价值标准，从根本上丧失了自己的思想、理论和实践优势。

"中医临床研究"课题基本上是在西医诊断、治疗的基础上进行的，附属所谓"辨证分型"，设计协议处方，寻找定量指针，进行统计学处理，以观察临床疗效，即是否能减轻患者症状，延长生存时间，减轻毒副作用。这类研究就像人们天天用钥匙开门而不承认特异性微小的能量可启动秘密机关，天天遥控电视机而不承认特异性微弱的信息可控发惊人突变一样。所谓的"中药研究"则完全从属于西药研究的思路和方法，采用动物肿瘤模型，埋头进行生化药理实验，苦苦提纯其有效的化学成分，并寻找其作用机制，力图搞出降低放化疗毒副作用，以及抑制或杀死肿瘤细胞的化学药品。

这种以组织结构为对象，以还原分析为方法所取得的生物化学制剂，理所当然属于西药的范围，因而也必然具有严重缺陷。例如，人们对肿瘤细胞深恶痛绝，恨不能统统将其杀光，所以医学界的主要工作之一就是不断地通过动物模型和实验研究寻找杀死癌细胞的化疗新药。然而，实验室里检验的新药进入人身体中，其实际效果怎样？破坏性又有多大？是不是会带来误杀、漏杀？如果肿瘤细胞杀不尽而正常防御却被摧毁，导致肿瘤细胞卷土重来之时，又当如何？

只见其形而不见其神，只见其器而不见其气。所谓的中医临床与科研的主导性决策，如果继续采取西医的思路、方法和价值标准，以及从属性的战略方针与保守性的战术措施，非但放弃了自己神圣的历史使命，而且还促成了自主根本的迅速消亡。舍本而末亦去，废医而药不存。我欲与彼结合而化于彼，彼欲与我结合而我不在。老中医的呼吁渐成空谷足音。随着时间的推移和无数患者的枉死，随着科学的革命和人类认识的回归，我们将如何面对中华民族文化、家国父老乡亲,乃至世界的期盼与未来的召唤?

(二) 保守性的战术措施

西医将非手术疗法称作"保守治疗",似有不能毁坏消灭,而行维持拖延之意。现代"中医"亦往往接受这一观念,采取按部就班、遵照常规,进行所谓的"西医辨病,中医辨证"分型,以配合手术及放化疗。有关中医治疗肿瘤的文章随处可见,就病因病理而言,主要集中在正虚、血瘀、水湿、痰凝、热毒、气滞、积聚、癥瘕等方面。而且多以具体物质理论来解释,如"虚"是功能低下,"瘀"是血液淤积,"湿"是水液停留,"痰"是病理产物,"毒"是有毒物质,"气"是精微物质,"积"是痰湿互结,"症"是瘀血而成等。这一说法在物质结构领域中的牵强附会,与西医细胞层次的研究相比则不伦不类,甚至被人家认为是愚昧无知,而自己也认为这是朴素自发;据此治疗有扶正培本、活血化瘀、燥湿利水、祛痰化浊、清热解毒、理气化滞、消积散聚、破血化症等多种方法。临病除恶化者外,如果有效,大部分在于改善自觉症状,或减轻放化疗副作用,或暂时祛除兼见病邪,或术后维持生命,终不能解决肿瘤及其转移等根本问题,其转移率与死亡率仍然居高不下。

按照现有从属、异化的"辨证分型"思路进行治疗,由于医生水平及经验的不同而疗效差异极大。虽然亦不乏遵从中医固有思路和方法治疗,取得显著疗效的报道,但因治疗无效或误治、妄治造成严重后果者不计其数。本病虚实错杂,盛衰缓急之机,丝毫不可大意。例如,邪盛所致正虚,宜先化而后扶。邪不去则补之无益而有害。所谓滋补营养性的物质,突变方式的利用率显然更高。恰如张从正所言:"邪去则正安,邪未去,补之足以资寇。"妄用补药,或不适当地输入营养,犹借寇兵而赍盗粮。尤其慎用大剂阴药滋补,滋的是阴邪,伤的是阳气。如"滋肾"助其异常成形;"补脾"促其异常演变;"养肝"引其异常反馈;"润肺"促其异常转送。人有分类归属的五脏之气,病有分类归属的五脏之邪。就"形"的结构层次而言,大至人体及组织器官,小至细胞及分子基因,阴阳五行生承制化、乘侮胜复之数无处不在、无时不有,更何况神气的游行出入,时空的运变开合及信息的控发聚散,……正常与变异过程皆如此。所以补可扶正,妄补亦可助邪。

"正气存内,邪不可干"属于正邪内外关系范畴的讨论。邪由内生,或外邪已引发内邪突变,正气虽存,邪弱则正胜,而邪强则邪胜。当此之时,邪实正虚就其先后标本而言,邪实为本,正虚为标,急则治标,缓则治本。其病最后阶段,正气将亡之际,宜急救扶正,再图化邪;其病初起阶段,邪气奋作之际,宜尽早化邪,切忌补虚;其病沉重阶段,正邪胶着,宜化扶皆施,以化为主。用补不可太早,早则助邪;化邪不可太过,过则促亡。如乌元仪以化为攻,在《病机汇论》中论述攻补之法:"攻者,攻击之谓,凡积坚气实者,非攻不能去之";"补者,调养之谓,凡脾胃不足虚邪留滞者,但当养其正气"。其并创邪气盛衰攻补缓急之辨,谓"缓急之机,万全之策"。

(三) 中医是人类的希望

中医对瘤气的促治源远流长。殷商甲骨文即有"瘤"之病名,《灵枢经·刺节真邪》即有"瘤"的分类。自《黄帝内经》以下,"伏梁""癥积""肠覃""昔瘤""石瘕""石痈""乳岩"等都是有关瘤气的记载。宋代的《卫济宝书》则有"癌"的论述,其音与"岩"同。"岩"的甲骨文是一个会意字,就是在山形之上,另加三个口形之石,表示巨石突起的山峰。其形即与"癌"字相似。小篆的"岩"是一个从山从严的形声字,用于描述疾病,显然是表示瘤气的变异与肿物的坚突。刘完素在《素问·玄机原病式·骂詈》中谓:"夫水数一,道近而善;火数二,道远而恶","是知水善火恶"。在论"狂越"一证中，亦有"夫外清而内浊，动乱参差，火之体也；静顺清朗，准则信平，水之体也"。其所列举的火热病证中就有"瘤气"。瘤气即具"内浊积结、动乱参差"之恶性。可见精辟描述瘤气之性者非中医莫属。

历代医家对瘤气病机因、属、势的认识及治疗虽有深浅、高下的不同，或及于本，或及于标，或及于脏腑，或及于气血，但均立足于生命运动方式的失和，欲调其气、祛其邪、导其势而使其平。各家有以为肝郁气滞者，如陈延之《小品方》的"七气为病"之见，《东医宝鉴》的"六郁积聚"之论，虞抟《医学正传》的"气郁湿滞，热郁成痰"之说，冯兆张《冯氏锦囊秘录》的"理气为先"之治等。有以为气不能作块，而为食滞痰阻者，如朱丹溪《丹溪心法》的"痰与食积死血"之说，戴思恭《证治要诀》的"导痰汤"之治；陈士铎《石室秘录》的"补气祛痰"之法等。亦有以为瘀阻内结者，其治如《金匮要略》的大黄䗪虫丸、鳖甲煎丸，《宣明论方》的鳖甲汤，《兰室秘藏》的广茂溃坚汤等。有以为脾胃虚弱者，其治如《御药院方》的蓬莪茂丹，《石室秘录》的消补兼施汤，《鸡峰普济方》的大白术丸等。有以为水湿不化者，其治如《仁斋直指附遗方论》的温白丸，《丹台玉案》的扶脾逐水汤，《宣明论方》的三花神佑丸等。有以为阴虚内热者，其治如《石室秘录》的软坚汤，《景岳全书》的理阴煎等。

唯张介宾《景岳全书》有"脾虚则中焦不足，肾虚则下焦不化"之论；陈士铎《辨证录》有"命门火衰不能化物"之说等，尤具真知灼见。而《景岳全书》引徐东皋"大积大聚，如五积之久而成症病坚固不移者，若非攻击焊利之药，岂能推逐之乎！唯虚弱之人，必用攻补兼施之法也"之论；叶天士《临证指南医案》倡"久病虫类搜剔"之治；李中梓《医宗必读》创"屡攻屡补，以平为期"之法等，不愧为古今指南。王肯堂《证治准绳》

论初、中、末三法，已说明对该病时势的随治以及中医能够使之痊愈的事实，如"初治积块未坚者，除之、散之、行之，虚者补之；……中治其块坚者削之，咸以软之，补泄迭相为用；……末治块消及半，住攻击之剂，因补益其气，兼导达经脉，使荣卫流通则块自消矣"。由此可见，中医应确立自主性的战略方针与突破性的战术原则。中医治疗恶性肿瘤是人类的希望，而彻底改变从属性的战略方针，以及保守性的战术措施迫在眉睫。

二、审病求机、随机变法

（一）"失中""失和"导致"失通"

中医诊治之道各有神、气、形之异。当然其最高境界还是神诊与神治。气治又有调、刺、药之别。限于篇幅，本文只述药治。药治以审病求机、随机变法为主，以辨病求因、专方专药为辅。其上则为法无定法，神用无方。本文仅限于对入门药治进行论述。

《黄帝内经》中大量使用病状、病形、病候、病脉，而"证"只用过一次。"证"是形声字，从言从登，为问诊所得，病状类此，亦引申作病名，而病与证，多用于范围较大、主要病机相似的病，如痹证、痿证、血证、汗证等。本文癌症即同此意。"候"为望诊所得，病形类此，但亦可望得病气、病神。"脉"为切诊所得，脉有形象、气象、神象。"症"为证的俗字，见于清代（翻译西医时借用为症状）。以上均属病象。《伤寒论》《金匮要略》《中藏经》等皆以"辨某病脉证并治"为题，概括了通过病象辨识疾病，进而审察病机，并据此以促治的全过程。辨即辨识，指辨识疾病的过程，而辨识疾病的进一步目标乃是审察病机。辨识疾病，审察病机，在于追本溯源，洞见究竟。如《大智度论·七十二》所言："究竟者，所谓法实相。"《三藏法数·九》

又谓:"究竟即决定终极之义。"因而《黄帝内经》中则有"审察病机,无失气宜""谨守病机,各司其属"的著名论断。

中医对疾病的认识,绝不局限于具体的器官、组织结构及其病理改变,而在于生命过程及其各种运动方式的相互作用。前者不能取代后者,后者却能包容前者。瘤气是突发严重异常演变,导致肿瘤发生的病态运动方式。其虽然与外在环境因素、不良社会生活行为等有关,但主要是由内在体质因素、生命运动方式变异等导致。中医对病机的认识,不在定位、定性、定量,而在求因、求属、求势。概括该病病机,求其所因在失通,先失中、失和而终成失通。求其所属在气藏,求其气藏之本在脾肾。脾阳不振,运化不及,突发异常演变;肾阳虚衰,控制失司,形成异常发生。求其态势,则为阴火凝盛;求其趋势则以里为主;求其时势则有恶化过程的轻、中、重之别,治愈过程的初、中、末之分。

瘤气的病因包括体质因素、血缘关系、基因表达等常见的先天病因,以及时空效应、致癌环境、信息控发等特异的后天病因,具体包括六淫疫疠、情志心态、食饮劳逸等一般的后天病因。这些因素作用于人的生命过程,使其各种运动方式的相互关系失中、失和,并导致失通,于是这种异常的生命活动,便成为病机范畴所求之因。以外邪为例(其多属诱因),风、寒、暑、湿、燥、火六淫伤人之形、气。其中唯寒、湿为阴邪。阴邪伤阳气,异气相害,异性相吸。如湿伤脾,寒伤肾;久湿困脾,则运化不及;久寒伤肾,则控制失司。运化不及则演变太过,其相互关系表现为失中;控制失司则异常发生,其相互关系则表现为失和。演变太过,至极而反,异化成瘤;异常发生,至极而长,复制成积,其相互关系失中、失和而致失通。

怒、喜、思、忧、悲、恐、惊七情伤人之神、气,其中思、忧、恐、惊为阴邪。愤、恨、怨、恼、烦心态亦伤人之神、气,其中怨、烦为阴邪。忧思积怨而伤脾,惊恐久烦而伤肾,与上述六淫之变同。其他诱因如大饮、过食、久劳伤脾，重力、淫乱、夜劳伤肾，其变亦与之相同。又五志过极皆能化火。情志过度，伐伤本藏，因而斡旋无力，气即不得条达，郁结积滞不通，缊缊日久化火。其中喜、怒所致多为实火，而忧、思、恐、惊所致多为虚火，实属阳而虚属阴，虚火至极则为阴火。饮食劳伤之化与此同。

中、和、通是对生命运动方式的相互关系及其所处态势的描述，失中、失和、失通则是对异常生命运动方式的相互关系及其所处态势的描述。中医病机之求因则是求其失中、失和、失通，此为病机范畴的因、属、势之因。气得其和则为正气，气失其和则为邪气。和为中、和、通之枢，乃以失和为代表，反映了中医的病因观。失中、失和、失通的生命运动方式为属，失中、失和、失通的病态变化属性为势。势有局势、趋势、时势等，其变化的关系属性为局势，其变化的空间属性为趋势，其变化的时间属性为时势。属有脏腑、经络、气血津液等，局势有虚实、寒热、燥湿等，趋势有表里、上下、聚散等，时势有伤寒六病、温病三焦、卫气营血等。瘤气之邪由内生，其病机之本不在经络、气血津液，而直发于脏腑。

（二）属在脾肾，态为阴火

瘤气属于严重变异的生命运动方式。瘤气聚而成积，有积而不坚者，有积而坚者，坚积为病变的形态特征，均为失通所致，并非病变的根本所在。瘤气求其属在脏，而脏之源在脾，脾之病在由阳及阴；脾及于肾，肾之病亦在由阳及阴；久则及于肺、肝、心诸脏与六腑。脏腑神气失中、失和、失通，而以失通为主因。神气不通则形不通，于是乃累及形之脏、腑、筋、脉、肉、皮、骨。瘤气属于自身演变方式的异化，由于其不属于外来异物的客入，亦非所谓外内有毒物质的损害，因而转移了防卫系统的注意力。调控方式所属的防卫系统出现漏洞，使生命信息领域存在安全隐患,因此病变就在潜移默化中日益壮大。这种损害不是侵害单个局部器官组织,而是先从演化方式的变异开始,最终导致生命过程的全面失和。按气藏的五行分类则其始在脾,并立即引发肾变而再及于诸脏。当其引起反馈与调节方式、传递与转输方式、主导与驱动方式发生失中、失和、失通时,其气藏归属则及于肝、肺、心,而其侵害形藏及所合各部,则分别求其形藏所属。

生命活动的演变与运化方式归属于脾。该病就运动方式而言,为运化不及,异常演变太过。脾运不及而失其化,属阳气虚;演变太过而异其形,属阴邪盛。正常演变随之受阻,于是阴气继虚。此时运变不调,就其相互关系而言,属于生命运动方式的失中。演变程序的失中,诸如识别译码等信息处理的缺陷,是各种异化演变发生的根源,因而出现了空间形式与空间状态的变异,变异的信息控制能量的异常转化及物质的异常自组。在基因层次上,表现为抑癌基因、去恶化基因的功能隐匿,而癌基因、恶化基因的功能显示。在细胞层次上,则表现为细胞周期蛋白激酶抑制,细胞周期节律失常,细胞分化周期失控,从而形成分化程度低的肿瘤细胞,或异常分化的肿瘤细胞。在器官组织层次上,则表现为实体器官的组织学异常及其病理改变。

生命活动的发生与控制方式归属于肾。该病就运动方式而言,为控制失司而出现异常发生。控制失司属阳气衰,异常发生属阴邪盛。正常发生随之受挫,于是阴气当继虚。此时控发不调,就其相互关系而言,属生命运动方式的失和。因而出现变异了的空间形式以时间方式迅速推进,运载变异状态的信息继续控发。在基因层次上,表现为反异常复制基因的隐匿,而异常复制基因的显示。在细胞层次上,则表现为恶性肿瘤细胞的迅速复制、恶性克隆,而且其所产生的自由基与大分子结合,形成过氧化物,可引起正常细胞膜损害,以致凋亡。在器官组织层次上,则表现为实体器官的破坏及其功能异常或丧失。

该病求其因在失通，求其属在脾肾，求其势之局势当为阴火。命门之火正常，则是生命活动的控制与发生方式，以及与其他方式的相互关系处于中和的态势。在气则为肾阳所显现的生命原动能力，在神则为肾志所显现的生命原动精神。命门之火的异常，则是生命活动的控制与发生方式，以及与其他方式相互关系处于失和的态势。所谓"相火者元气之贼"，当指失和之相火。肾阳虚衰，控制失司，则阴火盛。此即外清内浊、动乱参差之火。其病之源不在肾阴，其病之性亦非阴寒。纯属阴寒，则凝而不动，滞而不行。此迅速复制、恶性克隆，非阴寒而为阴火。发生方式改变，亦非正常发生不及，从而使异常发生。且阴火亦可耗肾水。其气属阴邪，其性属阴火，根于肾阳命门，引发控制之机，也就是启动命门之火。命火光耀之际，也就是阴浊消通之时。以下结论之治道，皆本于上述病机。

（三）化瘤促变，阻断再生

运动方式的变异可以出现反向渐变或原位突变，所以，治瘤气的其中一种途径是采取逐渐促化的措施，间接作用于变异的运动方式，使其发生相反方向的渐变，从而实现其重新恢复正常态势的逆转，同时采取激发控制的能力，降低其复制速度，消除其恶性克隆，阻断其再生过程，使之原位停留，从而顿促其转化；另一种途径则是采取突击强化的措施，直接作用于变异的运动方式，使其发生原位引擎突变，从而实现其恶性过程的终止。正不胜邪，必以其变胜之。不变之常不能应突变，必以突变应突变。

就生命时空而言，三维空间是可逆的，其空间形式与空间状态的变异可以逆转。突变的异化过程向正常演化过程转移，需要通过启动反变异程序，调节其空间状态，阻断变异的信息对能量转化及物质自组的异常控发，并激发抑癌基因、去恶化基因发挥作用，从而调动细胞周期蛋白激酶，遵从细胞分化周期节律，解除其正常分化的障碍，诱导其正常分化的发生，促使未分化细胞进入正常分化，实现恶性变异细胞重新"改邪归正"。这一过程显然应归属于神藏、气藏之脾。脾欲缓，急食甘以缓之。其治宜甘温实脾，振阳气而化阴形。阳化气而阴成形。助脾阳以化气，攻阴邪而消形。实验研究发现，健脾气、温脾阳中药具有抗癌作用，但其生化药理原理难以被阐明，而其气机即在于上述多层次的反异化过程。

一维时间方式是不可逆的。虽然时间不能倒流，但是我们可以控制其变异空间形式的连续性发生，导致其运载的变异信息隐匿或丢失，并激发反复制基因，控制复制基因的显示，影响其转录表达网络，改变其转录发生机制，从而阻断其恶性克隆过程，实现肿瘤细胞的复制终止，使肿瘤细胞不能再生。这一过程显然应归属于神藏、气藏之肾。其治宜温肾兴阳，佐降火驱邪而化阴毒。从阳引阴，从有化无。实验研究发现，温肾助阳中药有抗癌作用，但其生化药理原理难以被阐明，而其气机即在于上述多层次的反复制过程。

中医所谓"以毒攻毒"，即为以导致严重变异的方法攻击严重变异。"毒"是对严重变异之象的描述，而不是指有毒物质。前后二毒，象同实异。前者作用于后者，会使其发生新一轮的严重变异。对于性属阴毒者，必以阳毒化之，使其阴毒温化或溃散。《周易·说卦（震）》谓："其究为健。"孔颖达疏："究，极也；极于震动，则为健也。"震为雷，至极为健。雷者火也，至极无阴。驱阴泄毒，化瘤散结，必以雷火之动，方能取效于突变。就其细胞层次而言，除上述促使转化、阻止再生外，就是加速其凋亡。为此就要摧毁其先天后天支持系统，控制其基因突变，破坏其生存环境。如可以造成其线粒体肿胀、破溃，从而阻断其ATP的产生、利用等。《黄帝内经》所述的"坚者削之，客者除之，结者散之，留者攻之"，为早已确立的调治大法，配合促其转化、阻断再生，则成治法实行中之战略方针。

不通而瘤气坚积。化瘤气，破坚结，散沉积，宜峻药重剂通之。结而不坚者，以散结为主；结而坚者，以软坚为主。此外，不用其推墙倒壁之力，而用其穿墙透壁之功。前者使邪我俱伤，大破困邪之围，而后者穿入邪营，不伤森严之阵。剑阁雄踞，阴平偷渡。当正邪相持、邪强我弱之时，宜用潜行钻透、开窍通关之品，并引泄毒化邪、破结散积之剂，披荆斩棘，直捣其巢穴。诸药各具相互作用的方向性。如根多升，果多降；花多升，叶多降；春采者多升，秋采者多降：皆时空效应，物类相感。又药专而力猛，药合而力宏；单袭易移，合击易碎；上下左右，分势合击，穿透攻坚，阴阳共振，大气一转，其结乃散，此亦通治之法也。如直行、横行、上行、下行之虫，与化瘤、破结、散积之品协同作用，必将扰乱其信息传递网络，破坏其反馈协调方式，阻止其内外环境交换，切断其营养供给途径。

治瘤气之趋势，其邪以趋于里者为主，宜化而泄之；如趋于上者，则引而越之；如趋于表者，则溃而逐之；如趋于下者，则泻而下之；如趋于聚者，则聚而破之；如趋于散者，则分而消之。总不外先化其邪，邪去而元气自复。如遇恶邪积聚成形，闭阻神气运化之道，非骤攻不足以安正。张从正在《儒门事亲》中谓："夫病之一物，非人身素有之也。或自外而入，或由内而生，皆邪气也。邪气加诸身，速攻可也。"所治之汗、吐、下三法，其意即不止于发汗、涌吐、泻下，而在于散邪、引邪、逐邪。祛邪则表里上下、纵横涤荡，因此并非只拘于麻黄、瓜蒂、大黄。汗用通圣、双解；吐用茶调、三圣；下用舟车、神芎：即为随机应变、从容促治之举。要在上下贯通，内外畅运，升降不息，出入不废，祛其邪即扶其正也。至弱而不能使骤强，虽补而不能救急殃，乃以因势祛邪之剂，速用围魏救赵之法，即使全攻不下，仍能迫其收敛，抑邪毒之势，解正气之危，亦可相持而存，以求相机而进。时势之治，上已述及，总以先化后补，屡化屡补，缓急应机，圆通活法，因时制宜，因势利导。凡此均为治法实行中之战术措施。

三、以"药之偏"调"人之偏"

（一）微弱信息控制突变

现代科学已让我们知道自然界和生物体中的实物和"场"并存，且波粒二象性具有普遍适用性，但任何"场"不仅是看不到的，在还原分析的实验研究中也是不能把握的，它被认为是一种力或能的形式，所以无处不在（远非如此）：物属于形，而场属于气；粒属于阴，而波属于阳。聚则为物，散则为场；合则为粒，开则为波。可见有形之物只是物质最粗浅的部分。形气阴阳的运动方式，开合聚散的运动态势，尽可囊括为是对物质、能量、信息的统一描述。以"药之偏"调"人之偏"。药作为运动方式，只有在中医理论的指导下，作用于人的生命过程才称其为中药。其具有正与反双向激发、控制、反馈、协调、推动、演变、运化、传递、转输等多方面作用，其作用范围包括神、气、形之三元（皆含物质、能量、信息），涉及过程、枢机、结构诸领域。

相对于形而言，药物四气五味、升降浮沉皆属于气。再分则味属于气，而性属于态。酸苦甘辛咸五味为运动方式的分类。寒热温凉、升降浮沉为态势属性的分类。寒热温凉为其关系属性，升降浮沉为其空间属性（内外表里、开合聚散亦属此类）。归经则属于相互作用的方向性。同气相求，异气相害；同性相斥，异性相吸；同象相类，异象相别。以象归类，以类相从。中药遵循性味归经的作用分类，而分别作用于病态过程的因、属、势，通过提取化合物进行药理功能实验绝难以清楚阐述。

近年来，就在人们力图用西医的概念、范畴和理论解释、验证、改造中医之时，西医学界却在不断吸收中医中药的知识，将其纳入自己的理论和实践范畴，开展多方面的研究。例如，当其得知古代中医即以砒石（三氧化二砷）等药物治癌时，国内国际的医学研究机构，包括欧美各国及日本、韩国等亚洲国家迅速展开对三氧化二砷的研究，并将其范围扩大到白血病、多发性骨髓病、淋巴瘤、骨髓异常增生综合征等多种血液病，以及肝、胆、肺、肾、食道、胃、肠等各种实体瘤中。目前，国际研究方面正日益增加投入以期取得领先地位。其仍处于用单体化合物抑制肿瘤细胞的研究阶段，其生物化学的药理机制尚不完全清楚，研究仍局限于细胞层次，还未涉及上述中医原理。然而，一旦西方能够真正认识并全面利用中医原理，世界将会发生翻天覆地的变化。正如科学家惠勒所言："人们已感觉到东方思想家所认识到的一切，并且如果我们能够把他们的答案翻译成我们的语言，我们将得出我们所有问题的答案。"

此外，如民族医药治癌研究，亦在中医西化之际异军突起，其中尤以瑶医所取得的成就最为显著，广西大山中的十万天然瑶药初露锋芒。覃氏德坤瑶医反对恶证用补，在重气滞、湿浊、痰凝等兼邪的同时，尤重攻泄毒邪。主张以泄毒祛邪、化结消积为治。药用蛇不过、翠云草、水杨梅、四基王，以及白花蛇舌草、牛黄等清热解毒；用三棱、莪术、蛇不过、翠云草化疲祛毒；用延胡索配虎杖、救必应配溪黄草以散瘀定痛；另佐川楝子以理气，鸡内金、大贝消积、软坚、散结；邪气日久深入，用全虫、蜈蚣等搜剔；从而完全治愈各种恶性肿瘤患者400余人。由此可见，彻底扭转用西医思路、理论、方法研究，取舍、替代中医和民族医药的局面，尽快制定中医与民族医药治愈癌症的战略方针和战术措施已势在必行。

（二）依法组方，当机立断

癌症的病因病机及诊治理法已如上述，临病运用必须不失时机地尽早祛邪。虽有专病专方，但也需随机应变。规矩已成，用巧在己。举一反三，触类旁通。其药物，如化瘤散结宜选汞制剂、砷制剂、制白矾、制斑蝥、蟾皮、蟾酥、盐卤、喜树、黄药子、制马钱子等。钻透引发宜选壁虎、蜈蚣、全蝎、僵蚕、地龙、䗪虫、虻虫、蛴螂、蝼蛄等。通窍开关宜选麝香、牛黄、冰片、雄黄等，窍闭则机停，关开则机发。其中如麝香馨以通窍，发其机枢；牛黄清以化浊，开其沉关。削坚破积宜选硇砂、硫黄、鳖甲、穿山甲、牡蛎、山慈菇、急性子、白狼毒等。其用量均据《药典》严格掌握，恰到好处。不宜煎服之药可以炮制加工成散剂，对胃刺激较大者，宜装肠溶胶囊。祛邪宜速，而不可久用。

该病病机之态势为阴火，其治当配合温阳祛邪而降火泄毒，宜选石上柏、石见穿、肿节风、半边莲、半枝莲、白花蛇舌草、龙葵、鸦胆子、白毛藤、白屈菜、山豆根、猪殃殃、猕猴桃根等。其他性过于寒凉之药不可妄用，单一方剂之苦寒清泄更不可取。实脾促化宜选人参、手掌参、水灵芝、灵芝草、黄芪、白术、山药、薏苡仁、良姜、阿魏等。温肾司控宜选补骨脂、骨碎补、肉苁蓉、巴戟天、菟丝子、淫羊藿、韭菜子、制附子、肉桂、鹿角、锁阳、仙茅等。

如病势急而正气未至虚殆，由于其病机之趋势在里，治宜化而泄之。如有以峻泻逐水之法，急下祛邪，以使其上下贯通，大气一转，而令邪骤散。刘完素的"三花神佑丸"治癥瘕积聚，取十枣汤峻下逐水，复加牵牛、大黄峻泻，并佐轻粉之猛力，即为急下祛邪之法。下药尚有巴豆、玄明粉、槟榔等。泻下物当有粘冻状及烂肉状物，并泻下黑水黑便。

上述诸药有的运用较为普遍，有的多用于某类疾病。如砷汞制剂、喜树、壁虎、蜈蚣脚、麝香、牛黄、蟾酥、灵芝、水灵芝、人参、补骨脂、白花蛇舌草等应用较为普遍。其他如盐卤多用于食道、胃、肠、鼻咽癌等；斑蝥多用于肝、脾、膀胱癌等；全蝎多用于肠癌；制白矾、蝼蛄多用于肝癌等；马钱子多用于食道、肠、子宫癌及白血病等；黄药子多用于食道、胃、肠、胰、乳腺、甲状腺癌等；山慈菇多用于肺、食道、胃、肠、乳腺、皮肤癌及淋巴瘤、白血病等；鳖甲多用于肝、肾、肠癌等；牡蛎多用于脑、乳腺、甲状腺、皮肤癌及淋巴瘤等；穿山甲多用于胃、胰腺、乳房、子宫、甲状腺癌等；薏苡仁多用于肝、胃、肠癌等；半枝莲多用于肝、胃、肠、子宫癌等；石上柏多用于鼻咽、肺、肝癌等；石见穿多用于肺、肝、肾癌等；肿节风多用于食道、胃、肠、胰癌及白血病等；山豆根多用于鼻咽、肺、肝、子宫癌等。

除上述专化瘤气及扶正方药外，据其侵袭形器部位的不同，亦可选用相应药物。如肺癌之用鱼腥草、仙鹤草、白芥子、葶苈子、全瓜蒌、桃红、杏仁、桑皮等；肝癌之用三棱、莪术、丹参、靛玉红、鹿仙草、藤黄、钩吻、田七、甜瓜蒂等；胃、食道、肠、胰癌之用八月札、凤凰草、马蹄根、青黛、棉酚、石蒜、莪术、制木鳖子等；子宫癌之用露蜂房、木馒头、紫草根、土茯苓、墓头回、木鳖子、水蛭、三七等；乳腺癌之用夏枯草、王不留行、露蜂房、漏芦、土茯苓、炮山甲、浙贝母、昆布、钩藤、半夏等；脑瘤之用玳瑁、犀角、石决明、熊胆、蛇六谷、生南星、天葵子、泽泻、木鳖子等；骨癌之用核桃仁、鹿茸草、铁扫帚、牛尾菜、川乌、三尖杉、秋水仙、长春花、农吉利等；白血病之用青黛、娃儿藤、墓头回、羊蹄根、紫草根、七叶一枝花、乌骨藤、三尖杉、秋水仙、长春花等；甲状腺癌之用海藻、昆布、夏枯草等；淋巴瘤之用浙贝母、夏枯草、阿魏、制甘遂、魔芋等；皮肤癌之用海藻、三棱、莪术、山豆根、漏芦、黄连、蚤休、紫草、土茯苓、天葵、夏枯草等。

外敷配合内服，宜用通透之剂，从外入内，促其溃坚，并助其驱寒、泄毒、温阳、止痛等。如化瘤散结用斑蝥、蟾酥、马钱子等；驱寒逐邪用硇砂、盐卤、硫黄等；消肿软坚用穿山甲、三棱、莪术等；潜行穿透用蜈蚣、全虫、壁虎等；通关开窍用冰片、麝香、雄黄等；凉血解毒用犀角、牛黄、熊胆等；温阳化毒用附子、肉桂、干姜等；止痛用铜绿、樟脑、白芥子等；活血用乳香、没药、红花等；如需洗烂用蛤蚧、鼠妇、冰片等。

（三）祛除兼邪，随机应变

在瘤气的发展过程中，除其本身的变异外，由于所侵犯的区域不同，必然伴随各种病象。如乳腺癌之红肿、腐烂、流浊；肺癌之咳嗽、咳血、胸水；肝癌之胁痛、呕血、腹水；胆管癌之黄疸、呕吐、出血；肾癌之溲赤、灼痛、尿浊等。病象的不同，源于病机的不同。诸如水湿停留、痰液壅盛、气滞血瘀、郁热内生、络伤动血、迫血妄行、湿热互结、气虚血亏、阴津耗伤等，其皆宜随机应变，佐治祛邪。

瘤气引发之兼邪，据病势相机而治。以腹水为例，当脏腑气化失常，导致水湿内停，而致腹水、胸水或全身水肿出现时，当依正邪盛衰缓急之势而施，如急则峻泻，缓则缓泻。缓用蝼蛄、猪苓、泽泻、半枝莲、半边莲、白屈菜、石上柏等渗湿利水；急用制大戟、制芫花、制甘遂等峻下逐水（胸水用葶苈子等，肾水用商陆等）。临腹水之证，先治虽宜攻，但不宜久攻。先泻其阴邪，后助其阳气，缓泻则少助，峻泻则多助，使攻邪而不伤正。双方相持之际，一方骤然泻去，其势虽减，而实力尚存，不可贸然大进，而宜扶正待机，如兵法谓"穷寇莫追"。其他佐治法亦可依此类推。

例如：清热除上述降火泄毒药外，可选用野荞麦根、鱼腥草、黄连、青黛、石膏、知母等；理气可选用木香、香附、乌药、八月札、郁金等；活血可选用三棱、莪术、水蛭、土鳖虫、片姜黄、鬼箭羽、马鞭草、桃仁、红花、干漆等，破血之剂不能久用，转移癌更忌活血化瘀、耗血动血；消食可选用内金、山楂曲、谷麦芽、神曲、青陈皮、瓦楞子、莱菔子等；化痰可选用半夏、南星、海蛤壳、鬼臼、青礞石等，兼湿可用藿香、佩兰、薏苡仁、车前子等；消瘰可选用荸荠、海藻、海蛤壳、牡蛎、常山等；去疸可选用茵陈、紫草、大黄等；清淋可选用石韦、海金砂、滑石等；止咳可选用杏仁、川贝、前胡等；止血可选用白及、三七、蒲黄炒阿胶、羊蹄根、仙鹤草等，子宫出血可用五灵脂炭、炒蒲黄、炒荆芥等；养血可选用熟地、当归、白芍、制首乌等；养阴可选用西洋参、孩儿参、龟板、玉竹、生地、沙参、天冬、麦冬、百合、石斛、冬虫夏草等。

四、重视藏象理论

（一）重视藏象理论有利于加深对病因病机的认识

郑卫琴老师重视藏象理论，她认为重视藏象理论有利于加深对病因病机的认识，她把藏象理论作为病因病机的主要理论工具的原因有：①从"元气论"角度讲，元气遵循着静而生阴，动而生阳的"气分阴阳"规律而演化成阴阳二气，阴阳二气在离合运动中相互感应，达到"和"的状态，则产生三阴三阳六元之气，三阴三阳的相互作用，产生于形质的五行之气，具体到人体则是人体先天元气，分布于五脏六腑则产生五脏六腑之气。正如《素问·平人气象论》之"藏真濡于脾""藏真高于肺""藏真散于肝""藏真通于心""藏真下于肾"及《金匮要略·脏腑经络先后病脉证第一》中的"若五藏元真通畅，人即安和"。其中的"藏真""元真"，皆是真元之气，是先天真元之气，分布于五脏，形成五脏之气，成为五脏最根本的原始动力。正如《素问·至真要大论》所说："愿闻阴阳之三也何谓？岐伯曰：气有多少，异用也。"《素问·天元纪大论》说："何谓气有多少？……鬼臾区曰：阴阳之气各有多少，故曰三阴三阳也。"正是由于先天真元之气在量上的多少不同，使元阴元阳之间的作用方式有别而产生了不同脏气。中医是以五脏为中心的医学体系，因为形成五脏的真元之气不同，所以五脏具有不同的形质，也具有不同的外在表现，如肺在体为皮毛，其经脉下络大肠，互为表里，肺主气属卫，为宗气出入之所，司呼吸，为气机升降的道路，助心主治节，合皮毛而煦泽肌肤。心居胸中，心包围护其外，与小肠互为表里。在体为脉，其经脉下络小肠，舌为心之窍，心主血脉，故为人体生命活动的中心，又主神明，故为情志思维活动之中枢。脾与胃以膜相连，位于腹内，互为表里，脾胃为仓廪之官，在体为肉，开窍于口，胃主腐熟受纳水谷，脾主运化、输布水谷精微，升清降浊，为生化之源，五脏六腑、四肢百骸皆赖以养，脾又具有益气、统血、主肌肉四肢等重要生理功能，故古人合称脾胃为"后天之本"。肝在胁下，胆附于中，肝在体为筋，开窍于目，其经脉连目系，交于巅，肝主血液之贮藏调节，目得其养而视明，肝又司全身筋骨关节之屈伸，其性刚强，喜调达而恶抑郁，凡精神情志之调节功能与肝气有密切关系。肾左右各一，命门附焉，内藏元阴元阳，为水火之脏，其经脉络膀胱，互为表里，肾主藏精，为生殖发育之源，主五液以维持体内水液的平衡，主骨生髓，听力乃肾气所充。②精气血津液是人体生命活动的基本物质。由于五脏功能有别，对人体精气血津液生成、输布与排泄等的具体作用不同，故五脏在正常生理状态下对精气血津液等物质的需求存在差异，可以说从量上有多少的区别，然而从功能表现上只有显性和隐性的区别。如心以主血脉功能为显性，它的维持以血这一物质状态为主；肺以主气、主行水功能为显性，它的维持以气津两种物质状态为主；脾以主运化为气血生化之源功能为显性，它的维持以气物质状态为主；肝以主疏泄、主藏血功能为显性，它的维持以气血两种物质状态为主；肾以藏精、主持水液代谢功能为显性，它的维持以精津液两种物质状态为主。正因为五脏有不同功能，分别参与了人体精气血津液生成、输布与排泄的不同环节，所以从精气血津液的辨证角度而言，五脏病表现在精气血津液方面则有常见与少见之别。五脏对某一物质状态的需求量多则临床易病，反之临床少病。如不论寒热虚实，则心病以血病为主；肺病以气津病为主；脾病以气病为主；肝病以气血病为主；肾病以精津液病为主。例如肺系疾病，从整体上来说，因为肺居高位，为人体的华盖、藩篱，所以从病因上来说，处于第一位的即是感受外邪，不管风寒暑湿燥火都可从皮毛或口鼻而入，综观中医内科学中的八个肺系疾病都可看到这一点，这就是由肺的特性来决定的；从虚证来说，肺病偏气虚和阴虚者多，那是因为肺需要的气津两种物质较多，在病理状态下，气津在肺中得不到正常的生成，肺得不到气津正常的供养，所以临床上肺虚证往往表现为气虚和阴虚；因为肺主行水，是水之上源，正常的津液得不到生成，反而在肺中变化成病理的痰液；肺主气，所以肺之病理表现，主要是气机出入升降的失常，也可说是宣降失常，这就是肺脏的病理变化，只是不同的病影响的侧重点不同而已。感冒时病位主要在皮毛，属卫表不和，临床主要表现为寒热；咳嗽是肺气宣降失常，与偏失宣降不同，表现为咳嗽、痰；哮病、喘证时同样也为肺失宣降，但偏于失降，所以表现为喘或哮、咳、痰，进一步发展为肺胀，由肺、肾而及心，由气分病发展为血分病，临床表现为胀（肿）、咳、喘、痰、瘀五个方面；肺痿是肺病的虚证，分阳虚和阴虚，肺的阴虚是常见的，阴虚久了会导致阳虚，阳虚是少见的、难治的。肺痈和肺痨由特殊的致病邪气引发，有各自的发生发展规律，但没有离开肺这个基础脏腑的特性，在这里不做赘述。

（二）重视藏象理论有利于加深对方药部分的理解

在临床上我们普遍反映，病因病机与证治分类部分脱节，两者联系不紧密。对于这个问题，郑卫琴老师在讲解方药时，以讲原方为主，比如，水肿病——阴水——肾阳衰微证代表方"济生肾气丸"，济生肾气丸是在肾气丸的基础上加上车前子和怀牛膝。金匮肾气丸是临床上常用的方剂，由医圣张仲景创立，广泛应用于临床。干地黄甘苦而寒，偏于滋阴养血生津，兼有清热凉血之功，药量最大，为方中主药。山萸肉酸涩微温，入肝肾经，酸涩主收，温能助阳，为平补肝肾之药。山药不仅能够补气，还能够养阴涩精，是脾肺两经之药。所谓三补，重点着眼于补肾，当然也用了补脾肺肝之药，但这是次要的。云苓甘淡而平，健脾利湿，养后天以滋先天。泽泻甘寒，入肾、膀胱经，功在泻肾经之火，泻膀胱经之湿，利下焦之水，命门火一衰，立刻就有病理之水产生，这种是肉眼看不见的。但如不泻去，必然影响肾之气化，反之，病理之水一去，有助于肾之气化，才能生出正常的气血精津等物质，有助于真阴的恢复，即《药性赋》中的"泽泻利水通淋而补阴不足"之意。丹皮活血而利水，行血中之水，如此则补而不滞。附子大辛大热，辛热燥烈，走而不守，通行十二经脉，功能峻补下焦之元阳，而逐在里之寒湿，又能外达皮毛而散在表之风寒。桂枝辅助附子通阳气，散寒气。因为肾的特点是水火同居，真阴真阳之所，肾阴肾阳是相互制约，互相为用的。阴没有阳不能化，是死阴；阳没有阴不能长，也不能安居于下焦达到蒸腾汽化、温养五脏的效果，不能起到气化的作用。因此本方在补阴的基础上，用附子桂枝激发肾中之阳气，使肾气缓缓得生，有"少火生气"之意。阳气生发的同时，真阴得到了逐渐恢复，从而肾主水功能渐渐恢复正常，因为本证水肿较重，所以在肾气丸的基础上，加上怀牛膝和车前子使血中之水和气中之水从小便而解。如此，从肾藏象的特点来理解此方，不但加深了对水肿病因病机的认识，使理论部分得到进一步深化，而且对方剂也有更深刻的理解，加减用药也能灵活掌握。

（三）重视藏象理论有利于提高理、法、方、药的连贯性

从病因病机部分和方药部分可以看出藏象理论所起的作用。理、法、方、药是一体的，随着对疾病"理"的理解，"法"随之而确立，"方药"因此而化裁。中医内科学的每一种疾病都有它的特殊性和不同点。首先明确病机，我们才能确立治法，继而才能化裁出方药。例如，同为脾胃系病症的胃痛和呕吐，影响到胃，都会出现胃气上逆的病机，胃以通降为顺，不降即为逆，胃痛为气滞，其程度较呕吐上逆的程度要轻，两者在治疗上就有区别，胃痛以理气和胃为主，呕吐以和胃降逆为要。用药上胃痛以理气为主，呕吐就要注意降逆。可见，藏象理论就像一根链条，贯穿着理、法、方、药的整个过程，使理、法、方、药保持连贯性。

五、现代中医思维

郑卫琴老师认为中医要"现代化"，其核心问题是不能简单地用西医的方法或思维模式取代中医思维，更不能用西医验证中医，甚至是否定中医。现在，中医发展有一个很棘手的问题，那就是继承和创新的问题。继承，大家都认为有必要，而创新就比较复杂，说到底就是中医要不要现代化，能不能引进现代科学技术。医学教育网上有一种说法是，中医如果不引进现代科学技术就不可能发展；另一种说法是，中医如果引进现代科学技术就意味着被西化了。无论是临床诊断还是基础研究，我们都不应该排除借助现代科学技术手段，核心的问题是应用现代科学技术绝不能简单地用西医的方法或思维模式取代中医思维，更不能用西医来验证中医，甚至是否定中医。有些人经常"想当然"地认为，如果从患者的痰中培养出结核杆菌就是肺结核，肺结核就是肺痨，肺痨就是肺阴虚，所以，痰中有结核杆菌就是肺阴虚；血糖升高就是糖尿病，糖尿病就是消渴，消渴就是阴虚燥热，所以，血糖升高就是阴虚燥热。这样的思维显然是错误的，无论是理论

还是临床实践都表明，糖尿病并不等于消渴，特别是有些形体肥胖的糖尿病或代谢综合征患者，既没有多饮、多食、多尿，也没有阴虚燥热的其他征象。如果简单地认为患者所患的就是消渴病，难免会张冠李戴。难怪有些治疗糖尿病的"中成药"对他们无效，而有些经研究证明没有降血糖作用的中药却对他们有效。

目前，核心的问题就是思维。我们应当用中医的思维指导临床和研究，赋予这些检查指标以中医学的含义。如果能做到这一点，那么现代的一些手段和指标完全可以为中医服务。事实上，中医在其发展的历史长河中不断汲取当代先进技术。例如，中药的剂型从汤剂到丹、膏、丸、散，再到现在的针剂、颗粒剂；针灸的器具从砭石到铜针、银针、钢针等。

随着现代科学技术的飞速发展，很多技术手段可以帮助提高中医诊断水平，我们没有理由也不应该拒绝使用。就像眼睛近视的人可以戴眼镜，肉眼看不见的东西可以用显微镜观察。过去要通过肉眼观察尿液的颜色来诊断血尿，而现在即便是肉眼看尿液的颜色与正常的无异，但是如果通过显微镜看到尿液里有红细胞，也可以诊断为血尿。再比如远程会诊，患者不在现场，医生虽然不能亲耳听到患者的声音，但是网络电话在一定程度上可以弥补听诊的不足。因此，在现代中医临床或研究中，我们应当积极利用现代技术手段弥补传统"四诊"方法的不足，同时，我们还应有与时俱进的精神，探讨现代的研究结果与中医的关系，但是一定要克服思维偏差，千万不能中、西医随意套用。

以肥胖为例。肥胖是代谢综合征的一个重要临床特征，根据中医"肥人多痰"的理论，可以认为"痰"是代谢综合征的主要病理特点，但是"痰证"的辨证依据是什么呢？因为腰围、体重指数是肥胖的重要标志，因此，腰围和体重指数可以作为"痰"的辨证依据之一，这一点不管从什么方面说都不会有异议；实际上，古代中医在诊断过程中，也有一些量化标准，如《难经》中有关于诊脉过程中医生指力的描述,"三菽之重""六菽之重""九菽之重";脉的快慢就有"三至""四至""六至"等不同,但这并不影响中医的诊断思维。不可否认,由于当时的历史条件,中医选择了一条从整体认识人体生理病理的道路;然而在现代文明高度发达的今天,如果依然用是否可以"量化"、指标的"大小"或"先进不先进"来作为衡量"是不是中医的标准",显然是片面的。

六、"人与天地参"的思维方法

郑卫琴老师提倡"人与天地参"的中医思维方法。溯本求源,先秦因"天人之辩"而形成了这一时期"人与天地参"的重要思潮,"人与天地参"在《黄帝内经》中多次提到。那么,"人与天地参"是一种什么样的思维方法?关键是理解"参"字。首先"参"字可以作"三",无论是数量还是次第,乃至三分和三倍,都可用"参"来表示。如《素问·三部九候论》所说:"一者天,二者地,三者人,因而三之,三三者九。"其中"因而三之"的"三"可以写作"参",当三倍讲。而"人与天地参"的"参"读作"cān",是动词,表示动作,当然与"三"有关,由"三"演化而来。动作的对象有两个,这两个对象相互比较謷应,取长补短,产生一个结果,这个结果就其不同于两个对象而言,可以说是第三者,但就其不离于两个对象,又不是独立的第三者,所以,《逸周书常训》说:"顽贪以疑,疑意以两,平两以参。"这些观点都指出大凡明智之举,多能自觉地发现对立乃至树立对立,以使自己由"一"通过"二"而进至"三",收到"参"的效果,达到更高境界。"参"是要求在不同情况的对照、比较中,求得一个存乎其中,出乎其上的新结论。汉语中带"参"字的动词,如参考、参校、参议、参稽、参观、参验、参互、参与、参加等,都是要求就原先的"一",加入一个正相对立的"二",以使矛盾突出,本质显露,从而得到一个更好的"三",这一方法称作"参"。

"参",是我国先秦时期重要的思维方法,"人与天地参"是先秦儒家思想,是子思(公元前483—公元前402年)著《中庸》提出的观点,他说:"可以赞天地之化育,则可以与天地参也。"即能帮助天地培育万物,就是能"与天地参"了。

"人与天地参"是战国至秦汉时期许多思想家的共识。约成书于公元前400年左右的《黄帝四经经法》说:"王天下者之道,有天焉,有人焉,有地焉。参者参而用之,而有天下矣。"《管子·形势》说:"有无弃之言者,必参于天地也。"谈论大道的人,一定是与天地参形成的理论。《管子·枢言》曰:"凡万物阴阳两生而参视,先王因其参而慎所入所出。"万物都由阴阳两方对立而生成第三者,先代圣王根据"参"的道理而慎重地看待正反两个方面。战国末年荀子在《天论》中总结说:"天有其时,地有其财,人有其治,夫是之谓能参。舍其所以参,而愿其所参,则惑矣。"天主持着时令,地把持着财源,人能够治理天地,这就是"参"。放弃人能治理天地的主观努力,却希望获得人治理天地后的成效,就是"惑"。此外,《吕氏春秋》和《淮南子》都反复地论述正确认识必须是"上揆之天,下验之地,中审之人"(《吕氏春秋·序意》)的"人与天地参"的思想。因此,可以认定"人与天地参"是战国及秦汉时期重要的思想。古医家汲取了战国至秦汉之际"人与天地参"的方法,人以天地为参照物,进行参验、比较,来认识人体的生理、病理,把握诊断及治疗用药,发现了许多天地自然规律与人体生命规律之间的内在联系。

《黄帝内经》记载了很多"人与天地参"的实例,通过"天人"的参验、比较,将中医学长期积累的生命规律的经验事实,通过归纳、整理、升华为中医的基本理论。例如:人有五脏化五气，生成喜怒悲忧恐，揭示了内脏与精神情志间存在必然联系的结论，这就是通过人与天参验、比较而被规范下来的。《素问·阴阳应象大论》说："天有四时五行，以生长收藏，以生寒暑燥湿风。人有五脏，化五气，以生喜怒悲忧恐。"

《灵枢·经水》把人体的十二经脉与自然界的十二经水相参验，由于十二经脉内属五脏六腑，因此参验的结果就是"夫经水者，受水而行之；五脏者，合神气魂魄而藏之；六腑者，受谷而行之，受气而扬之；经脉者，受血而营之"。《灵枢·营气》和《灵枢·脉度》把人体气的运行与天地之纪即终而复始相参照，得出"气不得无行"的结论。"气之不得无行也，如水之流，如日月之行不休，故阴脉荣其脏，阳脉荣其腑，如环之无端，莫知其纪，终而复始""营气之道，内谷为宝。谷入于胃，乃传之肺，流溢于中，布散于外，精专者行于经隧，常营无已，终而复始，是谓天地之纪"。《灵枢·海论》总结了"胃者水谷之海""冲脉者为十二经之海""膻中者为气之海""脑为髓之海"的"四海"理论，这也是通过与天地间存在着东西南北四海相比较而形成的。《灵枢·通天》说："天地之间，六合之内，不离于五，人亦应之，……盖有太阴之人，少阴之人，太阳之人，少阳之人，阴阳和平之人。凡五人者，其态不同。其筋骨气血各不等。"把人与中国古代崇尚的"五"相参验，形成了性格气质不同的五类体质类型，其医学意义在于，"视人五态乃治之"。《灵枢·卫气行》把人体的卫气运行与天体运行的宿度相比较，得出卫气昼行于阳二十五周，夜行于阴二十五周，说："天周二十八宿，而一面七星，四七二十八星，房昴为纬，虚张为经。是故房至毕为阳，昴至心为阴，阳主昼，阴主夜。故卫气之行，一日一夜五十周于身，昼日行于阳二十五周，夜行于阴二十五周，周于五脏。"

《素问·三部九候论》把人形血气与"天地之至数"相参，形成候脉的三部九候方法，说："天地之至数，始于一，终于九焉。一者天，二者地，三者人，因而三之，三三者九，以应九野。故人有三部，部有三候，以决死生，以处百病，以调虚实，而除邪疾。"

《黄帝内经》明确提出"人参天地"的就有五篇文章，如《灵枢·刺节真邪》说："请言解论，与天地相应，与四时相副，人参天地，故可为解。下有渐洳，上生苇蒲，此所以知形气之多少也。"指出医学中"以形测气"的理论，就是应用"人参天地"的方法，根据"下有渐洳，上生苇蒲"的自然规律，通过比较参验后整理成理论的。

《黄帝内经》甚至引用荀况的言论，力倡"人参天地"。《荀子·性恶篇》说："善言天者，必有征于人。"而《素问·举痛论》则说："余闻善言天者，必有验于人。"征即验也，也就是参验、征验之意，强调"人参天地"的思维方法。

由于《黄帝内经》不是出自一时一人手笔，在应用"人参天地"的方法时，也掺杂了一些先秦时期唯心的、机械的"天人"类比，如"天圆地方，人头圆足方以应之。天有日月，人有两目。地有九州，人有九窍。天有风雨，人有喜怒。天有雷电，人有音声。天有四时，人有四肢。天有五音，人有五脏。天有六律，人有六腑。天有冬夏，人有寒热。""天不足西北，故西北方阴也，而人右耳目不如左明也。地不满东南，故东南方阳也，而人左手足不如右强也"。但这些机械的天人类比，与中国哲学史上的"天人感应"说是不同的。"天人感应"认为天人之间存在着一种神秘的联系，天主宰人事，人的行为也能感动天。自然界的灾异和祥瑞是对人们的谴责和嘉奖，人的行为能使天改变原来的安排。因此，"天人感应"不能用来形容中医理论中的"天人"关系。

（程俊）

郑卫琴老师部分临床经验及学术思想整理

郑卫琴老师潜心临床，颇有心悟，在学术上重临床，主张理论与实践相结合，在坚持中医药特色的基础上推陈出新。郑卫琴老师长期从事临床工作，对肿瘤的中医诊治、中医现代化等方面有多项独到见解。在中医"元气论"的基础上提出"癌为气失衡所致"的观点并在临床上加以应用。老师常说"读经典、拜名家、做临床"实为中医继承、发展之关键。

三年的跟师学习，我收获很多，最大的收获在于理清了临床的辨证思路，开拓了视野，为提高疗效打下了坚实的基础。现代中医诊病，既要讲究传统的望、闻、问、切四诊来搜集临床资料，也要借助现代医疗手段来为辨病、辨证、施治等提供诊疗依据。本文总结了三年来从郑卫琴老师那里学到的临床经验以及对中医（癌症）诊治的思考，以期能展示郑卫琴老师的中医思维。

一、药物的煎法与服法同样重要

在临床用药中我们有时发现，辨证、处方一样，但疗效却相差甚远，在排除药物质量的问题后，我们在药物的煎法、服法（包括服药方式、服药时间）等方面作以下反思。郑卫琴老师指导我重温《伤寒论》《金匮要略》等经典，发现其处方大多都有煎法和服法，有的还附有服药禁忌和服药后的反应，古代医家在这方面给了我们很多宝贵的经验。

1.药物煎法不同

临床处方用药，有取其味者，有取其性者，其煎、煮时间不一，临床作用也不一。例如：桂枝，在桂枝汤中取其辛以散之，就是取其味，重用味，则药物要久煎；反过来，若方药要重用其气，则不宜久煎也，桂枝在五苓散中的作用，就是取桂枝之气以通阳化气也；淡豆豉，其性凉，芳香，能行能散，以解表除烦为主，但在煎药时应该注意要后下。

2.药物制法不同

处方选药要关注药物的性味、归经，同一种药物因其制法不同而其性味、归经不同，其作用也大不同也，有的作用甚至相反。例如：生大黄味苦性寒，有通便导滞、泻火凉血、活血祛瘀、利胆退黄之功效；而熟大黄气钝而性缓，泻下作用弱，但无生大黄所致的恶心、呕吐、腹痛等胃肠道反应；酒大黄活血祛瘀力强，能引药上行，降低了生大黄的苦寒性。中医认为，酒辛甘火热，气味芳香，能升能散，宣行药势，活血通络，故酒大黄的活血化瘀和宣通经络之力更强，能治疗一切瘀血实证，《伤寒论》治疗蓄血证所用的抵挡汤，方中就有酒洗大黄以增强破血逐瘀之力；而当大黄炭制后则可凉血止血，止血效果尤佳，主要用于治疗消化道出血、尿血及经产等疾患。

3.药物配对使用

有的中药之间配对应用效果更佳。防风得羌活则治诸风；苍术得羌活则止诸痛；柴胡得黄芩则寒，附子得干姜则热；羌活得川芎则止头痛，川芎得天麻则止头眩；干姜得天花粉则治消渴；香薷得白扁豆则消暑；黄芩得连翘则解毒；桑白皮得苏子则止喘，杏仁得五味子则止嗽；丁香得柿蒂、干姜则止呃，干姜得半夏则止呕；半夏得姜汁则回痰，贝母得瓜蒌则开结痰；桔梗得升麻则开提血气；枳实得黄连则能消心下痞，枳壳得桔梗则能使胸中宽；知母、黄柏得山栀子则降火，豆豉得山栀则懊忱；白术得黄芩则安胎；陈皮得白术则补脾；人参得五味、麦冬则生肾水；附子得苍术则开郁结；草果得山楂则消肉食，神曲得麦芽则能消食；乌梅得干葛则消酒；砂仁得枳壳则宽中；木香得姜汁则散气，乌梅得香附则顺气；芍药得甘草则治腹痛，吴茱萸得良姜则亦止腹痛；乳香得没药则止诸痛，芥子得青皮则治胁痛；黄芪得附子则补阳，知母、黄柏得当归则补阴；当归得生地则生血，姜汁得京墨则止血，红花得当归则治血，归尾得桃仁则破血；大黄得芒硝则润下；泽泻得猪苓则能利水，泽泻得白术则能收湿；紫苏配黄连得竹茹则能止呕吐；木香得槟榔则治后重。

4.用药剂量不同

有的药物按一定的比例关系才能达到我们想要的效果。例如：麻黄配桂枝，要达到最好的辛温发散效果，则其配伍比例应在3∶2至3∶1之间；因此麻黄和桂枝若为1∶1的配伍就不是辛温发散的效果了。

5.服药后的反应不同

处方后要注意服药后的反应，以及服药后的调护。首先应观察患者服药后的反应是否与预测的用药后的反应相符，因为有的反应是药到病除、药有效的反应。这些反应我们应该告诉患者，以减轻患者的精神负担，增加患者的依从性；此外还应该告诉患者服药后的调护，例如桂枝汤服用后的啜热稀粥，防己黄芪汤服用后下身凉，要注意保暖等。

二、关于"气伤痛，形伤肿"的一点体会

郑卫琴老师对中医经典有自己的理解和认识，并经常指导我们将其应用于临床。《素问·阴阳应象大论》云："气伤痛，形伤肿。故先痛而后肿者，气伤形也；先肿而后痛者，形伤气也。"现在的理解是：气受伤不通畅了阻滞了，或者是虚了，都会痛，不通则痛，气虚不能温养身体也痛，虚痛、空痛。而津液受伤，不能正常地代谢，水液不能化，就会出现肿，这个肿是指浮肿，所谓水液停留而肿。"先痛而后肿者，气伤形也；先肿而后痛者，形伤气也。"患者先有痛的症状，后有肿的症状，这就是先伤了

气,后伤了形。而气先受伤,形后受伤,不是由气来伤的形,同样先出现肿后出现痛,这就是形先受伤,气后受伤。

再结合"风胜则动,热胜则肿"。风胜就产生动的症状,如肢体的振摇、肢体的抽搐、头晕目眩,外观的动和患者自我感觉的动,都是风邪致病的特点。热邪致病的特点是肿,这个肿是红肿热痛之肿。热邪侵入了血脉,导致血脉运行逆乱而产生痈肿。联系临床治疗痈肿、痈疮,一见到红肿热痛就清热解毒,对不对?对。因为营血郁在肉里,郁而化热,所以清热是对的。感受热邪的同时可能伴有毒气,或者叫毒热,因此解毒也是对的。但是从这条理论上来看,只清热解毒是不完善的,为什么?因为没有活血!其理由就是:毒热壅遏,营血疲滞,郁而化热,热极生痛,气伤痛也。所以应该加上活血才对。此外还得加上理气才行。营者血之气,既要活血,又要理气。因此开个中药方子治疗这红肿热痛的痈疮,清热解毒不能排除还要活血凉血,还要行气。以上是治疗外邪导致疼痛的一点看法。

同理,现代医学所讲的肿瘤,一般来讲都是先有肿瘤,再有疼痛,"先肿而后痛者,形伤气也",而"肺主气",因此在治疗肿瘤疼痛时首先要控制肿瘤进展,治其阴邪也,其次要活血化瘀加理气,最后要治肺。目前,我们在临床上对前两点都有认识和体会,但第三点我们还没有积累更多的经验。

治肺,怎么治疗呢?郑卫琴老师有两点理解:

(1)肺主气,主一身之宗气,朝百脉,其功能在于宣、降,因此治肺当从维护肺的功能着手,处方用药可以联用桔梗、枳壳来宣、降肺气。

(2)因肺叶娇嫩,不耐寒热,易被邪侵,故肺又称"娇脏"。肺为魄之处,气之主,在五行属金。手太阴肺经与手阳明大肠经相互络属于肺与大肠,故肺与大肠相为表里。临床上要润肺止咳,保持大便通畅,处方用药可以联用郁李仁、杏仁、沙参等。

三、癌为"气失衡"所致

"元气论"是中国古人关于构成生命与自然的基本物质所提出的观念。"元"是开始的意思,"元气"于道家之说为"一气化三清"的"一气",也就是说"元气"是万事万物的根源。道曰:"道生一,一生二,二生三,三生万物,万物负阴而抱阳,冲气为和。"中医是立足于生命运动方式的一种科学,郑卫琴老师认为癌的产生亦是生命运动失衡的结果,也就是"气"的失衡,是阴阳的失衡。气的失衡导致生命运动异常演变,导致生命运动控制失司、引擎自行原位复制和异位释放。其破坏性绝不仅仅限于局部组织结构的病理改变,而是生命过程中各种运动方式相互关系的严重失和,此在临床上多见,在此不再赘述。

四、治疗癌症可"以温化为主"

有关肿瘤发生的机理,多数医家从热毒入手,每投以寒凉清解之品。郑卫琴老师根据多年的临床实践发现,很多晚期肿瘤患者具有畏寒乏力、舌淡苔白、脉沉迟无力等临床表现,若误服寒凉,非但平添恶心呕吐,且病情常急转直下。郑卫琴老师根据《灵枢·百病始生》中的"积之始生,得寒乃成,厥乃成积"论述提出"阳虚寒凝是部分肿瘤发生的根本原因",这一观点与国内部分学者的观点吻合。

阳虚寒凝是怎样导致肿瘤发生的呢?《素问·阴阳应象大论》指出"阳化气,阴成形"。张景岳注曰:"阳动而散、故化气;阴静而凝、故成形。"《灵枢·百病始生》则明确指出"温气不行,凝血蕴里而不散,津液涩渗,着而不去,而积皆成矣"。可见肿瘤是在阳虚寒凝的基础上痰瘀互结而成的。盖阳主推动而寒性收引,阳虚寒凝则阴分之津血不能畅行而结为痰瘀,形成肿块。

阳虚寒凝一方面造成痰瘀互结,另一方面导致寒毒内生。恶性肿瘤具有日以渐大、流走再生与耗人正气的特点。毒的发生在很大程度上就是在阳虚寒凝的基础上细胞恶性转化的过程，从而使肿瘤细胞具有自主生长与侵袭转移的能力，并夺取机体正常细胞所需的营养物质为自身新陈代谢与分裂增殖所用。《外科证治全生集》指出"毒即是寒，解寒则毒自散，清火而毒愈凝"，故毒是在寒的基础上产生的，其本质为寒，温阳散寒则毒气自化。

在肿瘤的诊治过程中，郑卫琴老师临床用药处方头两味多选用黄芪、党参（或太子参或南北沙参）。分析其用药特点，首先黄芪功补三焦，其次人参味甘，性平，入脾、肺经，可大补元气，补肺益脾，生津安神。两者配伍，黄芪配党参（或太子参或南北沙参），人参补气兼能养阴，其性守而不走；黄芪补气兼能扶阳，走而不守。二药为伍，一动一静，阴阳兼顾，通补无泻，补气之力大增。脾虚用之鼓舞中气；肺虚用之补气固表。黄芪、党参（或太子参或南北沙参）处方，则立论中庸，体现中医以"和"为本的特点，实在精妙，我每临床侍诊，多有体会。"温化"而非寒凉，实在是中医对肿瘤治疗的一大特色和贡献。

（程俊）

"岩舒注射液"结合化疗治疗中晚期非小细胞肺癌的临床观察

肺癌是一种常见的恶性肿瘤，其中非小细胞肺癌（以下简称"NSCLC"）约占肺癌的80%，其Ⅲ、Ⅳ期的NSCLC约占70%，且其发病率和死亡率逐年上升。早期肺癌没有特异的临床表现，致使大多数患者被发现时即为中晚期。最终因分期较晚、肿瘤位置、年龄、体质等各方面的原因而失去了手术机会。岩舒注射液是由苦参、白土苓组成的纯中药抗肿瘤药，它具有杀伤肿瘤细胞、调节免疫功能、升高白细胞等多种药理作用。2005年3月至2009年6月笔者将84例中晚期非小细胞肺癌患者分为两组，其中一组采用岩舒注射液联合GP方案治疗，另一组进行单纯GP方案化疗，然后观察两组近期疗效、KPS评分情况、毒副反应，现将结果报道如下。

一、临床资料

一般资料：病例源自我科，均为经病理学或细胞学确诊的中晚期NSCLC患者，共84例。所有患者1月内未接受过放化疗，血常规、肝肾功能及心电图正常，KPS评分≥60分，有可测量的病灶，可以评价近期疗效。随机将病例分为治疗组（岩舒注射液联合GP方案治疗）和对照组（单纯GP方案化疗），其中治疗组44例，男28例，女16例；年龄43～75岁，中位年龄55岁；腺癌17例，鳞癌27例；Ⅲ期26例，Ⅳ期18例。对照组40例，男24例，女16例；年龄42～76岁，中位年龄54岁；腺癌14例，鳞癌26例，Ⅲ期23例，Ⅳ期17例。两组资料在年龄、性别、病理类别及分期均具有可比性（$P<0.05$）。

二、治疗方法

对照组：采用GP方案化疗。具体用量用法为：泽菲（国产吉西他滨由江苏豪森制药有限公司产）1000mg/m²第1天、第8天静滴3h，顺铂20mg/m²第1天至第3天静滴2h；以上用药为1个疗程，3个疗程后重复，2个疗程后评价疗效。

治疗组：化疗方案同对照组。在每次化疗前一日开始应用岩舒注射液（山西振东制药有限公司产）25mL，静滴每日1次，连用10天，3个疗程后重复，2个疗程后评价疗效。化疗期间，两组均给予格拉司琼预防呕吐反应。化疗前及化疗中复查血常规、肝肾功能，若是正常范围应按时进行化疗。

三、疗效观察

（一）疗效评价标准

近期疗效：根据WHO实体瘤疗效评定标准判定分为完全缓解（CR）、部分缓解（PR）、稳定（SD）和进展（PD），根据CR+PR计算总的有效率（RR）。

生存质量以Karnofsky评分标准为指标，凡治疗后KPS评分提高10分以上者为有效，下降10分或以上者为无效（恶化），介于两者之间者为稳定。以有效例数计算改善率。

毒副作用：也按WHO规定标准分级。每周查血常规2次，治疗前后各查1次心、肝、肾功能。

（二）统计方法

采用χ^2检验，用SPSS10.0统计软件进行统计分析。

（三）治疗结果

近期疗效评价，治疗组有效率40.9%，对照组有效率37.5%，两组比较$P>0.05$（见表1）；生活质量变化，治疗组生存质量明显改善，KPS评分提高改善率达63.6%，对照组为30.0%，

$P<0.01$（见表2）；化疗毒副作用比较，毒副反应以骨髓抑制、胃肠道反应、脱发为主，恶心呕吐、腹泻等消化道反应及脱发两组比较无统计学差异（$P>0.05$），白细胞数下降两组比较有统计学意义$P<0.05$（见表3）。

表1　两组近期疗效比较

组别	n	CR	PR	SD	PD	有效率（%）
治疗组	44	2	16	22	4	40.9
对照组	40	1	14	19	6	37.5

表2　两组生存质量比较

组别	n	提高	稳定	降低	改善率（%）
治疗组	44	28	13	3	63.6
对照组	40	12	18	10	30

表3　两组毒副反应发生率比较

组别	n	恶心呕吐	腹泻	白细胞数下降	脱发
治疗组	44	15(34.0%)	4(9.1%)	6(3.6%)	4(9.1%)
对照组	40	14(35.5%)	3(7.5%)	15(37.5%)	3(7.5%)

四、讨论

目前，肺癌已成为严重危害人类生命和健康的常见病和多发病，且大部分患者在确诊时已失去手术机会，而化疗是中晚期肺癌最常用的治疗方法之一。常规化疗药物毒副作用大，疗效不令人满意，中西医结合治疗是提高疗效的关键所在。

吉西他滨为脱氧胞嘧啶核苷的类似物，吉西他滨为细胞周期特异性药物，作用于S期，可阻止G期向S期转化。岩舒注射液是用苦参和白土苓提炼而成，具有抑制肿瘤生长，提高机体免疫功能及止痛、止血作用，联合化疗可以迅速恢复人体因化疗而受到抑制的免疫功能，降低肿瘤复发和转移的概率，提高疗效，减低化疗的副作用。有文献报道岩舒注射液能够增加化疗的疗效，也有文献报道岩舒注射液不能够增加化疗的疗效。本组资料显示，治疗组总有效率为40.9%，对照组为37.5%，两组比较无统计学意义，考虑是病例数少，这还需进一步研究。在生存质量改善率方面，治疗组明显高于对照组，这提示岩舒注射液可以改善肺癌患者的生存质量。同时，治疗组的毒副作用明显减低，特别是白细胞数下降方面，这证实岩舒注射液可显著提高患者的造血功能，从而保护和提高机体的免疫功能。总之，岩舒注射液联合化疗治疗NSCLC可减少化疗毒副作用，提高患者生存质量甚至延长患者生存时间。

综上所述，岩舒注射液联合GP方案治疗中晚期NSCLC虽不能明显提高近期疗效，但能明显提高KPS评分、减少血液学毒性、提高患者对化疗的耐受能力、改善患者生存质量。

（刘勇　魏知　孟令占　郑卫琴　程俊　张琼　邱敏　应坚）

"旋覆代赭汤加味"治疗肺癌化疗伴发恶心呕吐36例

静脉化疗是恶性肿瘤术后有效的治疗方法之一,但因其所致的以恶心呕吐为主的消化道反应降低了患者对化疗药物的耐受力,所以影响了化疗的顺利进行。而常用的止吐西药因严重的毒副作用或昂贵的费用影响其在临床上的应用,所以笔者以旋覆代赭汤加味治疗,并取得较满意的疗效,现报道如下。

一、临床资料

(一)入选标准

肺癌术后,经病理诊断证实所患肺癌属于Ⅲ~Ⅳ期,符合静脉化疗指征的患者;化疗第1天即出现恶心呕吐症状,按WHO制定的化疗药物不良反应分度标准≥Ⅰ度者;体力状况KPS评分≥60分,生存预计在3~6个月以上者;白细胞计数>$4.0×10^9L^{-1}$,血小板计数>$100×10^9L^{-1}$,血红蛋白>80g/L;排除有肺部感染、咯血等严重并发症以及肝肾功能不全,或化疗前即有呕吐或已用其他止吐药者。选择1997年10月至2001年10月符合以上标准的住院患者共54例,其中男24例,女30例;年龄38~74岁,平均年龄54岁;临床诊断分为原发性肺癌35例,转移性肺癌19例;病理诊断分为腺癌33例,鳞癌21例;肿瘤分期,Ⅲ期37例,Ⅳ期17例。所有患者采用抽签法随机分为治疗组(36例)和对照组(18例)。

(二)辨证分型

参照文献并结合患者临床实际情况,将患者分为脾虚、痰浊、气逆三型。

（三）化疗方案

所有患者统一采用NVB-DDP（NVB 50mg，DDP 40mg 1~3天）及CAP方案（CTX 800mg 1天，ADM 50mg 1天，DDP 40mg 1~3天），每次化疗3天，每28天重复。

（四）治疗方法

治疗组予中药旋覆代赭汤加味（由旋覆花、代赭石、党参、法半夏、橘皮、茯苓、竹茹、草豆蔻、甘草等药组成）口服，1剂/天；对照组肌肉注射胃复安，10mg/d。两组用药方法相同，除第1天出现恶心呕吐后用药外，其余每天于化疗前20分钟和化疗后2小时分别用药1次，直至化疗结束后1周。

（五）观察项目

主证：恶心呕吐，参照WHO的分级标准，观察治疗前后患者的严重程度（1~4度）。

伴随症状：咳嗽咳痰、呼吸困难是临床最典型的症状，根据WHO的分度标准，观察患者治疗前后的症状程度（0~4度）。

（六）评定标准

治愈：治疗后症状（主证或伴随症状，下同）消失（0度）。改善：治疗后症状减轻，但不消失（小于原来分度而大于0度）。无效：治疗后症状不减轻或反而加重。

二、结果

（一）治疗恶心呕吐的效果

治疗组中36例，治愈12例，改善16例，无效8例，有效率为77.8%，无效率为22.2%；对照组中18例，治愈5例，改善7例，无效6例，有效率为66.7%，无效率为33.3%。两组比较无统计学意义（Ridit分析，$P>0.05$）。

（二）治疗伴随症状的效果

咳嗽咯痰、呼吸困难是临床最常见的伴随症状。治疗组治疗前有咳嗽咯痰、呼吸困难者分别为34例、28例，治疗后各有26例有效；对照组治疗前有咳嗽咯痰、呼吸困难者分别为18例、15例，治疗后各有2例、1例有效。两组比较有统计学意义（χ^2检验，$P<0.01$）。

三、讨论

肺癌是一种容易扩散的肿瘤，因此化学药物治疗肺癌日益受到重视。但静脉化疗必须达到规定的剂量和疗程，才能取得满意的疗效，且解决由化疗引起的恶心呕吐等严重的消化道反应，是保证化疗正常进行的前提条件。化疗药物引起恶心呕吐的原因可能与化疗药物促使肠道释放5-HT3，激化相应受体有关。临床常用的胃复安等药物虽有一定疗效，但因其可能会引起锥体外系症状而被限制了应用；恩丹西酮等5-HT3受体拮抗剂虽有疗程好、副作用小等优点，但价格昂贵，无法作为常规药物长期使用。中药传统处方旋覆代赭汤有降逆化痰、益气和胃止呕的功能，常用于治疗胃气虚弱、痰浊内阻证。笔者在临床实验中发现，旋覆代赭汤加味对静脉化疗所致的恶心呕吐等消化道反应有较好疗效。中医认为，胃虚宜补，痰浊宜化，气逆宜降。该方中旋覆花、代赭石、半夏可降逆化痰和胃，且半夏有抑制呕吐的作用；党参、甘草益气补中以养胃气，且可防金石之品伤胃。在实际应用中，笔者在原方基础上加入竹茹、橘皮，以加强化痰止呕作用。本研究结果表明，该方对恶心呕吐的作用与胃复安相似，而其对咳嗽咯痰及呼吸困难的疗效优于后者。旋覆代赭汤对不同证型、不同程度的恶心呕吐的疗效说明它对中轻度、痰浊型和脾虚型较为适用。

（郑卫琴　孟令占）

夏季肿瘤患者调治"七部曲"

随着全球气温连年升高，夏季最高温度历年来不断被刷新。将目前全球的夏季温度分布规律和历年相对照，可预测今年夏季全国气温还将达到一个新的高度。需要提醒广大患者注意，肿瘤是人体全身性疾病的局部表现，是人体自身稳态失衡和免疫功能低下的表现，炎热的夏季会严重影响肿瘤患者的生存质量和治疗环境，如果不能有效应对，将使肿瘤治疗趋于停顿和倒退。在这种状况下，具体注意事项如下。

一、规律饮食

夏季气温高，食欲不振，而人体的基础代谢增高，营养物质的消耗增加，易引起蛋白质和微量元素（如维生素C、B族维生素和锌等）的缺乏，饮食中应注意补充。手术后，正在进行放化疗的患者尤其需要重视，应按照正常的饮食规律尽量予以补充，不能因为治疗的副作用强烈而减少饮食。以清为贵，选择清淡的食品，少食辛辣、辛热、过于油腻的温热食品。消化道肿瘤、肝胆肿瘤患者尤其要注意。

二、补充水分

夏季，大量出汗使人丢失更多的水分、氯化钠、钾和镁。夏季应注意保持水、电解质平衡，每日饮水应在1500mL以上；每日增加摄入1~2g食盐；多喝绿茶、淡盐开水和果汁等；选用含镁丰富的食物，如豆腐等。有胸腹积水等症，膀胱、肾、胃部等肿瘤患者要特别注意，体液的补充要做到入出平衡，严格计算出因为出汗等流失的体液，按需按量补充。

三、严防中暑

中暑会造成人体免疫系统严重疲软，使肿瘤细胞更加肆虐。在室内使用空调时要特别注意，室内外温差建议保持在5℃的水平，连续使用8小时后必须通风，若屋子狭小建议使用空调时半开房门。

四、保持乐观的心情

夏季天气炎热难耐，人容易情绪烦躁，肿瘤患者由于自己的病情和治疗中的副作用，情绪波动会更加强烈。因此，创造一个舒适、整洁的环境，保持良好的心态尤为重要。

五、注意居家护理

肿瘤患者（特别是住院和经常需要往返医院治疗的）易发生相关并发症，应加强家庭护理，防止并发症。同时，夏天慎防传染病和食物中毒，严重的腹泻会使病情失去控制。

六、改善睡眠

肿瘤患者本来就睡眠不良，夏季睡眠问题更严重，切忌使用会造成精神损伤和肝脏损伤的安眠药物。精神放松，保持适度的运动和阅读，可以有效改善睡眠。

七、注意心脑血管健康

夏天高血压、高血脂、心脏功能衰弱的肿瘤患者由于出汗多，血液相对浓缩，这时容易形成血栓，以及造成血压不稳定的情况。有该问题的肿瘤患者属于夏季高危人群。

专用的降压、降脂和心血管药物因其副作用可能对肿瘤治疗不利，切忌盲目服用，尤其是服用阿司匹林时应慎重，应在医生的指导下使用。

（郑卫琴）

"三生口服液"治疗原发性肺癌晚期患者30例的临床体会

肺癌患者术后或化疗后5年存活率仅为10%，尤其是具有N2或N3的Ⅲ期非小细胞肺癌（NSCLC）治疗相当棘手，尚无统一的治疗模式。以往的研究表明，新辅助化疗（NC）可提高手术完全切除率和减少术后微转移，但在提高NSCLC患者长期生存率方面目前仍然是争论的焦点之一，至今尚未达成共识。近年来，陆续有一些关于NC对NSCLC患者生存率影响的Meta分析报道，但其结论不一致。此外，还有一些关于同步放化疗（CRT）的报道，从理论上分析，CRT由于协同作用，其疗效应该优于续贯放化疗，但在实际工作中由于CRT易引起严重副作用，不易为肿瘤科医生所接受，患者也往往在不长的时间里复发转移而死亡。我们在临床实践中发现，患者通过中医药治疗后可稳定病灶，减少病灶产生的概率、延长转移病灶产生的时间，从而降低死亡率，延长生存期，临床上出现带瘤生存多年的报道。因此，我们针对肺癌系肺脾肾功能失调，痰湿交结于肺，凝积成块的理论，研制了三生口服液以助阳祛寒、燥湿化痰、散瘀破癥，提高了疗效有效率，其预试均高于现有报道的文献资料，现报告如下。

一、资料与方法

（一）一般资料

本文所涉及的30例患者均为我院肿瘤科肺癌晚期住院病例，男性23例，女性7例；年龄46~75岁，平均年龄63.5岁；腺癌15例，鳞癌8例，肺泡细胞癌3例，4例因无法取病理组织而未定性。

（二）诊断标准

参照《中药新药临床研究指导原则》。

（三）临床分型

肺气亏虚（呼吸短促，久咳痰白，语声低微，自汗，易患感冒，舌淡红，苔薄白，脉细沉）9例；气滞血瘀（咳嗽不畅，胸闷气急，痰血，口干，大便干涩，舌暗红，苔薄黄，脉沉涩）7例；痰瘀蕴肺（咳白黏痰，气喘胸闷，胸痛，纳少恶心，转移骨痛，舌微红，苔薄黄，脉弦滑）14例。

（四）治疗方法

30例患者均进行常规放化疗，并同时口服三生口服液（院内制剂），每次10mL，每日3次，共服用30天。

（五）疗效标准

参照《中药新药临床研究指导原则》评定疗效，分为显效、有效、减轻三级。

二、结果

见表1。三型中总显效率70.00%，总有效率20.00%，总减轻率10.00%。

表1 临床疗效情况

分型	n	显效(%)	有效(%)	减轻(%)
肺气亏虚	9	6(66.67)	2(22.22)	1(11.11)
气滞血瘀	7	4(57.14)	2(28.57)	1(14.29)
痰瘀蕴肺	14	11(78.57)	2(14.29)	1(7.14)

三、讨论

目前，肺癌的治疗多采用中西医结合的方法，即通过西医的手术、化疗、放疗等配合中医药治疗，而晚期肺癌患者，或已丧失手术机会或即使做姑息性切除术,均有一定的局限性,仍不能达到延长生存期目的的患者,可通过中医辨证施治改善全身症状,提高生存率。复方三生口服液处方源于《和剂局方》的三生饮加味,主方由生附子、生川乌、生南星等组成。生附子有回阳救逆温脾肾、散寒止痛之功,为君药。据《本经》记载有"破癥坚积聚、血瘕"的作用。《珍珠囊》又曰能"温中散寒,除脾湿肾寒,补下焦之阳虚"。生川乌散寒止痛;生南星燥湿化痰,用于顽痰咳嗽及痰湿壅滞为臣药,能加强君药的功效。据《开宝本草》记载,生南星能"除痰下气,利胸膈,攻坚积,消痈肿,散血"。其余诸药可理气、活血,使气顺则痰行为佐药;活血止痛为使药。诸药协同能助阳祛寒、燥湿化痰、散瘀破积之功效。我院近年来用三生注射液系统治疗中晚期原发性肺癌47例,结果显示总显效率70.00%,总有效率20.00%。安全性试验和药效学试验证明该药安全范围较广,体外实验证明对人肺癌、肝癌及肺癌细胞的RNA、DNA合成有明显的抑制作用。实验表明对小鼠肺癌、腹水癌和肉瘤有抑制作用,对细胞免疫有一定的增强作用。动物实验证明,该药具有明显的镇痛、抗炎和止血作用。临床实践证明该药治疗原发性肺癌能取得较好效果,未发现对心、肝、肾功能损害,口服安全,无毒副作用。

(郑卫琴)

"三生口服液"治疗原发性肺癌的临床研究

据WHO统计，发达国家肺癌的发生率在16种最常见的恶性肿瘤中占首位，发展中国家肺癌占第二位，而我国肺癌发生率已占肿瘤首位，严重威胁人类生命健康。因此，寻求多方位有效的治疗手段仍是临床医务工作者面临的重大课题，为此我们做了这方面的临床及实验研究。

一、项目研究内容

以临床研究为主要内容，针对肺癌系肺、脾、肾功能失调，痰湿交结于肺，凝积成块的理论，研制了三生口服液，以助阳祛寒、燥湿化痰、散瘀破癥。

（一）诊断标准

原发性肺癌诊断标准：参照《新编常见恶性肿瘤诊治规范》中原发性支气管肺癌的临床诊断标准。中医证型诊断标准参照《中药新药临床研究指导原则》制定的"气虚痰湿，咳嗽，痰多，气憋，胸闷胸痛，神疲乏力，纳呆便溏，舌淡胖"。

阴虚热毒：咳嗽，无痰或少痰，或痰中带血，胸闷气促，心烦寐差，口干，大便干结，低热盗汗，舌红苔黄，或花剥或光绛无苔，脉细数。

气阴两虚：咳嗽，痰少，或痰稀而黏，或痰中带血，咳声低弱，气短喘促，神疲乏力，面色白，恶风，自汗或盗汗，口干少饮，舌红苔薄，脉细弱。

气血瘀滞：咳嗽不畅，胸闷气憋，胸痛有定处，大便干结，或痰血暗红，口唇紫暗，或有瘀斑，苔薄，脉弦或涩。

（二）纳入标准

（1）有明确的病理或细胞学诊断，均为非小细胞肺癌晚期患者（Ⅲ期或Ⅳ期）。

（2）年龄在30～75岁之间者。

（3）未经其他治疗，或经放化疗结束2个月以上者。肺部仍有病灶，或手术后复发，预计生存期>3个月者。

（4）KPS评分≥40分者。

（5）至少有1个可测量病灶，无严重心、肝、肾的器质性疾患，血象、肝肾功能及心电图检查基本正常者。

（6）自愿接受本药物试验治疗，能做到随访，并签署知情同意书者。

（7）中医证型为气虚痰湿、阴虚热毒、气阴两虚、气血瘀滞者。

表1　年龄分布

组别	n	平均年龄（岁）
治疗组	61	84.67±11.63
对照组	30	65.67±10.86

P=0.75

表2　性别分布

组别	n	男性	女性
治疗组	61	34(55.74%)	27(44.26%)
对照组	30	19(63.33%)	11(36.67%)

χ^2=0.48，P=0.49

表3　用药前KPS评分

组别	n	KPS值
治疗组	61	59.67±14.37
对照组	30	59.67±14.73

P=0.99

表4 证型分布

组别	n	KPS值	组别	n	KPS值
治疗组	61	59.67±14.37	治疗组	61	59.67±14.37
对照组	30	59.67±14.73	对照组	30	59.67±14.73

$\chi^2=0.22$,$P=0.97$

（三）排除及剔除标准

（1）不符合纳入标准者。

（2）妊娠及哺乳期妇女、精神病患者。

（3）过敏体质者。

（4）依从性差，不能配合完成本方案者。

（四）试验设计

治疗组与对照组按2∶1比例采用完全随机设计的方法。

（五）治疗方案

治疗组在辨证给予中药汤剂的基础上口服三生口服液每次30mL，每日3次，共30天为1个疗程；对照组在辨证给予中药汤剂的基础上口服回生口服液（成都地奥集团生产）每次10mL，每日3次，共30天为1个疗程。

汤药辨证用药如下：

气虚痰湿：人参、黄芪、五味子、半夏、陈皮、甘草、枳实、胆南星、茯苓、黄连等。

阴虚热毒：沙参、麦冬、玉竹、甘草、天花粉、桑叶、生扁豆、金银花、野菊花、蒲公英、紫花地丁、紫背天葵等。

气阴两虚：人参、白芍、当归、陈皮、黄芪、肉桂、白术、炙甘草、熟地、五味子、茯苓、远志、生姜、大枣等。

气血瘀滞：桃仁、川芎、白芍、红花、生地、当归、莪术、香附、延胡索、丹皮等。

（六）观测指标

主要疗效指标：近期客观疗效，中医症候疗效，中位生存期，生活质量变化，安全性指标。

（七）疗效评价标准

（1）客观疗效评价标准：根据RECIST实体瘤评价标准，将疗效分为CR（完全缓解）、PR（部分缓解）、SD（病灶稳定）、PD（病灶进展）。以CR+PR计算有效率，以CR+PR+SD计算稳定率。生存期（OS）为治疗开始至死亡或疾病进展的时间。

（2）中医症候疗效评定标准：参照《中药新药临床研究指导原则》。选择咳嗽、痰血、气急、胸痛、胸闷为主症。采用评分法，按症状轻重分级，分别记为3分、2分、1分、0分。

临床治愈：中医临床症状、体征消失或基本消失，症候积分减少≥95%。

显效：中医临床症状、体征明显改善，症候积分减少≥70%，<95%。

有效：中医临床症状、体征均有好转，症候积分减少≥30%，<70%。

无效：中医临床症状、体征均无明显改善，甚或加重，症候积分减少<30%。

（3）生存质量按KPS标准评定。

提高：治疗后较治疗前评分增加10分以上。

稳定：增加或减少未超过10分。

降低：减少10分以上。

（4）药物安全性评价：在治疗前及治疗后查血常规、肝肾功能、心电图等，观察用药后出现的发热、恶心呕吐、头晕等毒副反应的症状和体征，分析与药物的相关性。

（八）统计分析方法

采用SPSS13.0统计软件，计量资料采用t检验，以均数±标准差（$\bar{x}\pm s$）表示。计数资料采用χ^2检验。$P\leq0.05$表示有统计学差异。

所有病例均为2001年5月至2006年6月间门诊或住院的非小细胞肺癌晚期患者。其中治疗组63例，剔除2例，完成试验61例；对照组32例，剔除2例，完成试验30例。可评价疗效者两组共91例，其中男性62例，女性29例，年龄45～75岁，平均年龄70.3岁，病例均经病理学或细胞学检查确诊为非小细胞肺癌，UIA期12例，MB期24例，Ⅳ期55例。其中合并胸腔积液27例，心包积液3例，腺癌31例，鳞癌56例，腺鳞癌4例。除6例不适合放化疗的初治病例外，其余均为放化疗失败的复发病例。病例一般资料见表1至表4，两组在年龄、性别、KPS评分、中医证型方面均无统计学差异（$P \leq 0.05$），具有可比性。

二、结果

（一）客观疗效

治疗组：CR 0例，PR 6例，SD 25例，PD 30例，总有效率9.8%，疾病控制率50.8%。

对照组：CR 0例，PR 2例，SD 7例，PD 21例，总有效率6.7%，疾病控制率30.0%。

（二）中位生存期

治疗组5.6个月；对照组4.8个月。

（三）中医症候疗效评价

治疗组显效率13.11%，有效率63.93%。

对照组显效率6.67%，有效率56.67%。

（四）生活质量

治疗组KPS评分好转率59.02%，对照组KPS评分好转率40%。

（五）安全指标

治疗组发生消化道反应25例（40.98%）；对照组发生消化道反应19例（63.33%）。均未见心、肝、肾方面的损害。

表5 客观疗效

组别	n	CR	PR	SD	PD
治疗组	61	0(0%)	8(13.11%)	28(45.90%)	25(40.99%)
对照组	30	0(0%)	2(6.7%)	6(20%)	22(73.3%)

$\chi^2=8.45$，$P=0.02$

表6 中位生存时间

组别	n	中位生存时间（月）
治疗组	61	5.98±1.42
对照组	30	4.73±0.83

$P=0.00$

表7 中医症候疗效评价

组别	n	痊愈	显效	有效	无效
治疗组	61	2(3.28%)	8(13.11%)	36(59.02%)	15(24.59%)
对照组	30	0(0%)	1(6.7%)	12(20%)	17(73.3%)

$\chi^2=10.19$，$P=0.02$

表8 用药后KPS评分

组别	n	KPS值
治疗组	61	73.28±11.65
对照组	30	57.00±11.49

$P=0.00$

三、结论

肺癌与祖国医学中的"肺积""痞癖"相似，系由正气内虚、痰湿内蕴、痰湿互结、久积成块为患。正如《黄帝内经》曰"积之如生，得寒乃生"。《谦益斋外科医案》亦指出："癌瘤者，非阴阳正气所结肿，乃五脏瘀血痰滞而成。"《丹溪心法》进一步阐明"凡人身上下，有块者多是痰"。肺为贮痰之器，脾为生痰之源，肺气不足，则津液凝滞，脾阳虚弱，则痰湿内生，脾阳又赖肾阳之温养。说明肺癌虽病变在肺，但肺、脾、肾三功能失调，尤以脾胃阳虚为致病之本。阳虚则阴盛，痰湿之所以积结于肺，乃因脾胃阳虚不能温化疲湿。这就是以温化寒痰，散瘀破癥为主，治疗肺癌的理论依据。因此，我们针对肺癌系肺、脾、肾功能失调，痰湿交结于肺，凝积成块的理论，研制了三生注射液助阳祛寒、燥湿化痰、散瘀破癥。

我院近年来用"三生注射液"系统治疗中晚期原发性肺癌47例，结果显示治疗组总有效率61.7%，对照组总有效率25.8%，两组疗效经统计学处理（$P<0.5$）差异显著。解决中药针剂，尤其是有毒药物的针剂是当前难以克服的问题，为安全、方便应用于临床，经反复调研后，决定将复方三生注射剂改制为三生口服液。处方源于《和剂局方》的三生饮加味。

（郑卫琴）

周百川治疗荨麻疹经验总结

重庆市中医研究所已故老中医周百川，临床工作50余载，其治疗荨麻疹有独到之处。我随师多年，时聆训诲，获益良多。荨麻疹，中医称之为"瘾疹""风疹""风疹块"等，为临床常见疾病之一。轻者旋发旋消或三五日而愈，重者历时较久，反复发作不已，故临证中当谨守病机，辨证求因，随证施治。临床上，周百川老师治疗荨麻疹自始至终抓住一个"血"字，虚证中贯穿当归补血汤益气养血以熄风。兹将周百川老师临证所见概述于后。

一、血虚受风

症状：疹块色淡红，头晕恶风，下午或入夜尤甚，舌淡红，苔薄白，脉象细弦而缓。治法：养血疏风。处方：生地12g，当归12g，川芎9g，赤芍、白芍各12g，麻黄6g，连翘15g，赤小豆30g，防风9g，黄芪18g，杏仁12g，甘草3g。本方乃四物汤合麻黄连翘赤小豆散加减，具有养血疏风解毒之功，即疏风先养血，血旺则风自灭之意。

二、血热受风

症状：疹块色红，心烦恶热，瘙痒异常，尿黄，舌红苔薄，脉象细弦而数。治法：疏风凉血，清热解毒。处方：浮萍9g，防风9g，荆芥9g，生地18g，丹皮12g，赤芍18g，紫金皮30g，银花15g，连翘15g，蝉衣9g，刺蒺藜30g。浮萍、防风、荆芥疏风解毒；生地、丹皮、赤芍、紫金皮滋阴凉血；银花、连翘清热解毒；蝉衣、刺蒺藜疏风止痒。

三、表虚营卫不和

症状：疹块色淡红，头晕神疲，恶风畏寒，吹风受冷则甚，舌淡红，苔薄白，脉细缓。治法：益气固表，调和营卫。处方：黄芪30g，白术12g，防风9g，桂枝9g，白芍12g，炙甘草6g，大枣12枚，生姜9g，当归12g。本方是玉屏风散。桂枝汤、当归补血汤复方合用，具有益气补血，疏风固表，调和营卫，即扶正祛邪之意。

四、中虚兼风寒

症状：疹块淡红，腹痛便溏，口不渴，面色青黄不泽，恶风畏寒，舌淡红，苔薄白，脉沉细弦。治法：温中散寒，升阳解毒。处方：黄芪30g，桂枝9g，白芍18g，炙甘草6g，生姜9g，大枣12枚，饴糖30g，当归12g，升麻9g，葛根12g。中焦虚寒之体，肌腠失养（脾主肌肉），风冷乘隙入侵，由表及里，伤及中宫，而现自利、腹痛等症状。本方用小建中汤补土温中散寒；升麻葛根汤升阳解毒提邪外出；芪归益气补血，使中土旺盛，气血冲和，疹块自消。

五、病案举例

冷某，女，56岁，每年冬季因感受冷风后全身皮肤即出现大小不等的风团，奇痒难忍，色淡红。伴头昏，恶风畏寒，面色苍白少华，舌淡红，苔薄白，脉细。辨证为表虚营卫不和，处方：黄芪15g，白术9g，防风12g，桂枝9g，白芍12g，炙甘草6g，大枣12g，生姜9g，当归12g，神曲20g，以益气补血，疏风固表，2剂疹块即退。

（郑卫琴）

"回生口服液"对复发卵巢癌患者高凝状态的影响

据研究，妇科肿瘤患者凝血功能的改变与肿瘤本身的恶性程度有密切关系，西医对此类D-二聚体升高的患者在常规化疗基础上仅给予低分子肝素钙皮下注射，效果不一。中医认为血瘀在肿瘤的发生、发展中至关重要，治疗上给予活血化瘀有一定疗效。为此，笔者采用回生口服液联合化疗治疗复发卵巢癌患者，并与单纯化疗比较，观察其对复发卵巢癌患者血凝状态的影响，及其对生存期的影响，现报告如下。

一、资料与方法

（一）病例选择

所选病例均经病理学检查确诊为卵巢癌患者，并为术后复发的患者。

（二）临床资料

选取2009年12月至2013年12月经我院收治的复发卵巢癌患者62例，所有患者均有明确的细胞学或病理学诊断，按照随机数字表法将其分为两组。治疗组33例，年龄38～74岁，中位年龄54.7岁；其中浆液性囊腺癌24例，黏液性囊腺癌7例，恶性宫内膜样癌2例。对照组29例，年龄37～75岁，中位年龄55.1岁；其中浆液性囊腺癌23例，黏液性囊腺癌5例，恶性宫内膜样癌1例。两组患者治疗前血常规，肝、肾功能，心电图均基本正常，KPS评分≥60分，预计生存期超过6个月。两组患者临床资料差异无统计学意义（$P>0.05$）。

（三）治疗方法

两组患者均采取相同的化疗方案。对照组采用常规治疗（二线或三线化疗）。治疗组采用常规治疗，在此基础上加服回生口服液10mL，每日3次，28天为1个疗程，两组均治疗2个疗程，并且治疗组患者在之后的治疗亦持续口服回生口服液10mL，每日3次，至2013年12月（病例收集日）或死亡为止。

（四）观察指标

观察两组患者治疗后临床症状与体征变化，在常规治疗前后及随访期间均给予D-二聚体检查，并动态观察静脉血栓发生率，统计近期疗效及远期疗效（TTP及平均生存期）。

（五）疗效标准

近期疗效以疗效评价标准（RECIST）为准，2个疗程之后对患者进行CT评价疗效。疗效标准分为完全缓解（CR）、部分缓解（PR）、稳定（SD）、进展（PD）4个等级。计算PR、SD、PD的比率。远期疗效统计患者的TTP及平均生存期。

（六）统计学处理

应用SPSS18.0统计分析软件，计量资料以（$x \pm s$）表示，并对数据采用t检验。$P<0.05$表示差异有统计学意义。

二、结果

（一）两组患者治疗后临床疗效比较

见表1。所有病例均平均化疗5个疗程，均可评价疗效，两组近期客观疗效（2个疗程后CT评价）见表1。两组均无完全缓解（CR），治疗组部分缓解（PR）14例，疾病稳定（SD）11例，疾病进展（PD）8例；对照组PR 12例，SD 11例，PD 6例。两组比较客观缓解率接近（$P>0.05$），说明回生口服液联合化疗对患者近期客观疗效无优势。

表1 两组复发卵巢癌患者近期疗效比较

组别	n	PR	SD	PD
治疗组	33	14(42.42%)	11(33.33%)	8(24.24%)
对照组	29	12(41.38%)	11(37.93%)	6(20.69%)

（二）治疗后两组患者TTP及平均生存期比较

见表2。结果显示，临床随访至2013年12月两组共失访2例，其中治疗组1例，对照组1例，失访率为3.23%，失访者按死亡计。因疾病进展或全身衰竭死亡者，研究组11例，对照组27例。治疗组TTP及生存期明显延长（$P<0.05$），说明回生口服液联合化疗，并在之后维持治疗期间持续口服回生口服液对患者病情稳定及生存期延长有明显优势。

表2 两组复发卵巢癌患者TTP及平均生存期比较

组别	n	TTP	平均生存期（月）
治疗组	33	4.9±1.8$^{\triangle}$	11.9±1.5$^{\triangle}$
对照组	29	2.9±1.5	5.9±1.5

（三）治疗后两组患者D-二聚体水平比较

见表3。结果显示，化疗后治疗组D-二聚体较对照组明显降低（$P<0.05$），说明回生口服液联合化疗可以明显降低患者D-二聚体水平，之后持续口服期间D-二聚体水平相对低水平稳定的患者生存期延长。

表3 两组复发卵巢癌患者D-二聚体水平比较

组别	n	化疗前	化疗后
治疗组	33	5.7±1.8	2.9±1.5$^{\triangle}$
对照组	29	5.8±1.5	5.6±1.5

（四）治疗后两组患者并发静脉血栓的情况比较

结果显示，治疗组无静脉血栓发生，对照组静脉血栓发生3例。两组比较，治疗组静脉血栓发生率较对照组明显降低（$P<0.05$）。

三、讨论

国外研究表明，D-二聚体水平与血管内皮生长因子有关。而D-二聚体是观察纤溶效果最有价值的指标，其水平升高亦在相当程度上提示体内有血栓形成和继发纤溶发生，动态监测血浆D-二聚体水平可以判断肿瘤是否转移，对肿瘤临床治疗疗效进行评价，同时还可以预测恶性肿瘤患者临床分期以及判断预后。此外，D-二聚体被证实，其水平与肿瘤分期相关，肿瘤期越晚，其水平越高。此外有研究表明复发卵巢癌、宫颈癌患者化疗有效者，D-二聚体水平降低。谢传华等发现化疗有效组血浆D-二聚体水平显著低于化疗进展组。

另有研究表明，D-二聚体水平可以提示肿瘤是否生长，两者呈正相关关系，肿瘤细胞在生长与扩散的同时，D-二聚体水平往往升高。因此大量临床研究表明，恶性肿瘤存在不同程度的继发性纤溶，导致高凝状态的出现，高凝状态与D-二聚体水平呈正相关。

中医学认为"积之成者，正气不足，而后邪气踞之""阴成形，阳化气""气虚不足以推血，则血必有瘀""气虚则痰生"。因此正气虚弱、寒毒内生、痰瘀互结是肿瘤发生的基本病机，但归根结底肿瘤是痰与血在体内的瘀滞。因此，治疗肿瘤当以补益正气、温阳散寒、化痰祛瘀为治疗法则，但最终目的还是化瘀。现代中医提倡结合现代医学进行中医微观辨证。现代医学研究证明，恶性肿瘤患者有不同程度的高凝状态，因此血凝指标从某种程度上可以作为中医瘀证微观辨证的基础，D-二聚体水平可以部分反映中医的瘀证。

回生口服液原型为化癥回生丹，为《温病条辨》中的定方，本方由鳖甲煎丸和《万病回春》的回生丹化裁而成，成都中医药大学组方定名为"回生口服液"。本方由益母草、红花、三棱、香附、人参、大黄、五灵脂等34味中药组成，具有活血化瘀、补虚扶正、化痰行气、通络止痛的作用。现代药理研究发现，服用回生口服液不仅可以增强患者免疫功能，还可以镇痛，保护骨髓造血细胞，同时还可以抑制肿瘤细胞生长。有研究证明，此药还可以增强红细胞免疫活性，改善血液微循环，改善供氧供血状态。此外，本方中的活血药有水蛭、虻虫、红花，它们都具有改善凝血、抗血小板聚集的作用。经研究证明，红花的主要有效成分红花黄色素可以明显延长大鼠凝血时间，同时可以增加血凝块溶解率。水蛭与虻虫属于常用药对，配伍使用具有良好的协同作用。

通过动态观察患者D-二聚体及生存期发现，回生口服液能降低复发卵巢癌患者的D-二聚体水平，降低静脉血栓的发生率，回生口服液配合化疗对复发卵巢癌患者近期疗效无明显获益，但明显延长了复发卵巢癌患者的TTP和平均生存期。

（程俊　郑卫琴）

电化疗与中药配合治疗头颈部复发癌

对头颈部癌的治疗，现多采用以放疗为主的综合治疗，综合治疗能提高缓解率，延长生存期。对复发癌的治疗特别是经放疗后再次复发或未控者，缺乏有效的治疗手段。笔者于1997年10月至2001年6月对收治的20例头颈部复发癌患者采用以电化疗配合益气活血中药治疗，取得一定疗效，现报道如下。

一、一般资料

本组男13例，女7例；年龄50～85岁，平均年龄62.5岁。病灶情况：鼻咽癌5例，上颌窦癌、舌癌各3例，颈部恶性淋巴瘤2例，颈部转移癌3例，软腭癌、腮腺癌、颌下腺癌、牙龈癌各1例。病理分型：低分化鳞癌10例，高分化鳞癌4例，腺癌4例，恶性淋巴瘤2例。20例均为以放疗为主的综合治疗患者或未控制者，其中手术+放疗+化疗者6例，放疗+化疗者6例，单纯放疗者8例。首次治疗时有8例颈部转移性淋巴瘤患者，其原发灶及颈部病灶均行根治性放疗：50～70Gy；其余行病灶根治性放疗+颈部预防性照射：40Gy。均有不同程度的颈部软组织纤维化，其中头部活动受限者9例。病史1～9年，平均46.5个月。均有原发灶复发和/或颈部转移灶复发，合并远处转移6例，20例均有不同程度的疼痛，9例有头颈部肿胀。

二、治疗方法

局部包块以电化疗并配合益气活血中药。电化疗用BK92A电化疗仪（北京航空航天大学研制）进行，根据肿瘤所在的部位、大小，在局麻下将2～10根铂金电极插入肿瘤内，使其准确均匀分布于肿块，电极经皮肤处用套管针保护皮肤，治疗电压6~10V、电流40~80mA，治疗电量按每直径1cm的瘤体给予电量80~100库仑，治疗时间为2~4h。对瘤体较大者，行分次治疗。中药以益气活血为原则，根据具体病情辨证施治、灵活运用。基础方为：党参30g，黄芪60g，灵芝30g，茯苓30g，山药30g，薏苡仁30g，当归15g，地黄20g，刺五加30g，丹参30g。持续服用于电化疗后1个月。

三、结果

（一）疗效评定标准

按国际通用的4级评定标准，即完全缓解（CR）、部分缓解（PR）、无变化（NC）、进展（PD），以CR、PR为有效。

（二）客观疗效

本组经治疗后，有效率65%，治后生存时间3~18个月，其中有5例仍带瘤生存。结果见表1。

表1　20例患者治疗情况

病种	n	CR	PR	NC	PD
鼻咽癌	5	0	4	1	0
上颌窦癌	3	0	1	1	1
舌癌	3	2	1	0	0
颈部恶性淋巴瘤	2	0	1	0	1
颈部转移癌	3	0	2	0	1
软腭癌	1	0	0	1	0
腮腺癌	1	0	1	0	0
颌下腺癌	1	0	1	0	0
牙龈癌	1	0	0	1	0
合计	20	2	11	4	3

（三）主观疗效

疼痛程度均有所缓解，7例肿胀明显消退。KPS评分由治疗前的平均40分升至治疗后的平均60分。

（四）不良反应

有4例患者因电化疗损伤皮肤，伤口长期不愈。

四、讨论

头颈部恶性肿瘤在相当长的一段时期内是以局部及所属区域淋巴结的浸润生长及扩散为主，局部放疗是主要的治疗手段。对头颈部复发癌的再治疗，特别是复发后再放疗的未控者的再治疗较为困难，因其局部纤维化、病灶血运差，并发症明显增加。本组患者均为长期治疗后复发或未控患者，均有不同程度恶病质，属中医"虚劳"范畴。虚劳的病理变化有阴虚、阳虚、阴阳两虚；或气虚、血虚、气血两虚；或本虚复感外邪，或邪羁久之正致损等。在辨证上应首先辨清阴阳、气血。而晚期肿瘤或放化疗后致阴阳、气血大衰，瘀血内结。在治疗上应以"虚则补之"为大法，兼以祛瘀生新，故选上述药物为基础方剂临证加减，以补肾健脾、益气活血、祛瘀生新。方中党参、茯苓、薏苡仁健脾益气；黄芪、灵芝益气养血；山药、地黄滋阴补肾；当归、刺五加、丹参养血活血祛瘀，诸药共奏健脾益气活血之效。临床及实验室均证明益气活血药物能提高机体免疫力、增强化疗效果、延长患者生存期。电化疗为近十年用于肿瘤治疗的新方法，主要通过强酸强碱及改变肿瘤周围环境等杀灭肿瘤细胞而达到治疗肿瘤的目的，属于局部治疗。肿瘤组织从中心坏死，周围正常组织会有一定的炎性反应，活血药可改善其微循环，保护正常组织并限制肿瘤的发展。两种方法综合应用，能提高疗效。本组患者均为放疗后复发，颈部软组织均存在不同程度的纤维化，严重纤维化可压迫血管、神经，引起疼痛及肿胀，对此对局部包块行电化疗、配合益气活血中药，取得了一定效果，特别是症状的缓解较明显。晚期头颈部癌，即使有远处转移，仍有部分患者长期带瘤生存，不应放弃治疗。因颈部放疗量大，纤维化多较严重，复发的包块多有皮肤浸润，电化疗后的皮肤损伤较重，伤口愈合缓慢。治疗晚期复发癌时，使用电化疗的同时加用益气活血中药能改善症状，延长生命周期。

（孟令占　郑卫琴）

郑卫琴老师用中医药治疗肿瘤的学术思想总结

恶性肿瘤是我国发病率和病死率均高的恶性疾病之一,郑卫琴老师在其数十年的肿瘤临床实践和探索研究中积累了丰富的经验,结合前人经验和文献描述而论治,形成了自己独特的治疗思想,取得了不少成果。其主要学术观点大部分体现在中西医结合肿瘤的诊治方面。

一、补益扶正治癌

中医学认为,肿瘤的形成和生长过程是机体内正邪斗争消长的过程。肿瘤的形成往往是正气先虚,然后才有客邪留滞一系列病理过程发生。人体正气可以维持机体正常生理功能,并有抵御外邪的能力。正气虚弱则外卫无能,易受邪气(外界致癌因子)损害,也就是当人体内部环境的稳定性及机体内外的相对平衡性遭到破坏的时候,致癌因子就能起作用而导致肿瘤形成,乃至后来的肿瘤浸润、转移和扩散。总之,《黄帝内经》曰"正气存内,邪不可干""邪之所凑,其气必虚"。因此,中医把患肿瘤认为是正气不足,而后邪气踞之所致。另一方面,患肿瘤的机体耗气伤血,日久病致虚,更导致正气亏虚。而肿瘤能否得以控制,也取决于正气和邪气斗争的结果。补虚扶正能预防肿瘤的发生与发展。因此,培本扶正(或固本培元)是中医治疗肿瘤的根本大法之一。

培本扶正法的西医理论依据:①提高机体的免疫功能。实验与临床研究都证明,培本扶正药物可提高机体的非特异性免疫功能,如北沙参、麦冬可使免疫细胞存活时间延长;阿胶、生地黄可提高淋巴细胞转化率；党参、黄芪、白术、茯苓能增强网状内皮系统功能及增加免疫球蛋白。②增强垂体—肾上腺皮质功能。一些培本扶正药具有类似内分泌的功能，如人参、黄芪、鹿茸、蛇床子、地黄丸、附桂合剂具有类似激素的作用，甘草具有类似去氧皮质酮的作用。③增强骨髓造血功能。健脾温肾的药物，如人参、黄芪、阿胶、鹿角胶、熟地黄、紫河车、补骨脂、女贞子都有恢复骨髓造血功能的作用，尤以人参、鹿茸升高血红蛋白的作用最为明显；女贞子、鸡血藤有升高白细胞的作用。④对放化疗的影响。减轻放化疗的毒副反应，并对放化疗有增效作用。

在肿瘤治疗中，培本扶正实际上并不是单纯使用补益强壮方药，而是应该将调节人体阴阳平衡、气血、脏腑、经络功能平衡稳定，以及增强机体抗癌能力的方法都包含在内。因而，中医的"补之、调之、和之、益之"等法都属扶正范畴。总的原则是"形不足者，温之以气；精不足者，补之以味；损其肺者，益其气；损其心者，和其营卫；损其脾者，调其饮食、适其温寒；损其肝者，缓其中；损其肾者，益其精"。诸如饮食调理、针灸、气功等均有扶正作用。培本扶正法确实是一种卓有成效的主要抗癌法则之一。

（一）扶正是根本，祛邪是目的

肿瘤是全身性疾病的局部表现，局部属实，全身属虚，杀灭肿瘤细胞只是治其"标"，而肿瘤之"本"在于正气不足，脏腑功能失调，扶正培本才是治其本。因此，郑卫琴老师强调"扶正是根本，祛邪是目的"，重视扶正培本法在肿瘤治疗中的应用，处处注意顾护患者的正气，保持患者机体阴阳平衡、气血充盛、经络疏通，通过增强机体的抗病能力，达到控制和缩小肿瘤的目的。这种"以人为本"，扶助正气，最大限度延长患者生命的"扶正治癌"学术思想与当今肿瘤疗效评价中重视患者生活质量和生存期的理念不谋而合，体现了郑卫琴老师学术思想的超前性。恶性肿瘤病证全身属虚，局部属实。正虚是形成肿瘤的内在依据，也是病情发展、演变的关键所在。中医提倡治病必求其本，因而扶正法是治疗恶性肿瘤的大法，可以贯穿于肿瘤治疗的始终，扶正是根本，祛邪是目的。扶正法的主要作用在于调节机体阴阳、气血、经络、脏腑的生理功能，以充分发挥机体的抗病能力，抑制肿瘤的发展，缓解病情，甚至治愈肿瘤。为了保证长期、彻底治疗肿瘤，必须强调扶正培本，时时顾护人体正气，通过增强人体抵抗力，达到控制或缩小肿瘤的目的。手术、放疗、化疗，以及使用有清热解毒、软坚散结、活血化瘀、以毒攻毒等作用的峻烈中草药都属攻邪杀瘤的祛邪方法。对于早期肿瘤，手术切除、放疗或化疗确能取得良好的效果，但当肿瘤发展到晚期，采用这些疗法就有很大的局限性，即使是进行姑息性治疗，也会对机体造成严重的伤害。一味运用攻邪杀瘤的抗癌中药进行辨病治疗可能对肿瘤局部病灶的缩小有一定作用，但是患者的生存期并未因此得到延长，原因在于祛邪太过会损伤正气，不利于疾病向愈。《素问·五常政大论》所曰"大毒治病，十去其六；常毒治病，十去其七；小毒治病，十去其八；无毒治病，十去其九；无使过之，伤其正也"，不可不谓是经验之谈。

（二）扶正培本，辨证为先

扶正法虽属中医"补法"范畴，但不是滋补中药的简单堆砌，更不是不分阴阳气血面面俱到的"十全大补"。由于肿瘤患者的先天禀赋各有不同，体质也有阴阳的偏盛偏衰，机体对肿瘤的反应性亦因人而异。不同的肿瘤，发生于不同的部位，损伤不同的脏腑；相同的肿瘤，不同的病期，正气虚损的脏腑和虚损程度都不尽相同；即使受损的脏腑相同，也有阴阳气血的差异。辨证论治是中医治疗疾病的特色与精髓，是中医理论的核心，也是中医取得疗效的根本保证。因此，郑卫琴老师强调"扶正治癌"必须辨证，也就是根据患者的临床症状、舌苔、脉象、病程长短、病变范围等情况，分清患者体质的阴阳虚实，辨明脏腑气血之盛衰，分别采取补气、补血、补阳或补阴的方法，以调整失调之阴阳，阴阳平衡，正气自复。"扶正培本，辨证为先"这一学术思想与当今肿瘤治疗重视个体化的理念不谋而合，体现了中医理论的博大精深。

明代李中梓云："病不辨则无以治，治不辨则无以痊。"郑卫琴老师对肿瘤患者表现的虚证辨证观察得十分细腻，选药紧扣病机，精当而平和。如临床表现神疲乏力，气短，自汗，纳少，舌淡或胖，苔白，脉沉细无力等气虚证，则治以益气健脾法，选用黄芪、党参、白术、茯苓、淮山药等。脾气虚重在健脾，以党参、白术、茯苓为主；肺气虚重在益气，重用黄芪，佐以白术、茯苓，培土生金。若见手足心热，潮热盗汗，口干，舌质红，少苔或光苔，脉细数无力等阴虚内热证，则治以养阴生津法，选用西洋参、南沙参、北沙参、天冬、麦冬、玄参、生地、枸杞子、女贞子等。肺阴虚以南沙参、北沙参、天冬、麦冬为主，佐以玄参、生熟地，取金水相生之意；胃阴虚以西洋参、北沙参、麦冬、天花粉、生地为主；肾阴虚以熟地、山萸肉、枸杞子、女贞子为主。若见头晕目眩，心悸失眠，面色萎黄，唇甲苍白，疲乏无力或腰酸，舌淡苔白，脉细等血虚证，则治以滋阴补血法，选用熟地、当归、阿胶、制首乌、枸杞子、龙眼肉、黄芪、鸡血藤、大枣等。若临床表现为畏寒冷，腰酸腿软，神疲乏力，面色苍白，小便清长或夜尿频数，大便溏薄，舌淡胖，苔薄白，脉沉细等脾肾两虚症状，则治以温肾健脾法，可在健脾的基础上选用仙灵脾、仙茅、肉苁蓉、补骨脂等。总之，治疗不同虚证，郑卫琴老师在用药上有的放矢，在平淡之中显不凡疗效。

（三）扶正祛邪，相得益彰

《医宗必读》说："正气与邪气，势不两立，一胜则一负。"肿瘤治疗的关键问题就是做到既能消灭癌肿，又能不伤正气。

郑卫琴老师强调，扶正是通过有目的的补益虚损，调节机体的阴阳、气血、经络、脏腑生理功能，祛邪并不是一味地应用大苦大寒的药物猛攻，而是根据肿瘤形成和发展的病机变化，有的放矢地选用祛邪药物。郑卫琴老师倡导"扶正法"治癌，但并不排斥"祛邪法"，为了提高疗效，必须以扶正为主，祛邪为辅，使扶正和祛邪有机结合。她主张扶正是根本，扶正能增强机体抗病能力，为祛邪创造条件，即"扶正中寓安正之意"，扶正与祛邪相辅相成，辩证统一，相得益彰，不可偏废。只有谨守病机，抓住病变的主要矛盾，处理好扶正与祛邪的辩证关系，使扶正与祛邪有机结合，才能紧紧掌握治疗肿瘤的主动权。在临床实践中，可根据患者正气的盛衰、体质强弱、年龄长幼、肿瘤的病理类型、疾病分期、病程长短等，灵活运用攻补之法。郑卫琴老师经反复临床实践证明，扶正为主佐以祛邪的治法不仅可改变症状、调节机体免疫功能、提高生存质量，还能延长生存期，从而达到"带瘤生存"的目的。

（四）扶正培本重视脾肾

恶性肿瘤生长部位各不相同，如肺癌虽病位在肺，但与脾肾关系密切。生理上，肾为先天之本，主纳气，内藏元阴元阳，为一身阴阳之根本；脾为后天之本，气血生化之源，脾气的健运又赖于肾阳的温煦。病理上，"脾为生痰之源，肺为贮痰之器""五脏之病，穷必及肾"，可见肺、脾、肾三脏互根互生。从发病来看，先天或后天不足者正气必然匮乏，极易患病；年逾四十者，正气渐虚，脾肾功能渐弱，此时是恶性肿瘤的好发年龄，正如明代张仲景曰："凡脾肾不足及虚弱失调之人，多有积聚之病。"从病程、病情发展来看，晚期肿瘤患者经过多种攻邪疗法（手术、放疗、化疗等），正气受伐，容易损伤脾肾，出现脾气虚、脾阳虚、肾气虚、肾阳虚、阴阳两虚等变化。因此，郑卫琴老师在扶正培本时十分重视扶脾益肾。调理脾肾是郑卫琴老师最常用的扶正培本法之一。

临证若见脾气虚弱，日久损及阳气，治以益气健脾，不忘温肾阳以暖脾阳；若见脾阴虚弱、胃阴不足，治以养脾胃之阴的同时滋补肾阴，以益先天之源；治肾阴虚时配仙灵脾、肉苁蓉等，以阳中求阴，使"阴得阳生而源泉不竭"；治肾阳虚时伍地黄、首乌、枸杞子、女贞子、旱莲草、黄精，或血肉有情之品鳖甲、龟板等，使"阳得阴助而生化无穷"。通过临床观察，以健脾补肾法为主治疗恶性肿瘤，可以使大多数患者临床症状得到改善，生存质量提高，病灶稳定，部分患者病灶缩小，少数患者病灶消失，达到临床治愈。可见，健脾益气生津和温肾阳、滋肾阴之法在肿瘤扶正治疗中显得尤为重要。

（五）辨证与辨病有机结合

郑卫琴老师认为，肿瘤是一种具有独特病理表现与病理过程的疾病，癌肿是全身性疾病的局部表现。对表现为局部邪实的肿瘤进行治疗时，常在辨证论治的基础上根据肿瘤的部位、TNM分期、病理类型、病程长短等情况加以辨病治疗。治疗不同部位的肿瘤，可根据现代病理实验和临床经验选用不同的软坚散结、清热解毒、理气化瘀等祛邪中药，以消除病理产物，控制瘤灶。如肺癌常选用石上柏、石见穿、白花蛇舌草、七叶一枝花、蜀羊泉等；胃肠肿瘤常用野葡萄藤、藤梨根、红藤、苦参、凤尾草等；肝癌常用土茯苓、龙葵、蜀羊泉、白花蛇舌草等；脑瘤常用的有蛇六谷、生南星、天葵子、夏枯草、海藻、生牡蛎等。疾病处于不同的治疗阶段，治疗策略有所调整，放化疗中的患者或肾气极虚者，应酌情选用清热解毒、软坚散结、活血化瘀之品，或根据病情慎用、少用或不用；如未进行放化疗，正气虚损不明显者，祛邪药的药味药量可以适当增加。这样，既辨证又辨病，使辨证与辨病有机结合，从而进一步提高临床疗效。

（六）抓主证，重舌诊

郑卫琴老师在辨证中十分注意望、闻、问、切四诊合参，善于抓住主要症状进行辨证。如阴虚型肺癌以口干，舌质红或绛，苔少或光剥无苔为主要症状；脾气虚证以神疲乏力，纳呆，腹胀，便溏，舌淡，舌边有齿印为主要症状；气阴两虚证以气短乏力，口干不多饮，舌淡红为主要症状；若动则气促，腰酸畏寒，夜间尿多，舌质淡红或暗，脉沉细，此为阴阳两虚证的主要表现。局部肿块活检恶性肿瘤，属于痰毒凝滞之主要症状；胸脘胀闷，攻蹿作痛常为气机阻滞证的主要表现；疼痛固定，如针刺刀割，为血瘀证之表现。

郑卫琴老师认为，观舌质可晓阴阳盛衰，察舌苔可知邪之寒热深浅，再辨其润燥，可晓津液之盈亏，舌苔净质偏红必养阴清热，舌淡胖有齿印必健脾益气。临诊中主证和舌脉常灵活取舍，有时舍证从舌，有时重脉象而轻舌苔，关键在于牢牢把握病机变化，使辨证更为精准。此外，恶性肿瘤病势缠绵，病情危重，常常变生他证，郑卫琴老师每从舌质、舌苔、脉象的细微变化了解证型的转变，及时调整治则治法，使机体达到新的平衡，因而取得理想的疗效。

（七）灵活组方，选药精当

郑卫琴老师在遣方用药时，除了考虑药物的性味归经外，十分重视现代药理研究成果，了解药物的不同药理作用及其作用机制，尽可能地选择既有明确传统功效，又经现代药理实验证实具有抗癌活性的药物，做到一药多用。如生南星化痰之功甚著，现代药理实验证实其有抗癌作用，故常用于痰毒内结之肺癌、脑瘤、食道肿瘤、恶性淋巴瘤等；猫人参既有健壮作用，又能治癌性胸腹水，故常用于治疗顽固不退之癌性胸腹水；生薏苡仁既能健脾利湿、清热排脓，又能抑制癌细胞生长，常用于恶性肿瘤脾虚痰湿、热毒内结之病证。在组方中，郑卫琴老师用药力求平和，忌药性过于偏颇，极少用大毒大攻之品，提倡"攻不宜过，补不可腻"，方中常加用陈皮以理气和胃，加鸡内金、谷芽、麦芽以健脾消食，遣方用药时时注意顾护胃气。正是这些看似平淡的药物临床屡见奇效，这当归功于郑卫琴老师准确的辨证和丰富的用药经验。

二、辨证论治，随机制宜

郑卫琴老师认为，中医治疗疾病，尤其是肿瘤，辨证论治是关键。辨证论治能全面、深刻、正确地了解疾病性质，从而制订相应的治疗方案。它是中医学认识疾病和治疗疾病的基本原则，是中医学研究和处理疾病的一种特殊方法，是中医学的基本特色之一。其不同于头痛医头、脚痛医脚的普通施治方法，而是"治病必求其本"的大法。依据中医理论，"人体是一个有机整体""人与自然界统一"是中医研究肿瘤病因、病机、诊断、治疗、调养的基础。按照肿瘤患者所表现出的不同症状、舌象、脉象和其他体征，以及一些细小的症状，进行辨证归纳分析，使它形成一个"证"的结果，然后寻求"病因"，再根据每个患者的具体情况加以综合治疗，这是中医在恶性疾患和疑难杂症诊治中所具备的优势。肿瘤和中医的"证"同时存在于同一患者体内，必定有其内在联系，不会无缘无故地出现一个所谓的"证"和肿瘤。有些恶性肿瘤一旦出现会在人体内引起一系列生理病理改变，成为证；有时是在人体内先起某些变化，有了证，再在此基础上逐渐发展成癌；再或者，某些因素同时促成癌和证。无论怎样，每一个患者在"证"和肿瘤形成的过程中，其身体整体统一性和谐关系开始有所变化，天平就会有所倾斜，通过仔细地辨证论治，可发现其具有可遵循的规律。

诚然，极早期的少数患者可能会无症状，无脉象、舌象方面的异常，如正常人，即我们所谓的"无证可辨"，但这并不说明其没有肿瘤。因其病期早，病因病机隐藏深，或有其他的因素掩盖了我们的分析和判断，而绝大部分患者还是可以通过辨证来诊断的。大多数患者，特别是晚期患者，往往会出现总体错综复杂的症状，并不是想象中的一个症状或一个"证"，这就要靠我们抓住主证和主要环节，即主要矛盾和证的主要方面，予以辨证，确立病机，然后论治。不能墨守某一个"秘方"或抗癌中草药，希冀能立竿见影、起死回生。以肝癌为例，中医可有不同的辨证分型：如脾虚可表现为乏力，面色萎黄，便溏，舌淡脉濡；气滞则腹胀纳呆；湿热有目黄尿赤，苔黄腻，舌红、脉滑数；血瘀见肝区疼痛，舌暗带瘀斑；阴虚则舌绛而干，苔剥，脉细数等。在晚期肿瘤患者中，这些症候虚实夹杂，掺和在一起出现，给我们的诊断和治疗带来难度。这就要求医者如剥茧抽丝般厘清病情，仔细灵活，去粗存细、去伪存真地解决患者的主要痛苦和不适。此外，不同的肝癌患者，或者同一肝癌患者在不同时期，会出现不同症状，治疗各不相同。如脾虚予香砂六君子汤加减；气滞用枳实消痞汤加减；湿热予茵陈蒿汤加减；血瘀用失笑散加减；阴虚予一贯煎加减等。再如，肿瘤患者若有贫血症状，轻者治以补气益气，用黄芪、枸杞子；介于轻重之间者治以补脾健脾，用党参、山药；重者治以补肾养肾，用龟板、鹿角霜。因证轻者补气即能生血，较重者光靠补气不行，补脾则生化气血精微，再重则病及肾，骨髓造血不畅，肾主骨，非补肾不足以生血，这与疾病的发展规律也是吻合的。同理，不同的肿瘤表现出同一病机，治疗也可以相同。如胃癌、肝癌、乳腺癌等都可有气滞，通常予柴胡疏肝散、金铃子散等条畅气机则会有效。这种同病异治和异病同治的方法是辨证论治的精神实质，是临床医生应该掌握的基本理论。在肿瘤治疗中辨证和辨病互参，是辨证论治在临床实际应用中灵活使用的具体体现。掌握了这样的基本技能，就不会在面对肿瘤疾患出现疑难现象时而束手无策，就能透过不同肿瘤的症状现象，看到内在的本质，很多问题就可以迎刃而解。

另外，首诊辨证论治的正确与否，直接影响到患者的治疗效果。一方面，其可为今后的辨证打下基础，观察到病程变化的确切病机，合理地进行方药加减化裁，尽可能及时解除患者的痛苦；另一方面，如果第一次辨证就出现了偏差，或者没有抓住主要矛盾和矛盾的主要方面，造成未能及时改善患者的症状和不适，会影响患者对医生的信任程度和配合力度，不利于今后的治疗。故而，对于患者的每个症状、舌象、脉象、气味等细节都要细察，不放过任何一点，寻本求源，力求精到。

三、重视脾胃，用药简洁

郑卫琴老师通过研究历代文献认识到，尽管对癌肿的认识不尽相同，历代医家们的理法方药各式各样，但是即使在现代肿瘤的中医药治疗中也有清热解毒、活血化瘀、扶益正气、养阴润燥、软坚散结等治法，且其各具优势。郑卫琴老师在临床实践中，十分注重"后天之本""调养脾胃，扶正抗癌"的观点，认为"谷入于胃，洒陈六腑而气至，和调于五脏而血生，而人资之以为生者""百病皆由脾胃衰而生也""元气之充足，皆由脾胃之气无所伤，而后能滋养元气。若胃气之本弱，饮食自倍，则脾胃之气既伤，而元气亦不能充，而诸病之所由生也"。重视脾胃是对肿瘤治疗行之有效的方法，尤其是许多关于消化系统的肿瘤，包括肝癌的治疗，应用《金匮要略》"见肝之病当先实脾"的理念，可以明显地改善患者的生活质量，提高生存率，改善其他治疗所带来的毒副反应。《素问·经脉别论》曰："饮入于胃，游溢精气，上输于脾，脾气散精，上归于肺，通调水道，下输膀胱。水精四布，五经并行。"脾胃为后天之本，气血生化之源。胃主受纳，脾主运化。无论是饮食还是药物，都要经过胃的受纳腐熟和脾的运化吸收及输布精微，才能滋濡全身，发挥功效。而且肿瘤的发生有一部分尚是脾胃虚弱造成的。"凡脾胃虚弱，或饮食过常，或生冷过度，不能克化，致成积聚积块"，更何况在肿瘤治疗中，手术、化疗、放疗都会影响机体的功能，患者常有消瘦、乏力、腹胀、食欲不振、恶心、便溏、腹水、苔腻、脉细软等脾胃虚弱之象。因此，"积之既成，又当调营养卫，扶胃健脾，使之气旺，间进祛病之剂，从容调理，俾其自化，夫然后病去人亦不伤"。其中，张洁古的话最值得借鉴："壮人无积，唯虚人则有之。皆由脾胃怯弱，气血两衰，四气有感，皆能成积善治者，当先补虚，使血气壮，积自消也。不问何脏，先调其中，使能饮食，是其本也。"

肿瘤虽然是局部病变，但归根结底是全身性疾病，治疗应从整体出发，通过调理脾胃、健脾理气来减少患者的症状，减少西医治疗手段所带来的毒副反应，使患者能更好地完成治疗。同时，通过脾胃的调理，改善机体整体的免疫功能，增强对抗肿瘤和防止肿瘤转移、复发的效果。如果脾胃都调理不好，那么连服药的机会都会减少，哪里还谈得上进一步的治疗和康复。

（一）开胃消导为先，助脾胃之运化

胃经过消滞导积后方能接受水谷药物，郑卫琴老师习惯用山楂、神曲、谷麦芽、蔻仁、砂仁、焦山栀、陈皮、半夏等。

（二）佐以调理气机，使气机畅达

气机调达通畅，脾气才能把精微输布到全身，同时改善肿瘤患者常见的气滞现象，郑卫琴老师习惯用木香、乌药、大腹皮、枳实、枳壳、橘叶、佛手、八月札、平地木，且多"忌刚用柔"，理气而不伤阴。

（三）先消导理气，再抗癌杀毒

经过消导理气后再兼用一些抗肿瘤的中药，既使得患者的身体能够接受药物，又使药物能有效发挥作用，还不影响患者日常饮食。

（四）补脾分别阴阳，兼以温阳利湿

郑卫琴老师认为，每一个脏腑都有阴阳，用药应根据其阴阳的平衡来调节使用，虽然临床上脾之阳虚的人较容易辨别，但仔细辨别就会发现脾之阴虚的患者也不在少数。唐容川有言："脾阳不足，水谷固不化；脾阴不足，水谷仍不化；譬如釜底无火米不熟，釜中无水也不熟。"因此，补阳常用党参、黄芪、茯苓、山药、白术、干姜，而滋阴生津常用枸杞子、女贞子、知母、生石膏、沙参。

（五）补中兼消，防滞避腻

临床常用扁豆、生熟米仁、茯苓、白术等，很少用熟地、首乌、当归及一些"血肉有情之品"，因为这些补血之品用之不当可能有碍机体消化、吸收，不利于康复。郑卫琴老师用药，简洁明了，君臣佐使，往往十味上下，屡建奇功。

郑卫琴老师认为，肿瘤患者，往往体质羸弱，不耐攻伐，加之很多患者还在接受西医治疗，所以用药不在于量多力猛，而在于对症效专。很多患者本来已难以摄入饮食，加上药物味浓气重，滋腻厚实，造成食之不下，妨碍正常饮食消化，勉强食下后反伤脾胃。一些重头药并不一定对患者有利，故用药宜轻，循序渐进，随证加减，细水长流，同时能减轻患者的经济负担，缓解国家药物资源紧张的状况。

（六）注重饮食调养

饮食调养也是改善脾胃功能的重要部分。"人以水谷为本"，无论是《黄帝内经》《伤寒杂病论》，还是《脾胃论》，都有关患者饮食、服药宜忌的详尽论述。对于肿瘤患者，"谨和五味"既能改善自己的营养状况、增强体力、保证正常治疗，又能通过饮食提高自身的免疫功能。药补不如食补，历代的上工都善于应用"无毒"的饮食来治疗疾病，况且肿瘤患者在日常生活中也十分关注自己的饮食调理和饮食宜忌。因此，医者应向患者交代清

楚，为他们提供康复指导。

四、中西结合，和谐扶正

郑卫琴老师一贯的观点是，肿瘤治疗是综合治疗医学，不是单靠哪一种治疗就可以完全解决问题的。早期肿瘤患者，通过手术、放疗常有较好且肯定的疗效；中期肿瘤患者，化疗优势较大，并且随着药理理论水平的提高，一部分患者可以治愈或带瘤生存；晚期肿瘤患者，中医中药对改善其全身状况和生存质量，减轻痛苦症状是有益的。中医和西医的结合是汲取各自的特长，共同发挥作用，且能弥补双方的不足，偏于哪一方对肿瘤的治疗都是无益的。比如，手术和中医结合有利于患者体质复原，接受下一步治疗或控制复发转移，提高生存率；化疗、放疗与中医结合，有利于减轻治疗产生的毒副反应，改善生活质量，有效增加远期生存率。有的晚期肿瘤患者通过中西医结合治疗可以取得不错的效果。比如肝癌患者，按照中医整体调治的思路来治疗其局部肝癌，采用健脾理气等扶正治疗，增强其耐受性，并且其肝癌细胞对放疗的敏感性也会有所提高，这种有机结合的治疗疗效有极大的效果，这是中西医结合治疗肿瘤的成功典范。另外，有些肿瘤的治疗方法是世界公认的好方法，如乳腺癌手术、鼻咽癌放疗、淋巴瘤放疗等，若单纯靠中药治疗是舍本求末的做法，除非这些肿瘤患者已呈现晚期状态。中医药的好处是能改善绝大部分患者的生存质量，间接增强免疫功能，减少手术、放疗、化疗的毒副反应和复发及远处转移，提高患者的远期疗效和生存率。

从形式和性质来分析，西医的治疗是针对肿瘤本身，是局部治疗，来得较直接；中医的治疗是考虑患者全身状况，从整体出发的辨证施治，来得比较间接。两者可分别理解为局部治疗实为祛邪治疗，整体治疗乃为扶正治疗。扶正和祛邪正是肿瘤治疗最基本的原则。既然西医有祛邪的有效手段，故在中医治疗上应尽可能以扶正为主,这样两者的有效配合才能发挥作用。"积之成者,正气不足,而后邪气踞之",通过补充患者正气,以调动机体内阴阳气血,使脏腑功能平衡,结合西医的手术、放疗、化疗等"祛邪方法",最终让患者得到效价比最优化的治疗。郑卫琴老师说:"中医、西医,扶正、祛邪,各取所长,各得其所。祛邪之正为扶正,扶正亦正为祛邪。即使应用西医不能治疗晚期癌肿,中医仍能辨证运用,病至后期,体虚更不可伐,伐则更易伤正,补益正气尤显得重要。待其神气壮,少辅祛邪之品,可使生命延长。"这正是临床较少见到郑卫琴老师运用大剂量清热解毒、活血化瘀药物,用祛邪药物谨慎从事的缘故。对于康复期的患者,也是尽可能以扶益正气为主,灵活佐加一些软坚散结的抗肿瘤药物,使之与身体和谐抗癌。

五、注重精神摄养、饮食调养、恢复正气

肿瘤治疗中扶正还包含精神摄养、饮食调养、适当的形体锻炼,通过这些手段增强体质,增加与肿瘤抗争的物质基础。这是肿瘤治疗的一个颇为重要的环节,也是中医整体治疗的一种体现。所以,郑卫琴老师在查房和门诊时,总是用平和的心态与患者进行交流,放松他们紧张的情绪,引导他们乐观向上,指导其饮食方面的宜忌,改良其生活习惯,鼓励能够活动的患者积极适当地进行体育锻炼、恢复功能,全方位与肿瘤作抗争,以达到理想康复。

郑卫琴老师认为,现代医学的发展,包括缜密筛查的流行病学、科学的检查手段、先前的医疗仪器和药物,已经可以较早地发现肿瘤并有可能治愈部分肿瘤。再加上细胞学、基因学的实验基础,可以探索许多关于肿瘤的实验研究,把中医的整体思想和辨证论治同现代医学的理论精华结合在一起,建立一个更科学完善的中西医辨证体系,探讨中西医治疗肿瘤的规律。在临床研究

中，用西医结合中医治疗肿瘤。但是中医和西医的结合点在什么地方，不能简单地考虑何时用中医，何时用西医，或者中医、西医在整个治疗中各占百分之几，否则，中西医结合治疗就会成为一种机械治疗。在治疗时，用药灵活化裁，从多元角度出发，让扶正与祛邪这两种方法互补互用，相辅相成，达到最佳疗效，这才是中医治疗肿瘤真正需要努力和关注的方向。

（熊慧生）

郑卫琴老师应用中医药治疗肺癌的经验

原发性支气管肺癌（简称肺癌）是常见的恶性肿瘤之一。近年来，肺癌的发病率有逐渐增加的趋势，本病多发于中年以后，早期症状不典型，常易误诊漏诊，多数患者确诊时已属中晚期，往往失去手术根治的机会，因而其死亡率高，5年生存率低。郑卫琴老师在重庆市中医院肿瘤科工作多年，在长期临床实践中应用中医药治疗肺癌，获得较好疗效，并积累了丰富的经验。笔者有幸随师学习，侍诊左右，得以教诲。现总结郑卫琴老师的诊治经验如下。

一、病机

郑卫琴老师认为中医学虽无肺癌病名，但依其发病特点、临床表现、客观体征，相当于肺部"积证"，病机特点是本虚标实。肺癌病因主要是吸烟，肺为娇嫩之脏，喜润而恶燥，烟为辛燥之物，长期吸烟损伤肺脏，或肺病日久，导致肺气阴亏虚。癌毒（致癌物质）在肺气阴亏虚的基础上乘机内侵，损伤肺脏，则肺失宣肃而津液不布，积聚成痰。毒聚痰凝，壅塞肺部，阻滞气机，气滞血瘀，痰瘀毒互结则积聚成核，发生恶变，形成肺癌。诚如《杂病源流犀烛》云"邪积胸中，阻塞气道，气不得通。为痰……为血，皆邪正相搏，邪既胜，正不得制之，遂结成形而有块"。肺癌的早期特点是气阴受损、虚不受邪而邪积，主要特征是气道受损、燥热内生，表现为咳嗽、吐痰带血丝；中期特点是邪积正伤，痰瘀内生，与毒搏结，表现为咳嗽、胸痛、肺部肿块；晚期因气道壅塞，清气难入，宗气、真气生化乏源，肺源乏竭而肺脏败坏，五脏受累，气化不利，津液停积而为水，表现出胸水、形体消瘦，痰蹿经络则发生转移。病机关键以肺气阴亏虚为本，毒聚痰凝血瘀为标。

二、辨治

郑卫琴老师认为正虚邪实、虚实夹杂贯穿肺癌的整个病理演变过程，治疗当以扶正攻癌、解毒散结为大法。但肺癌各期病理变化又各有特点，故治疗还当分期分型。早期邪盛正伤，以攻邪为主，佐以扶正；中期虚实夹杂，当攻补兼施；晚期正虚为主，当扶正固本，佐以解毒散结。

肺癌早期可无明显症状或只表现为咳嗽、胸闷、咯痰、痰带血丝，因多与吸烟、慢性肺部疾病相关，常易误诊。及至症状明显，则病已至中晚期，失去了根治手术的机会。西医目前的主要治法是手术、放疗、化疗，但有适应指征，且副作用大。因此，中医药治疗中晚期肺癌患者是常用的有效疗法，早期肺癌只有不宜进行手术、放疗和化疗者，才以中医药治疗为主。

肺癌早期毒聚邪盛，治当清热解毒，结合体质偏颇辨证施治。素体阴虚或吸烟者常有气阴受损、燥热内生，表现为干咳、少痰或痰有血丝，肌肤干燥或形体消瘦，五心烦热，舌红少津，脉细数；治当解毒攻癌、佐以养阴润燥，药用鱼腥草、白花蛇舌草、薏苡仁各30g，七叶一枝花、半边莲、半枝莲、沙参、麦冬各15g，丹参、赤芍、桔梗、桑叶各10g。素体气虚者表现为易神疲乏力、纳差，易感冒自汗，咳嗽、咯白痰，舌淡苔薄，脉细弱；治当解毒抗癌、佐以健脾益气，药用薏苡仁30g，茯苓、党参、炒扁豆、白术、半枝莲、半边莲、白花蛇舌草各15g，丹参10g。素体痰盛者表现为形体肥胖，咳嗽、胸闷，舌胖边有齿印，苔腻，脉滑；治当化痰解毒，药用茯苓、白术、陈皮、百部、浙贝母各10g，七叶一枝花、半枝莲、半边莲、瓜蒌、山楂各15g，地龙、海藻、昆布各10g。肺癌中期虚实夹杂、痰瘀内生、痰凝气滞、血瘀毒结、咳嗽、胸闷、咯血痰、肺部肿块明显；治当攻补兼施、扶正攻癌、解毒散结。阴虚、痰热瘀毒羁肺者，症见咳嗽、痰少或痰中带血、口干舌燥、潮热盗汗、舌红苔黄腻、脉滑数；治当养阴润肺、清热解毒散结，药用鱼腥草30g，沙参、麦冬、白英、瓜蒌、半枝莲、半边莲、夏枯草、白花蛇舌草、七叶一枝花各15g，桑白皮、黄芩、赤芍、桃仁、三棱、莪术、胆南星、天竺黄、百部各10g。气虚为主、痰瘀毒结者，症见咳嗽、痰清稀或夹大量白色泡沫痰、短气、胸痛、神疲乏力、纳少、舌淡或舌胖边有齿印、苔白腻，脉细弱或滑；治宜益气健脾，化痰解毒散结，药用黄芪、党参、薏苡仁、白花蛇舌草各30g，陈皮、法半夏、天南星、浙贝母各10g，半边莲、半枝莲各15g，黄药子8g，地龙、丹参、延胡索、三棱、莪术各10g。正虚痰瘀互结、气道壅阻者，症见咳嗽、咯血、胸痛胸闷、喘息、舌紫暗、舌底脉络迂曲、脉迟涩；治当扶正涤痰、破瘀散结，药用杏仁、桔梗、浙贝母、仙鹤草、丝瓜络、白芥子、胆南星各10g，海藻、昆布15g，三棱、莪术各10g，蜈蚣2条。咯血加大黄、白及；气虚加黄芪、党参各30g；阴虚加石斛15g；郁热加百部10g，鱼腥草30g，夏枯草15g。肺癌后期以正虚为主者，因虚致实，常见转移、胸水；治当扶正救肺、佐以解毒散结。气阴两虚为主者，症见咳嗽、咳声低弱、气短、形疲、形体消瘦、自汗盗汗、口干不欲多饮、纳差腹胀、大便干结或先结后溏、舌淡红少苔或有齿印，脉细数；治当益气养阴、佐以解毒散结，药用薏苡仁、山药、黄芪各30g，沙参、麦冬、五味子、玉竹各15g，西洋参、冬虫夏草各6g，浙贝母10g，半边莲、半枝莲、白花蛇舌草、石斛、天花粉各15g，丹参、桃仁、红花、赤芍各10g。肺虚及肾而肺肾阴虚者，症见干咳无痰，或痰少不易咯出，或兼见咯血、心烦、口渴、潮热盗汗、午后颧红、头晕目眩、耳鸣、腰腿酸软，声音嘶哑，舌红少津，苔薄或剥脱，脉细数；治当滋水救肺、佐以解毒散结，药用黄精、何首乌、百合各20g，沙参、麦冬、五味子各15g，冬虫夏草8g，白英、山茱萸肉、熟地黄、党参、鳖甲各10g，枸杞20g，鱼腥草、半枝莲、半边莲各15g，白花蛇舌草30g。气虚及阳、阴虚及阳，而阴阳两虚者，症见面色白、咳嗽、痰少、胸闷、气急喘息、汗出、耳鸣、腰腿酸软，形体消瘦，畏寒肢冷，舌淡苔白，脉沉细；治当补肾救肺、阴阳两调，药用黄芪30g，天冬、麦冬、五味子、黄精各15g，淫羊藿、山茱萸肉、巴戟天、蛤蚧各10g，枸杞20g，冬虫夏草、半边莲、半枝莲、白花蛇舌草、石仙桃各15g，晚期有胸水者加葶苈子、泽泻、槟榔。

郑卫琴老师还认为肺癌用药应在辨证施治的基础上根据病理分型和转移部位用药，鳞癌加山豆根、牡荆叶、马兜铃；腺癌加山慈菇、龙葵、蛇莓；未分化癌加徐长卿、黄药子；淋巴结转移加海藻、昆布、山慈菇；骨转移加川乌、闹羊花、肿节风；脑转移加蜈蚣、全蝎、僵蚕。

（熊慧生　程俊　徐健众）

医案赏析

鼻咽癌医案

案1

李某，男，60岁，鼻咽癌，于2015年9月2日初诊，以"鼻腔反复出血2年余，加重半月"就诊。患者自述2年前出现鼻腔出血，左侧尤甚，乡镇卫生所给予止血药（名称不详）治疗，效不佳，半月前病情加重，出血量大，色鲜红。后在外院行鼻咽CT检查，结果提示"鼻咽癌侵及左侧蝶窦，部分筛窦、左上颌窦可能性大"。因患者拒绝手术治疗，遂来我院门诊求治。患者刻下症见：鼻腔仍有出血，鼻腔瘙痒并有堵塞感，头痛，口干、口苦，饮水量多，纳食可，小便黄。舌质暗淡，苔薄微腻，舌中间及根部浮黄，脉弦数。

西医诊断：鼻咽癌。

中医诊断：鼻衄。

辨证：肺胃热盛。

治法：清热生津，凉血止血。

处方：竹叶石膏汤加减。

生石膏30g，竹叶10g，北沙参20g，麦冬10g，法半夏10g，芦根20g，炙甘草6g，桑皮10g，黄芩10g，白及15g，白茅根15g，百部10g，杏仁10g。

加水1500mL，煎取600mL，每日3次，共7剂。并嘱其煎药时另加粳米（自备）一撮。

复诊（2015年9月11日）：患者自觉服药后症减，鼻腔出血量减少，仍有头疼，偶有耳闭，纳眠尚可，舌质淡红，苔薄黄腻，故守方加赤芍10g。后患者一直以此方为基本方加减，服药2月余证情稳定。

按：本病当属中医"鼻衄"。《景岳全书·血证门》认为"衄血之由内热者多在阳明经"。患者为老年男性，过食辛辣厚味，故致脾胃滋生湿热，又因足阳明胃之经脉上交鼻，胃火伤及脉络，火热迫血妄行而致鼻腔出血，色鲜红，循经上攻则头痛，热盛灼伤胃津，津不上承则口渴引饮。可见本病病位在鼻腔，病变涉及肺、脾、胃三脏，病机为肺胃热盛。治法当以《寿世保元·衄血》中提出的"凉血止血"为主，清肺胃之热以凉血止血，方选竹叶石膏汤加减。方中生石膏清热生津，除烦止渴，配以竹叶清热除烦，沙参益气，麦冬、芦根生津，佐用半夏降逆燥湿和胃，外加桑皮、黄芩泄肺热，百部、杏仁润肺清肺，配白茅根、白及凉血止血。诸药配合可达清热生津、益气和胃之功，使热清而气津两复。

案2

潘某，男，50岁，2年前因"发现右颈部无痛性肿块7月"入院，行鼻咽镜检及活检确诊为"鼻咽低分化鳞癌"，行放疗治疗。其间患者咽干疼痛，口腔溃疡，大便秘结，口渴，干咳，舌干红，脉细数。中医学认为放疗属热，给予中药增液汤加减方口服。

西医诊断：鼻咽癌。

中医诊断：鼻咽癌。

辨证：耗损津液，阴亏液涸。

治法：清热生津，益气活血。

处方：增液汤加减。

黄芪30g，南沙参30g，北沙参30g，桃仁10g，丹参10g，麦冬20g，红花6g，玄参20g，生地20g，川贝15g，桔梗12g，甘草6g，法半夏12g，丹皮15g，天花粉20g，蒲公英30g。

加水1500mL，煎取600mL，每日1剂，分3次温服，共10剂。

放疗后患者咽干疼痛，口腔溃疡，给予中药口服后好转，之后行全身化疗3个疗程，均给予"紫杉醇210mg d1-3，DDP 40mg d1-3"，患者无明显化疗反应，复查鼻咽CT示明显好转，出院后嘱咐患者坚持口服中药，坚持张口练习及颈部转动练习防止局部组织纤维化，患者口腔唾液分泌基本正常，没有明显口干咽燥的临床表现。

按：治疗鼻咽癌，放疗绝对经典，局部控制率高，但放疗也是有副作用的，放疗后口腔唾液腺被大量破坏，患者长期口干咽燥，严重影响生活质量，经常可以看到治疗七八年后的鼻咽癌患者还水不离身，走到哪喝到哪。中医药在治疗鼻咽癌方面的优势相较放疗可能不明显，但在保护唾液腺方面的优势却是大大的，在放疗减症方面的作用很明显。临床上多以益气养阴生津治疗为主，多以甘酸一类药物为主。

肺癌医案

案1

王某，女，49岁，初诊（2015年4月21日）：咳嗽，咯少量白黏痰时夹黄痰，偶有头部不适，纳食不香，二便尚可，动甚气短，面色萎黄，舌淡胖有齿印，苔薄黄，脉沉细。2014年5月咳痰带血2次，X线片检查发现左上肺阴影，遂至重庆新桥医院就诊。经胸部X线片、CT片、纤维支气管镜、活检等检查确诊为"左上肺鳞癌，骨转移、脑转移"。既往行放化疗。

西医诊断：左上肺鳞癌，骨转移、脑转移。

中医诊断：肺癌。

辨证：气阴两虚，痰浊壅盛，瘀毒内阻。

治法：益气养阴，健脾化痰，解毒化瘀。

处方：

沙参15g，麦冬15g，五味子9g，陈皮9g，浙贝母15g，瓜蒌20g，薏米30g，神曲15g，山楂15g，百合20g，鳖甲15g，赤芍12g，龙葵20g，草河车20g，半枝莲30g，鱼腥草20g。

加水1500mL，煎取600mL，每日1剂，分3次温服，共7剂。

复诊：随证加减，胸闷气短明显，加生黄芪30g，薤白9g，冬虫夏草2g（单煎）；痰中带血丝，加仙鹤草30g，白茅根20g；肿物略有增大，加海藻15g，山慈菇20g，莪术9g；伴有胸水加龙葵至30g，车前草20g，泽泻15g，猪苓20g；头痛明显，加川芎9g，葛根30g，天麻9g等。并同时服用加味慈桃丸等。患者诸症逐渐减轻或好转，肺、胸部、脑部肿瘤略有增大，但一般状况好，饮食二便睡眠正常，精神佳，面色红润，KPS评分80分，生存质量较高。

按：肺癌属中医学中"肺积"范畴，是一种正虚邪实之证。以气阴两虚较为多见，实邪多为气滞血瘀、痰凝、毒聚。方中沙参、麦冬、五味子、百合养阴润肺；生黄芪、冬虫夏草、薏米益气固本；瓜蒌、薤白、陈皮宽胸理气；贝母、海藻、鳖甲化痰散结；龙葵、草河车、半枝莲、鱼腥草清热解毒；赤芍、莪术、山慈菇化瘀散结；神曲、山楂和胃消食。本方可补虚扶正，祛邪消积，标本兼顾。

案2

蒋某，男，63岁，初诊（2015年2月10日）：患者胸闷气喘，咳嗽痰中带血，咽干喉燥，五心烦热，盗汗自汗，舌红少苔，脉细数。既往行支气管镜检查提示"右肺上叶开口处中分化鳞癌"。

西医诊断：右肺中分化鳞癌。

中医诊断：肺癌。

辨证：肺肾阴虚，虚火上炎。

治法：滋补肺肾，润肺化痰。

处方：百合固金汤加减。

熟地30g，生地15g，归身15g，白芍15g，甘草10g，桔梗15g，玄参30g，浙贝母15g，麦冬15g，百合12g，鱼腥草30g，仙鹤草30g。

加水1500mL，煎取600mL，每日1剂，分3次温服，共5剂。

复诊（2015年2月10日）：患者病情缓解后用补肺丸巩固疗效，另加服养阴清肺膏，一旦继发感染加芦茅根30g，金银花15g，白花蛇舌草20g。病情一直稳定，慢性支气管炎也有明显好转，患者生活自理，还可外出游山玩水，访亲问友。

按：该患者反复出现右上肺炎症，因有慢性支气管炎、肺气肿，肿瘤被忽视，直到出现胸痛，胸片出现肺门增大，才考虑肺癌。这种情况值得注意，凡是位置固定，长期反复发作的炎症要警惕癌症的存在。本例患者年迈，肺肾两虚，肺主气，贯百脉而通他脏，肺气不足，气无所主，肾阴亏虚，虚火上炎，阴不敛阳，气不摄纳，而见喘咳之症。在治疗中不仅选用了百合固金汤，还加用补肺汤，用参芪补肺益气，熟地、五味子滋补肾阴，以阴敛阳，纳气归肾，桑白皮、紫菀泻伏火下气消痰，尤适宜用于治疗老年肺癌。

案3

严某，男，52岁，初诊（2016年3月17日）：头痛，喜按后脑，自觉两耳发热，双目视力正常，口干，纳寐可，二便调，舌质暗，苔薄白，脉涩。患者右肺癌根治术后1年余。

西医诊断：肺癌术后。

中医诊断：肺癌。

辨证：瘀阻脑络。

治法：化瘀通络。

处方：

生地15g，当归15g，桃仁10g，红花10g，赤芍30g，枳壳20g，桔梗15g，牛膝10g，川芎15g，炙甘草6g，僵蚕15g，地龙15g，葛根30g，白花蛇舌草30g，半枝莲15g，白芷15g。

加水1500mL，煎取600mL，每日1剂，分3次温服，共7剂。

复诊（2016年3月24日）：患者自诉头痛已缓解，余症均减轻，续服原方7剂。2016年3月31日再次复诊，患者头痛已愈，未诉其他不适，复诊见舌质淡红，苔薄白，脉细。

按：鼻居面中，为阳中之阳，是血脉多聚之处，又是清阳交会之地。头为诸阳之会，清阳所居之位。此即《黄帝内经》所说的"清阳出上窍"。鼻子受伤致瘀血留阻于阳经，而阻碍清阳上升之道而发头痛，久之瘀血郁积于胸中。患者头痛喜按为清阳不升之征。两耳发热乃经络不通，局部郁热之象。然其鼻部既往有外伤病史，致血脉淤滞，且患者平素性格急躁易怒，气机不畅，血脉运行阻滞，亦出现气滞血瘀之症。故方用血腑逐瘀汤去其瘀滞，畅其气机，使清阳之气得升而诸症见愈。

案4

孙某，男，65岁，初诊（2015年3月3日）：患者持续咳嗽，夜间剧烈，影响休息，少痰，胸胁疼痛，心烦，目赤，活动感呼吸困难，口干、口苦、口渴，食欲差，入睡困难，大便干燥，两日一行，舌质红、少苔无津，脉弦细。患者2月前CT检查发现右肺门处有一3cm×4cm肿块，经纤维支气管镜检查，病理诊断为"鳞状细胞癌"。经2个疗程化疗后咳嗽缓解、咯血消失，行放疗（放疗剂量60GY），放疗后3天出现咳嗽并逐渐加重来诊。

西医诊断：1.肺癌化放疗后；2.急性放射性肺炎。

中医诊断：肺癌。

辨证：肺虚肝瘀、上焦热盛证。

治法：补肺清肝化瘀，兼清热。

处方：

太子参30g，麦冬15g，百合15g，地龙10g，桃仁10g，红花10g，赤芍12g，川芎12g，青黛3g（冲服），杏仁12g，莪术12g，当归15g，夏枯草15g，浙贝母15g，地骨皮15g，桑白皮15g，鱼腥草30g。

加水1500mL，煎取600mL，每日1剂，分3次温服，共7剂。

复诊（2015年3月15日）：服药7剂后患者前来复诊，症状明显缓解，稍咳，仍以上方服用7剂而愈。1月后复查胸CT见右肺门肿块1cm×1.5cm条索状影消失。

按：目前放射性肺炎的中医病机、治法、用药无公认统一的标准，而且由于其本身病机复杂，临床患者不可能简单地只出现某种或某几种单一病机，往往会同时兼见多种病机。较多临床研究认为，其病机主要为热毒、阴虚、血瘀、气虚；应以益气养阴、清热解毒、活血化瘀为主要治法；中医药治疗放射性肺炎多采用清热解毒、养阴润肺、益气活血等方法，能有效改善患者的生存质量，并在临床及实验研究方面取得一定进展。但是中医药目前仍存在一些问题：如临床上缺乏一个统一的疗效评定标准和治疗指南，临床应用有效性有待验证，而且对其诊疗没有大法。郑卫琴老师以补肺清肝化痰为大法，随证加减，我科目前对急性放射性肺炎诊治均按此法治疗，效果满意。

案5

吴某，女，56岁，初诊（2016年1月12日）：未诉不适，纳食可，大小便正常，睡眠可。舌红、苔薄黄，脉弦数。左肺中分化鳞癌术后2年，定期复查未见复发和转移，患者2天后复查肺部CT提示"左肺小结节，直径约0.4cm"。

西医诊断：左肺中分化鳞癌术后。

中医诊断：肺癌（肺积）。

辨证：痰热郁结。

治法：化痰散结，清热解毒，宽中解郁。

处方：桔梗枳壳汤加味。

黄芪30g，太子参30g，桔梗15g，枳壳15g，白英15g，龙葵15g，白花蛇舌草30g，半枝莲30g，金荞麦15g，冬凌草15g，猫爪草15g，石见穿15g，鸡内金20g，瓜蒌20g，法半夏15g，陈皮15g。

加水2000mL，煎取900mL，分6次服，每两日1剂，共15剂。

复诊（2016年2月10日）：患者未诉不适，纳食可，大小便正常，睡眠欠佳。舌红、苔薄白，脉弦数。

诊断：肺癌（肺积）。

辨证：痰热郁结。

治法：化痰散结，清热解毒，宽胸解郁。

处方：桔梗枳壳汤加味。

黄芪30g，党参30g，桔梗15g，枳壳15g，白英15g，龙葵15g，白花蛇舌草30g，半枝莲30g，金荞麦15g，冬凌草15g，猫爪草15g，石见穿15g，鸡内金20g，瓜蒌20g，法半夏15g，薏苡仁30g。

加水2000mL，煎取900mL，分6次服，每两日1剂，共15剂。

按：肺癌，指原发性肺支气管恶性肿瘤，属中医肺积、息贲、咳嗽、咯血等病范畴。本例属肺癌术后维持治疗中，病情稳定，复查提示肺部小结节病灶，其余临床症状不显著，辨证依据不充分，但舌脉支持痰热郁结于内，故给予桔梗枳壳汤进行宽胸行气、解郁散结。白花蛇舌草、半枝莲、白英、龙葵、冬凌草、猫爪草等清热解毒，鸡内金、半夏、薏苡仁化痰散结，黄芪、党参扶正以助祛邪。全方合用，共奏化痰散结，清热解毒，宽胸解郁，扶正祛邪之效。

案6

李某，男，73岁，初诊（2015年8月27日）：咳嗽、咳白痰、色白质黏量多，偶有咯血，口干、气短、动则尤甚，乏力，畏寒，纳差，眠可，大便干燥，3~4日一行，小便色黄，舌暗红，苔黄腻，脉细滑。2015年8月明确诊断为"左肺鳞癌Ⅵ期，双肺转移"。该患者有30余年吸烟史，每日吸烟15~20支。

西医诊断：左肺鳞癌Ⅵ期，双肺转移。

中医诊断：肺癌。

辨证：气阴两虚，痰瘀互阻。

治法：益气养阴，化瘀解毒。

处方：

沙参30g，麦冬15g，五味子15g，生黄芪30g，女贞子30g，黄芩12g，川贝母10g，桔梗10g，丹参15g，仙鹤草30g，白茅根30g，生何首乌15g。

加水1500mL，煎取600mL，分4次服用，每两日1剂，共15剂。

复诊（2015年9月13日）：咳嗽好转，痰量减少，未再咯血。恶心、呕吐、腹胀、乏力、纳差、大便干燥。舌暗红，苔白厚，脉细滑。化疗第1个疗程结束后未见明显血液毒性反应。

处方：

旋覆花10g，赭石30g，党参15g，清半夏10g，陈皮10g，茯苓30g，生白术30g，生姜10g，枳实15g，炙甘草10g，砂仁3g，火麻仁15g。

按：化疗是晚期非小细胞肺癌的重要治疗手段。消化道反应是化疗常见不良反应之一。因为化疗药物损伤脾胃，易导致脾胃运化功能失调，痰浊内生，上逆犯胃，故见恶心、呕吐等症。治疗上常以旋覆代赭、二陈汤加减，益气和胃、化痰降逆。在化疗期间，配合中药可起到减轻化疗不良反应的作用。使患者对治疗能有更好的依从性，并且可以提高其生存质量。

案7

陈某，女，47岁，初诊（2015年12月18日）：干咳，咳少量白痰，胸闷，气短，易疲乏，手足凉，纳眠可，二便正常。舌淡暗，苔薄白，脉濡。因确诊为"右肺高分化腺癌"，行右肺癌根治术。

西医诊断：右肺癌术。

中医诊断：肺癌。

辨证：肺气阴虚。

治法：益气养阴。

处方：

沙参30g，天冬、炙冬各15g，五味子15g，桂枝15g，丹参15g，三七粉10g，丹参15g，仙鹤草30g，紫菀15g，炮姜15g，炒酸枣仁10g，生黄芪30g，制何首乌15g，茯苓30g，白芍40g，砂仁6g，白花蛇舌草15g，生甘草15g，淫羊藿30g。

加水1500mL，煎取600mL，分4次服用，每两日1剂，共15剂。

复诊（2016年1月25日）：患者服用上方，其间根据病情对药物稍作调整。咳嗽等症状有所好转，偶有咳嗽，咳白痰，大便不成形，每日2次，腹中凉，舌淡暗，苔白厚，脉沉细。

辨证：肺气虚合脾肾阳虚。

治法：益气温脾肾。

处方：

炙麻黄8g，炮附子（先煎30分钟）15g，干姜15g，五味子15g，生黄芪30g，丹参15g，三七块10g，仙鹤草30g，砂仁6g，白芍40g，紫菀15g，天冬、麦冬各15g，赭石30g，芡实30g，炙枇杷叶15g，生甘草15g，炒酸枣仁15g，生牡蛎30g。

加水1500mL，煎取600mL，分4次服用，每两日1剂，共15剂。

按：辨病首辨阴阳，据患者目前的脉证分析，辨证属阴证，病位有肺、脾、肾，病性属虚寒夹杂痰瘀。选方以治少阴病之麻黄附子细辛汤为主方。麻黄附子细辛汤是《伤寒论》中少阴病篇的方剂，"少阴病，始得之，反发热，脉沉者，麻黄附子细辛汤主之"。将该方应用于肺癌治疗是该方的临证发展，用于兼有少阴阳气不足之证。此外要提及附子的用法，牡蛎、赭石等药物制其燥烈上蹿之性。患者在此后的中医药治疗中沿用益气养阴，其胸闷、易疲乏等方面改善明显。附子应久煎，以制其毒性。方药中加用重镇的药物，如生牡蛎温补肺肾之大法用以至今，症状上有明显缓解，尤其是在气短、胸闷、易疲乏等方面改善明显。

案8

邓某，男，72岁，初诊（2015年10月9日）：咳嗽、少痰，痰不易咯出，活动后气紧，右侧胸部隐痛，时有头晕。患者精神状态一般，无恶寒发热，饮食正常，夜寐安，发病以来体重增加5kg，大便正常，小便正常。既往明确诊断"右下肺鳞癌"。

西医诊断：右下肺鳞癌Ⅱb期（T3N0M0）。

中医诊断：肺癌。

辨证：气虚痰结证。

治法：益气化痰，散结消肿。

处方：

紫苏子10g，莱菔子15g，杏仁10g，黄芩20g，浙贝母15g，夏枯草30g，前胡15g，桔梗10g，枳壳10g，石斛30g，云芝10g，党参30g，龙葵15g，石见穿30g。

加水1000mL，煎取300mL，分3次服用，每日1剂，共7剂。

按：患者72岁，男，因"发现右肺占位5月余"入院，症见咳嗽、少痰，痰不易咯出，活动后气紧，右侧胸部隐痛，时有头晕，精神状态一般，无恶寒发热，饮食正常，夜寐安，发病以来体重增加5kg，大便正常，小便正常，舌淡，苔白，脉细，辨病属肺癌范畴，辨证为肺脾气虚证。本病病位在肺，病性属虚，预后差。

案9

周某，男，51岁，初诊（2015年2月12日）：因咳嗽咳痰血1月就诊。患者于2015年1月底因咳嗽前去检查，外院检查发现"右肺门块影"，纤支镜病检为"小细胞未分化癌"（右肺中央型、小细胞未分化癌，局限期）。在外院予以EP方案化疗，化疗后第10天，白细胞下降（$2.1×10^9$/L），但精神及饮食尚可。舌淡红，苔白，脉沉。

西医诊断：右肺小细胞癌局限期。

中医诊断：肺癌。

辨证：肝肾不足证。

治法：滋补肝肾。

处方：

黄芪30g，陈皮15g，白术15g，茯苓15g，鹿角胶（烊化）10g，龟板胶（烊化）10g，山茱萸10g，淫羊藿15g，女贞子15g，巴戟天15g，菟丝子10g，补骨脂10g，枸杞20g，鸡血藤30g，陈皮12g。

7剂，每日1剂，水煎服。

复诊（2015年2月19日）：用药7天后查血常规：WBC $3.3×10^9$/L。续服7天后，患者胃脘不适，加以鸡内金10g，砂仁10g，山楂10g。再服药1周左右，白细胞恢复正常。

按：肾为先天之本，主骨生髓，化疗毒邪损伤骨髓则髓海不充，甚至骨髓枯竭，无以化生气血。方中鹿角胶、龟板胶、补骨脂、淫羊藿、巴戟天、菟丝子补肾壮骨生髓，使髓海充实，骨髓生化有源，以促进骨髓造血，升高白细胞数量。枸杞、鸡血藤、女贞子、山茱萸补肝肾、益精血，陈皮醒脾开胃以促进药物吸收。全方共奏补肾壮骨生髓之效。

案10

谭某，男，46岁，初诊（2015年2月23日）：咳嗽、气急加剧，痰难咯，偶见痰血，头痛，舌淡白、苔红，脉细而弦。患者有长期吸烟史，1年前因发热、咳嗽、咳血丝痰，在当地医院检查CT发现左上肺癌，因不适合手术治疗而出院。1个月前开始头痛，检查诊断为"左上肺癌伴脑转移"，前来就诊。

西医诊断：左上肺癌伴脑转移。

中医诊断：肺癌。

辨证：肺阴不足，痰热内蕴，痰阻脑络。

治法：清肺养阴，涤痰通窍。

处方：

仙鹤草30g，沙参30g，北杏15g，胆南星15g，桔梗10g，全蝎10g，玄参15g，法半夏20g，白花蛇舌草30g，川芎10g，白芷

10g，小蓟30g，淮山药30g。

7剂，水煎服，每日1剂，连续服用1周。

复诊（2015年3月3日）：患者服药后咳嗽、头痛等症状均有明显减轻。复诊时患者症见：仍有咳嗽咯痰，时有头痛发作，较前减轻，胃纳可，睡眠可，舌淡苔红，脉弦细。复查胸片提示"左上肺病灶无明显变化"，治疗原则以清肺养阴，解毒涤痰为要。

处方：

虎杖30g，百合30g，玄参15g，百部15g，鱼腥草30g，生薏苡仁30g，瓜蒌皮15g，赤芍15g，全蝎10g，夏枯草15g，白花蛇舌草30g，仙鹤草30g。

7剂，水煎服，每日1剂。

按：肺癌为本虚标实之病，先因虚而后致实。其虚以肺、脾、肾三脏的虚损为主，实则体现在滞、血瘀、痰凝、毒聚之病理变化。在肺癌的认识方面，郑卫琴老师以"虚夹瘀"三个字阐述出肺癌的整体病理变化。"虚夹瘀"仅三个字，既是郑卫琴老师对肺癌发病的精辟见解，也是郑卫琴老师治疗肺癌的根本依据大法。瘀是对病邪的总体称谓，并非单指瘀血，共同特征是久而不畅、化生成瘀。既有气机郁结，也有痰饮阻滞，当然也包括瘀血阻络。肺癌发病的具体情况辨虚实、分清邪正轻重，而后确立扶正祛瘀的具体法则，常用具有补肺养阴、滋补肝肾作用的药物，如沙参、五味子、麦冬、山萸肉、生熟地黄、赤白芍、玄参、百合、鳖甲、龟甲等。健脾益气时常选用茯苓、五指毛桃、党参、黄芪、淮山药、白术、砂仁，温肾时常用紫河车、熟附片、淫羊藿、巴戟天等益肾温阳之品以温煦脾阳、加强益气健脾之效。在扶正固本的治疗基础上，恢复患者的内在正气，使病情保持稳定后，再根据"虚夹瘀"的本质认识，酌情选用解毒清热、理气化痰、软坚散结药物。软坚散结化痰的有全蝎、莪术、炮山甲、皂角刺、土鳖虫、三棱等；活血通络化瘀的有桃仁、王不留行、红花、三棱、莪术、田七、丹参等；解毒清热常选用七叶一枝花、白花蛇舌草、虎杖、玄参、夏枯草、山慈菇等。郑卫琴老师运用扶正佐以祛邪的治疗方法，经过临床的长期反复验证，得出结论：此法不仅可以明显改善患者的临床症状，还能较好地调节机体免疫功能，稳定甚至缩小病灶，从而达到延长患者生存期的疗效。

案11

陈某，男，68岁，初诊（2014年12月22日）：咳嗽，痰多色白，黏腻难咯，纳差，口干，苔薄质红，脉细。2014年6月，咳嗽，痰中带血，未予重视，于11月29日拍胸片，结果显示"右肺下叶背段肿块"，支气管镜检查诊断为"右肺下叶鳞癌伴纵膈淋巴结转移"。

西医诊断：右肺下叶鳞癌伴纵膈淋巴结转移。

中医诊断：肺癌。

辨证：痰毒内蕴，久郁化火，耗伤肺津。

治法：养阴清热，化痰软坚。

处方：

南北沙参各12g，前胡12g，夏枯草12g，天麦冬12g，玄参15g，芦根15g，谷麦芽各15g，生牡蛎30g，猫爪草30g，山海螺30g，石上柏30g，白花蛇舌草30g，杏仁9g。

上方连续服用，出现痰中带血，加白茅根、生地榆凉血止血；痰黄稠合用千金苇茎汤。一月半复查胸片，肺部阴影稳定，又一月半，再次复查胸片，肿块阴影密度明显降低，经过半年的治疗，肺部肿块由原来的8cm×7cm缩小至5cm×5.5cm，肿瘤缩小50%，治疗后免疫指标E-RFC由入院时的26%提高至67%，补体C3由入院时的1.3降至0.39，症状稳定，患者于2015年7月3日出院失去联系。

按：本例中医治疗历时1年余，治疗后症状稳定，病灶缩小，免疫功能得到改善，疗效显著。本例提示重要治疗疗程宜长，应长期服用，方能见效，故服用中药贵在坚持，持之以恒，必有效果。只有待正气恢复，邪气才能被驱逐外出。夏枯草为化痰软坚首推之品，实验证实其具有抗肿瘤作用；牡蛎为阴虚痰毒常用之品，不仅有化痰软坚之功，还有清热存阴之效。《温病条辨》云："牡蛎一味，单用力大，既能存阴，又涩大便，且清在里之余热，一物而三用之。"

案12

周某，男，56岁，初诊（2008年7月17日）：胸闷气急乏力，活动后更为明显，咳嗽、痰白黏，胃纳欠佳，夜寐不安，二便尚调。色少华，少气懒言，呈半卧位，舌质淡红有齿印，苔薄白腻，脉濡细。2007年8月被诊断为"原发性右肺腺癌，右侧胸膜转移伴右胸腔积液"，曾在外院反复抽胸水4次，但胸水仍反复生长，病情未得到控制。

西医诊断：原发性右肺腺癌，右侧胸膜转移伴右胸腔积液。

中医诊断：肺癌。

辨证：肺脾气虚，饮停胸胁。

治法：益气健脾，温阳利水。

处方：

生黄芪30g，生白术9g，茯苓30g，桂枝6g，葶苈子30g，川椒目12g，蛇莓10g，龙葵30g，杏仁9g，生川军9g（后下），红枣5枚，防己15g。

加水1000mL，煎取300mL，每日1剂，每日3次，共7剂。

复诊（2008年7月30日）：胸水引流后气急症状减轻，即服上方，2周后精神渐振，气急胸闷未再作，咯痰明显减少，症情控制，察舌脉见舌淡红齿印，苔薄，脉细，予原方加石见穿15g，莪术12g以清热解毒化瘀利水，又服2周，于8月抽出胸水极少量,再服1月,B超复查胸水吸收,后进行中西医结合治疗进一步控制肿瘤。

按:癌性胸水在中医学文献中属于"痰饮"中"悬饮"的范畴,饮邪既成常留于体内伏而难去。该病例症情反复缠绵难愈,已成伏饮,症见咳嗽、痰多色白质黏,气急乏力动则尤甚,当责之肺脾两脏气虚,肺虚失于通调,脾虚失于运化,久病及肾失于气化,则津液不能输布,因而水湿停痰浊内生,痰、瘀、毒胶结袭肺则肺失清肃、水停成饮。《金匮要略》云"病痰饮者,当以温药和之",郑卫琴老师宗此大法,将苓桂术甘汤、己椒苈黄丸、防己黄芪汤、葶苈大枣泻肺汤四方联用,既温补又行消。方中黄芪、白术、茯苓健脾利水;桂枝性温善通阳气,并温肾阳暖脾阳,解化阴寒淫邪,以助利水之效;葶苈子、川椒目平喘利水;龙葵与猫人参相配治癌性胸腹水有奇效;石见穿、莪术清热解毒,活血利水,全方共奏益气健脾,温阳利水,化瘀解毒之功,脾正复则邪饮无从生,故临床奏效良久。

案13

袁某,男,60岁,初诊(2014年11月17日):咳嗽,胸痛,舌淡红,苔黄,脉细。患者咳嗽,于2014年10月检查发现左肺腺癌,骨扫描未见异常,TP化疗2个疗程后再就诊。

西医诊断:左肺腺癌。

中医诊断:肺癌。

辨证:肺脾两虚,痰瘀互结。

治法:补肺健脾,化痰祛瘀。

处方:

黄芪30g,南沙参30g,桔梗15g,枳壳15g,紫菀15g,蜜百部15g,瓜壳20g,白前15g,龙葵30g,白英15g,薏苡仁20g,金荞麦15g,冬凌草15g,徐长卿15g,延胡索15g,石见穿15g。

加水1000mL,煎取300mL,每日1剂,每日3次,共6剂。

二诊（2014年12月2日）：复查胸片提示"肺门增大，左下肺斑片模糊影"。症见：咳嗽，头昏，无痰血，舌淡红，苔白，脉细。

处方：

黄芪30g，炙麻黄6g，杏仁15g，射干15g，紫菀15g，蜜百部15g，苏子15g，白前15g，龙葵30g，白英15g，白花蛇舌草30g，金荞麦15g，冬凌草15g，鳖甲30g，莱菔子15g。

三诊（2014年12月9日）：咳嗽有减，舌淡红，苔薄白，脉细。

处方：

黄芪30g，南沙参30g，桔梗15g，枳壳15g，金荞麦15g，蜜百部15g，款冬花15g，鳖甲30g，龙葵15g，白英15g，法半夏15g，冬凌草15g，徐长卿15g，刺五加20g，夏枯草30g。

按：郑卫琴老师用药贵在精不在多，处方以黄芪、南沙参益气固表，以桔梗、枳壳调达气机，针对肺癌患者辨证处方，咳嗽重给予炙麻黄、杏仁，痰多给予金荞麦、蜜百部、款冬花、法半夏等，并联合使用白英、龙葵、冬凌草、夏枯草等药物控制肿瘤，用药平和，但临床使用确有疗效，值得临床挖掘研究。桔梗枳壳汤出自《类证活人书·卷十八》。桔梗归肺、脾经，性升；枳壳归胃经，性降。两者一升一降，胸中郁塞之气得顺，胸满自愈。升者肺气得宣；降者胃气得降，浊气下行，气滞得运，胸满得消。此方看似简单，但升降相随，组方精妙。

张仲景在《金匮要略·水气病脉证治》中曰"阴阳相得，其气乃行；大气一转，其气乃散"。此乃胸中大气衰弱，水气不行而致水气病的治疗原则。其早在《黄帝内经》中多处提到大气，观其所云的大气大多也是指胸中之大气。特别在《灵枢·邪客》中曰："故宗气积于胸中，出于喉咙，以贯心脉，而行呼吸焉。"这明确告诉我们宗气不但走息道行呼吸，而且贯心脉以行气血。

仲景所言大气与《黄帝内经》中所谓的大气是一脉相承的，即胸中之大气。可贵的是仲景把它运用于水气病的治疗，并创制许多治疗水气病的名方。清代名医喻嘉言在《医门法律》中亦曰："五脏六腑，大经小络，昼夜循环不息，必赖胸中大气，斡旋其间，大气一衰，则出入废，神气化灭，气立孤危。"进一步强调了大气的重要性，强调气机的重要性。大气实与心肺功能息息相关。从上述古今医家的论断中可以看出，大气在人体中是极其重要的。郑卫琴老师临床喜用桔梗、枳壳就是对气机的调控，深得仲景真传。

案14

朱某，男，79岁，初诊（2016年3月2日）：咳嗽甚，痰多黏稠，痰中少量血丝，喘累甚，舌红苔少，大便干结，脉寸稍沉关迟弦长。患者肺癌粒子植入术后。

西医诊断：肺癌粒子植入术后。

中医诊断：肺癌。

辨证：气阴两虚。

治法：滋阴益气。

处方：

麦冬60g，北沙参30g，生晒参10g，大枣15g，炙甘草10g，红芪12g，山药15g，生地30g，莱菔子15g，白芥子15g，紫苏子15g，化橘红10g，桃仁10g，火麻仁30g，杏仁20g，厚朴15g。

加水1000mL，煎取300mL，每日1剂，每日3次，共10剂。

复诊（2016年3月20日）：痰多黏稠，喘累咳嗽，舌红苔少，脉寸稍沉关迟弦长。

处方：

北沙参30g，麦冬20g，百合15g，地黄15g，桃仁10g，丹参10g，白芥子10g，紫苏子15g，莱菔子15g，紫菀15g，款冬花15g，炙麻黄10g，杏仁15g，陈皮10g，法半夏15g，川贝母10g，五味子10g。

按：患者辨证属痰热瘀结，肺阴亏虚，处以麦门冬汤合三子养亲汤加减，方中重用麦冬、北沙参润肺滋养肺阴，再以三子养亲汤化痰，肺与大肠相表里，肺气不宣，腑气不通，加用火麻仁、厚朴润肠通便。

案15

何某，女，56岁，初诊（2014年2月28日）：患者长期使用激素，满月脸，水牛背，咳嗽、气喘，而且症状还有加重趋势，舌红苔白腻，脉弦滑。既往诊断"左肺腺癌，脑转移"，行放化疗，长期使用地塞米松。

西医诊断：左肺腺癌，脑转移放化疗后。

中医诊断：肺癌。

辨证：肝阳上亢并有痰湿。

治法：平肝潜阳，化痰祛湿。

处方：半夏白术天麻汤合天麻钩藤饮加减。

天麻15g，白术15g，法半夏12g，黄芪30g，牛膝12g，杜仲10g，益母12g，桑寄生10g，茯苓15g，泽泻10g，鸡血藤18g，石菖蒲15g，桃仁6g，钩藤15g。

加水1000mL，煎取300mL，每日1剂，每日3次，共15剂。

口服15剂逐渐停用激素未见病情反复，回家后患者坚持口服中药（上方），头痛逐渐消失，之后其女多次来院换方，均由上方加减，通过其女得知患者在家逐渐可以生活自理。

按：患者为中年女性，既往情志不疏，加之调护不慎，最终导致痰瘀互结，结于局部故发为瘤，气候行放疗伤及人体正气。现代中医认为激素具有升阳之作用，放疗结合激素运用，有助阳外越之嫌，故予天麻、钩藤平肝潜阳，白术、法半夏、石菖蒲化痰祛瘀治疗，辅以补益肝肾、益气活血治疗。激素治疗是一把双刃剑，须严格控制使用。

案16

李某，男，50岁，初诊（2015年6月30日）：患者咳嗽痰多气急，神疲乏力厌食，痰稠色黄，双肺可闻及哮鸣音，舌苔黄腻，脉滑数。2年前肺部CT检查考虑左肺癌，行纤支镜检及活检确诊为左肺小细胞肺癌，行化疗1次。

西医诊断：左肺小细胞肺癌。

中医诊断：肺癌。

辨证：脾肺气虚，痰热壅肺。

治法：补肺健脾，化痰止咳。

处方：定喘汤合生脉散加减。

麦冬20g，黄芩15g，橘红15g，白芥子15g，白果12g，桑白皮15g，法半夏12g，款冬花15g，苏子12g，川贝12g，桔梗15g，枳壳15g。

加水1000mL，煎取300mL，每日1剂，每日3次，共15剂。

口服中药后，患者以上症状逐渐减轻，坚持完成放疗。

按：放化疗治疗为目前肿瘤治疗的主要手段，同时放化疗治疗所带来的副作用是目前患者拒绝积极治疗的主要因素，放化疗伤及人体正气，导致肺脾不足。肺为贮痰之器，脾为化痰之器，加之感受外邪，导致痰热壅肺证，予桑白皮、川贝、黄芩清肺化痰治疗，款冬花、桔梗、枳壳降逆平喘治疗，余随证加减。

案17

李某，女，47岁，初诊（2016年1月10日）：胸闷气短，咳嗽喘憋，食少纳呆，时有痰中带血，眠差，舌淡苔白，脉沉细。既往肺癌术后化疗后。

西医诊断：肺癌术后化疗后。

中医诊断：肺癌。

辨证：肺脾气虚，痰湿内蕴。

治法：补肺健脾，化痰祛湿。

处方：

黄芪30g，太子参30g，前胡10g，桑白皮10g，山豆根10g，拳参10g，夏枯草10g，土贝母10g，桔梗10g，菟丝子10g，鸡血藤10g，丹参10g，杏仁10g，炙甘草6g。

每日1剂，水煎，日服2次。1个月后复查，症状、舌脉均明显改善，复检CT可见肿物略减小。继以上法口服3个月，患者症状悉无，复检CT示肿物较前缩小。

按：郑卫琴老师根据肺癌的病理特点，以及配合放化疗，总结出以益气固本、活血化瘀为特点的系列中成药——固本抑瘤胶囊系列，以黄芪、太子参、茯苓、枸杞子、菟丝子、鸡血藤、仙灵脾、丹参等药物益气活血，提高免疫力。此系列中成药通过临床应用取得了很好的疗效。

肝癌医案

案1

江某，女，41岁，初诊（2015年4月14日）：乏力腹胀，肝区疼痛，纳差，小便少而黄，口干不欲饮，下肢寒，里急后重。在重庆市第三人民医院查 AFP 2000ng/mL 以上，诊断为"肝癌，腹水"，辗转多家医院后遂找中医治疗。

西医诊断：晚期肝癌。

中医诊断：积聚。

辨证：气滞血瘀，湿热交阻。

治法：益气祛瘀，消积散聚，清热利湿。

处方：

茵陈30g，栀子15g，生黄芪30g，白芍15g，太子参15g，白术15g，土茯苓30g，陈皮10g，水红花子10g，三七5g，猪苓30g，车前子15g，鳖甲15g，凌霄花15g，龙葵30g，代赭石15g，鸡内金30g，生麦芽30g，虎杖15g，藤梨根15g。

复诊（2015年4月28日）：病情大有好转，腹水减少，仍肝区疼痛，小腹冷痛，喜按喜温，舌红绛，苔褐黄，出现上热下寒症状，在原方基础上加肉桂10g，九香虫5g，再服14剂。

按：《诸病源候论》指出："癥瘕积聚，病因为寒温不调，饮食不节，阴阳不和，脏腑虚损，并受风邪留滞而不去成也。"该患者呈寒热虚实夹杂，其病因病机既有因寒温不调、饮食不节、阴阳不和、脏腑虚损、气虚血瘀，又有湿邪不化、毒热内蕴之象，故以茵陈蒿汤合五苓散加味清热解毒利湿之剂，并合四君子汤与黄芪建中汤补气温中祛寒为主方，急则治其标实，清热利湿退黄。因患者有肝硬变病史，故纠正肝硬变不可忽视，而以鳖甲、藤虎汤、水红花子、蒲黄、生黄芪、三七、鸡内金疏肝理气软坚散结抗癌为附方。诸药合用共奏清热利湿，疏肝理气，益气健脾，攻坚消积之功。

案2

成某，女，56岁，初诊（2015年5月5日）：右下腹疼痛，体弱乏力，心悸气短，纳食不香，舌苔腻，脉弦细。2015年1月初在某医院就诊，B超检查发现"肝内占位性病变，约9.1cm×7.6cm大小"，考虑为"原发性肝癌"。查HBsAg（+），HBeAb（+），HBcAb-IgG（+），AFP（+）39ng/mL，腹CT显示"肝左叶，方叶巨块型肝癌，侵及胰头及肝门区结构，肿块大小约12cm×9cm"，确诊为"原发性肝癌"。经行介入治疗后腹痛无明显缓解。

西医诊断：原发性肝癌。

中医诊断：肝癌。

辨证：气虚血瘀。

治法：益气健脾，活血化瘀。

处方：

太子参15g，白术15g，薏米30g，茯苓20g，延胡索15g，牛膝20g，蒲公英30g，石见穿20g，鸡内金15g，焦三仙各15g，木香9g，鳖甲12g，鸡血藤30g，黄柏9g。

复诊（2015年6月5日）：患者1个月后，消瘦、纳差食少较前好转，自觉肝内包块较前缩小，以中药金龙胶囊为主治疗。该药是以鲜活动物制成，具有软坚散结、攻毒消肿的作用。目前患者病情平稳。

按：正气有助于提升机体对病邪的抵抗力和自然修复力，其在肿瘤的发生、发展与转归过程中起主导作用。无论是外界毒素所致之癌变，或机体内部气血阴阳失调所致之癌变，都包含着正气虚的一面和邪气实的一面。临床所见肿瘤患者确实常有神疲、乏力、胃纳不佳，少气懒言等虚象。因此，扶正培本不仅是治疗中、晚期癌症的有效方法，还是能够调理脏腑，补益气血，助阳滋阴，增强机体免疫能力的好方法，其主要原理为依靠机体自身的作用来战胜病邪。

案3

王某，男，47岁，初诊（2016年5月5日）：恶心呕吐，吐白色涎沫，喜进温热饮食，食不能多，胃脘部满闷不舒。舌淡胖，苔白稍厚，脉细滑，重按则虚。患者胃癌术后复发伴肝内转移，姑息性化疗后2天。

西医诊断：胃癌术后复发伴肝内转移化疗后。

中医诊断：呕吐。

辨证：阳虚饮停。

治法：温胃化饮止呕。

处方：半夏干姜汤加减。

半夏10g，干姜10g，竹茹10g，柴胡6g，炙甘草10g，桂枝6g，大枣10g，党参20g，白术10g，芍药10g，枳壳10g，砂仁10g，陈皮10g。嘱服7剂，每日1剂，温热顿服。

服药7剂后，患者复诊诉无明显恶心呕吐，时有呃逆，无呕吐涎沫、腹胀腹痛等不适。

按："半夏干姜汤"见于《金匮要略·呕吐哕下利病脉证治第十七》，主治"阳虚饮停"之证。是证由中阳不足，寒饮内盛而致呕吐证治。患者化疗后因药物攻伐导致脾胃虚弱，中阳不足，温运乏力，寒饮内停，虚寒之气上逆。寒饮不化，聚为痰涎，随胃气上逆而出，则口吐涎沫，即所谓"上焦有寒，其口多涎"。治疗选半夏干姜汤，温中散寒，降逆止呕。方中半夏辛燥，能化痰开结，善降逆气；干姜辛热，温胃散寒。两味相配伍，温胃化饮止呕，顿服能使药力集中而取效捷速。

案4

肖某，女，43岁，初诊（2015年4月14日）：乏力腹胀，肝区疼痛，纳差，小便少而黄，口干不欲饮，下肢寒，里急后重，苔黄腻，舌质红绛，脉象弦数重且无力。在重庆市第三人民医院查AFP 2000ng/mL以上，诊断为"肝癌，腹水"。患者既往乙型肝炎、肝硬化7年。

西医诊断：晚期肝癌。

中医诊断：积聚。

辨证：气滞血瘀，湿热交阻。

治法：益气祛瘀，消积散聚，清热利湿。

处方：

茵陈30g，栀子15g，生黄芪30g，白芍15g，太子参15g，白术15g，土茯苓30g，陈皮10g，水红花子10g，三七5g，猪苓30g，车前子15g，鳖甲15g，凌霄花15g，龙葵30g，代赭石15g，鸡内金30g，生麦芽30g，虎杖15g，藤梨根15g。

共7剂，水煎服，每日1剂。

复诊：患者病情大有好转，腹水减少，仍肝区疼痛，小腹冷痛，喜按喜温，舌红绛，苔褐黄，出现上热下寒症状，在原方基础上加肉桂10g，九香虫5g，再服14剂。

按：肿瘤发病具有多病因、多病机的特点，所以在临床多表现为虚实夹杂、寒热错杂。针对其病因治疗可取得良好疗效。该病例表现出运用中医整体扶正而无损伤的方法，可提高机体的抗病能力，改善症状，延长生存期。

案5

王某，男，47岁，初诊（2015年5月5日）：右下腹疼痛，体弱乏力，心悸气短，纳食不香，舌苔腻，脉弦细。既往诊断为"原发性肝癌"。

西医诊断：原发性肝癌。

中医诊断：肝癌。

辨证：气虚血瘀。

治法：益气健脾，活血化瘀。

处方：

太子参15g，白术15g，薏米30g，茯苓20g，延胡索15g，牛膝20g，蒲公英30g，石见穿20g，鸡内金15g，焦三仙各15g，木香9g，鳖甲12g，鸡血藤30g，黄柏9g。

共7剂，水煎服，每日1剂。

复诊：1个月后患者消瘦、纳差食少开始较前好转，自觉肝内包块较前缩小，以中药金龙胶囊为主治疗。该药是由鲜活动物制成，具有软坚散结、攻毒消肿的作用。目前患者病情平稳。

按：该病例以扶正培本的方式治疗。扶正培本又称扶正固本，是中医治疗疾病中的重要治疗法则，是中医学治疗法则的精髓。"扶正"即扶助正气，"培本"即培植本元。"扶正培本"在肿瘤综合治疗中越来越显示出较大的作用和强大的生命力，并为国内外肿瘤学者所瞩目。

案6

郁某，男，59岁，初诊（2015年10月16日）：体力下降明显，下肢沉重如灌铅；夜寐欠安，大便溏，舌嫩红，脉软、时一止。2014年12月28日被确诊为"肝硬化、原发性肝癌（Ⅲ期）"，其后行介入化疗。

西医诊断：原发性肝癌。

中医诊断：肝癌。

辨证：脾胃亏虚。

治法：健脾益气。

处方：薯蓣丸汤剂加减。

淮山药30g，生晒参10g，白术10g，茯苓10g，生甘草5g，当归10g，白芍药10g，川芎5g，生地黄10g，肉桂10g，麦冬

20g, 阿胶10g, 柴胡10g, 防风10g, 杏仁10g, 桔梗5g, 六神曲10g, 大豆黄卷10g, 干姜10g, 大枣30g。

共10剂, 每日1剂, 水煎, 早晚分服。

二诊（2015年11月4日）：体重渐至74.8kg, 体力及精神好转, 寐安, 大便成形; 舌嫩红、苔少。11月7日再次行介入治疗, 总体状况良好。守方续服10剂。

三诊（2015年11月24日）：原方加减服用已2月余, 患者体力及精神可, 体重增加至80 kg, 复查肿瘤指标及肝功能各项指标均正常。嘱原方续服10剂。

四诊（2015年12月13日）：病情稳定, 体力及精神状态良好。予原方加炙鳖甲15g, 服2天停服1天。

按：《金匮要略》薯蓣丸原治"虚劳诸不足, 风气百疾",《备急千金要方》用本方治疗头目眩晕、心中烦郁、惊悸狂癫诸症。该方多用于治疗各种虚弱性疾病而易感外邪者, 病种涉及临床各科疾病。郑卫琴老师治疗呼吸系统、消化系统恶性肿瘤及慢性白血病、多发性骨髓瘤等恶性血液病、再生障碍性贫血常用本方。郑卫琴老师认为, 薯蓣丸在改善患者体质状态、纠正贫血、调节免疫功能等方面具有良好疗效。

案7

陈某, 男, 48岁, 初诊（2015年3月2日）：纳眠可, 二便调, 舌淡红, 苔白, 脉沉细。2月发现颈部淋巴结肿大, 无红肿疼痛, 但肿块逐渐增大、成串。体检时发现肝脏占位。2015年2月28日肿瘤医院查颈部肿物病理示"霍奇金淋巴瘤"。肝脏穿刺活检组织示"高分化肝细胞癌"。PET-CT示"左侧上中下颈部、右侧下颈部、双侧锁骨上窝、纵膈内、双肺门、右侧心缘旁、食管旁、肝门旁及胰头周围见数量相当多的高代谢病灶", 考虑为"淋巴瘤多处淋巴结侵犯"; 脾脏增大、代谢增高, 考虑为"淋巴瘤多上淋巴结侵犯"; 双侧胺骨上段、脊柱多个椎体、骨盆骨及双侧股骨腔内见高代谢病灶，分布较广泛，考虑为"淋巴瘤骨髓侵犯"；肝脏内多发低密度病变，代谢均未见增高，不排除外低度恶性肿瘤病灶的可能。

西医诊断：1.原发性肝癌；2.霍奇金淋巴瘤。

中医诊断：中医癥积、恶核（肝热脾虚型）。

辨证：肝热脾虚，痰瘀内阻。

治法：清肝健脾，软坚散结。

处方：

柴胡15g，赤芍10g，土鳖虫10g，桃仁10g，海藻10g，法半夏15g，赶黄草15g，昆布10g，八月札15g，半枝莲15g，木香15g，党参30g。

共7剂，水煎服，每日1剂。

二诊：服用后一般情况可。患者刚行介入治疗后乏力，肝区不适，舌质暗红、苔薄白，脉细。中医辨证为肝肾亏虚，湿热内阻，治宜清肝解毒、滋养肝肾。

处方：

柴胡15g，赤芍10g，土鳖虫10g，桃仁10g，海藻10g，法半夏15g，赶黄草15g，昆布10g，八月札15g，半枝莲15g，木香15g，党参30g，女贞子15g，枸杞15g，山萸肉10g。

共7剂，水煎服，每日1剂。

患者后期以小金丸及中药汤剂调理，病情稳定。

按：本例为同时性、原发性双恶性肿瘤，治疗难度很大，病变涉及全身多处脏器，包括肝脏多病灶，肺门、肝门、脾脏、纵膈等多处淋巴结，肱骨、股骨、脊柱、骨盆等多处骨转移，无法手术，不能放疗，化疗亦可能顾此失彼。经全面评估内脏功能后，选用现代肿瘤新技术和突出个体化治疗特点的综合治疗，配合中医扶正培本，攻补兼施治则，取得较好疗效。本例中西医结合治疗相得益彰，环环相扣，在行介入性治疗时则着重清肝解毒、滋养肝肾，有效减少介入药物引起肝功能损害，起抑瘤保肝的作用。平常则突出除痰祛瘀、扶正补虚，有效预防肿瘤复发转移。病机不离"痰""瘀""虚"。淋巴结肿大者多与"痰"有关，所谓"无瘀不成核"。痰阻经络，血行不畅，停而成瘀，痰瘀互结，久而成结。临证治疗宜攻补兼施，寓攻于补，补不忘攻，强调健脾化痰的应用，同时注重理气活血。针对该患者使用中药治疗以清肝健脾、软坚散结为主，并随证加减。方中以土鳖、桃仁活血化瘀，解毒抗癌；蜈蚣攻毒散结，通络止痛。《别录》云："疗心腹寒热结聚，堕胎，去恶血。"赤芍滋养肝阴，配以柴胡共归经入肝，疏肝解郁；木香，理气散结。《本草经集注》："木香，疗毒肿，消恶气。"溪黄草清肝利胆，以党参、白术健脾益气。郑卫琴老师强调，辨证组方上要辨病与辨证相结合。咸寒之昆布，软坚散结；山慈菇，苦，温，有毒，具有解毒散结，消肿止痛的功效；半枝莲以清热解毒，活血化瘀，利水消肿。

案8

程某，男，50岁，初诊（2015年6月8日）：患者诉汗多，夜间尤著，遇风则感形寒，稍有胸闷气短，大便以软溏居多，小便自调，舌暗淡、苔薄黄，脉弦缓。肝癌术后。

西医诊断：肝癌术后。

中医诊断：肝癌。

辨证：心肝两虚，痰瘀互结证。

治法：心肝并治，化痰祛瘀。

处方：

白参10g，黄芪20g，白术10g，防风8g，麦冬15g，五味子5g，川连4g，法半夏10g，柴胡10g，白芍15g，天麻10g，鸡血藤15g，甘草5g。

共10剂，水煎煮，每日1剂，早中晚3次温服。

按：汗乃心之液，为阳气蒸发津液出于肌表而成。《素问·

阴阳别论》云："阳加于阴谓之汗。"汗出恶风，卫气不固，腠理开泄，阴血耗伤，亢阳无制。肝之疏泄太过，上逆则刑肺金而灼心阴，旁涉则侮脾胃，下行则汲肾水而助相火。脉道涩滞，瘀血内生，气机逆乱，痰浊以成。故上为风眩，中为胸痹，下为瘕泄，未有不因肝病而起者。治肝之法，往往心肝并治、肺脾肝并治、心肾肝并治等，未有单纯治疗肝者。并且治脾包括治胃，治肺包括治肠，治心包括治血脉，治肾包括治奇经；奇恒之腑，统制于肝胆证之《素问·经脉别论》"惊而夺精，汗出于心""持重远行，汗出于肾""疾走恐惧，汗出于肝""摇体劳苦，汗出于脾""饮食饱甚，汗出于胃"，脏腑阴阳失衡均可导致汗证。调衡之法，莫若治肝。

案9

陈某，女，57岁，初诊（2015年7月10日）：胸微闷，自觉气体从少腹上冲至咽，微咳，咯痰不爽，痰白黏稠，动则气短，心悸不安，口干不著，纳食不多，二便尚可，舌暗淡、苔薄，脉小弦滑。患者既往有肝癌、高血压。

西医诊断：1.肝癌；2.高血压。

中医诊断：肝癌。

辨证：肝气犯肺，痰浊内蕴。

治法：疏肝行气，宣肺祛痰。

处方：

柴胡10g，白芍10g，枳壳10g，旋覆花10g，苏子10g，法半夏10g，瓜蒌皮10g，海浮石15g，射干10g，川贝6g，忍冬藤20g，炙麻黄5g，甘草3g。

共7剂，水煎煮，每日1剂，分早中晚3次温服。

按：患者主症有二：一为奔豚气，唐宗海曰"盖谓肝主风，风为阳邪，肝风生火而上逆，则为火逆之奔豚也"，指出该病发生之病机；二为久咳，咯痰不爽，其病机病案中描述甚详。由此可见，病虽有二，其理却一，皆为肝失疏泄，气机上逆所致，正所谓"肝气逆则一身之气皆逆"也。治宜柔其肝气，降其冲逆，化其痰热。方中，柴胡、白芍、枳壳疏肝郁、柔肝气；旋覆花、苏子降气逆；瓜蒌皮、海浮石、川贝、射干、忍冬藤清痰热；法半夏平肝上逆之气；麻黄止咳逆上气；甘草调和诸药，并以甘而能缓肝之急。全方配伍严密，针对病机而立，故药后诸症轻减。

宫颈癌医案

案1

黄某，女，60岁，初诊（2011年1月12日）：左少腹部疼痛，便干一周未解，纳可，舌淡、苔白、脉细。2010年7月宫颈癌术后，化疗4个疗程。

西医诊断：宫颈癌术后。

中医诊断：宫颈癌。

辨证：气虚血瘀。

治法：补中益气，活血化瘀。

处方：

黄芪30g，南沙参30g，郁李仁30g，火麻仁30g，肉苁蓉30g，柴胡12g，枳壳15g，赤芍15g，白芍15g，香附15g，甘草6g，广木香12g，川朴15g，白英15g，龙葵15g，徐长卿15g，金荞麦15g。

共6剂，水煎服。

二诊（2011年1月17日）：患者身痒，大便数日一次，舌淡红、苔薄白，脉细。

处方：

黄芪30g，南沙参30g，柴胡15g，枳壳15g，赤芍15g，白芍15g，甘草6g，郁李仁30g，火麻仁30g，白英15g，龙葵15g，冬凌草15g，石见穿30g，肉苁蓉30g，川朴15g，栀子12g，黄柏12g。

共20剂，水煎服。

按：郑卫琴老师在治疗恶性肿瘤中常常强调平衡阴阳，人体正常健康状态是"阴平阳密"，阴阳失衡便会出现疾病。肝为女子先天，郑卫琴老师认为宫颈癌多因情志不畅、冲任失调等引起，治疗时常常使用行气疏肝解郁之法。方中重用黄芪、南沙参扶正益气固本，柴胡、枳壳、郁李仁等疏肝解郁，冬凌草、石见穿等散结。

案2

沈某，女，70岁，初诊（2015年7月12日）：患者胸闷，心悸，气短微咳痰少，纳差寐少，口苦不渴，头晕乏力，二便尚调，下肢微肿，舌质紫暗、苔薄白，脉小弦滑，偶现结象。宫颈癌术后，肺心病。

西医诊断：宫颈癌术后，肺心病。

中医诊断：肺胀。

辨证：肝郁脾虚，痰瘀互结。

治法：疏肝解郁益气，豁痰化瘀。

处方：

薤白15g，全瓜蒌15g，法半夏10g，炒葶苈子10g，丹参10g，郁金10g，杏仁10g，茯苓10g，党参10g，黄芪20g，桑白皮10g，泽泻10g，柴胡10g，炙甘草5g。

共10剂，水煎服，每日1剂，早中晚3次温服。

按：肺主气、司呼吸、朝百脉；心主血脉，为血液循环之动力。久患喘咳，肺气虚弱，不能宣布津液，致痰浊潴留；肺失治节，心血营运不畅，致血脉瘀阻，从而肺病及心，痰瘀阻碍肺气，瘀滞心肺，肺气痹而不降。治当祛痰化瘀、降气平喘，若佐以疏泄肝木，一则使肺司宣发肃降之能，二则"肝气通则心气和"，此为该案用柴胡等疏肝物之理。

骨髓增殖性疾病医案

案1

周某，男，57岁，初诊（2013年7月29日）：头晕，身软，乏力，心悸，眼睑水肿，尿少，大便溏稀，容易感冒。舌红、苔白腻，脉细。2年前患骨髓增殖性疾病，服用维甲酸、复方皂矾丸治疗。血常规：WBC $2.95×10^9$/L，RBC $1.8×10^{12}$/L，HGB 69g/L，PLT $243×10^9$/L。

西医诊断：骨髓增殖性疾病。

中医诊断：虚劳。

辨证：肝肾不足。

治法：补益肝肾。

处方：

太子参30g，五味子10g，麦冬10g，土鳖虫10g，当归10g，淫羊藿15g，山茱萸15g，熟地30g，白芍15g，黄精30g，小茴香10g，肉桂10g，防风10g，炒白术10g，山药30g，鳖甲30g（先），龟板30g（先），阿胶15g（烊），莪术10g，猪苓30g。

加水2000mL，煎取900mL，分6次服，每两日1剂，共4剂。

二诊（2013年8月7日）：患者仍头晕，身软，乏力缓解，心悸减轻，眼睑水肿减轻，小便可，大便成形。舌红、苔白微腻，脉细。血常规：WBC $3.09×10^9$/L，RBC $1.85×10^{12}$/L，HGB 70g/L，PLT $221×10^9$/L。

处方：

党参30g，五味子10g，麦冬10g，鳖甲30g（先），当归10g，淫羊藿15g，山茱萸15g，熟地30g，白芍15g，黄精30g，小茴香10g，肉桂10g，半边莲30g，炒白术10g，山药30g，青黛6g，龟板30g（先），阿胶15g（烊），莪术10g，土鳖虫10g。

加水2000mL，煎取900mL，分6次服，每两日1剂，共4剂。

按：该例患者脾虚则气血生化无源，可致气血不足而出现头晕乏力、面色不华等贫血症候，肾虚则精气不足，无以生髓化血，导致骨髓进行性造血功能紊乱或造血功能低下。肾中阳气根于肾阴，具有温养脏腑的功能。一方面，肾精虚损，导致肾阳不振，进而不能鼓动骨髓造血，另一方面，又因肾精亏虚，虚热内生，耗损阴津，日久精枯髓竭，无以化生气血。脾肾虚，邪毒乘虚入侵，正虚邪恋，导致该病反复难愈。本虚标实为其基本病性，扶正祛邪为其基本治疗大法。扶正常用参麦散、四君子汤、四物汤、地黄汤类，祛邪常用莪术、土鳖虫、青黛、半枝莲、龙葵等品。

案2

岳某，男，52岁，初诊（2014年1月27日）：感头晕、乏力、心慌、汗出，纳呆，大便溏，小便可，睡眠差，贫血貌，舌淡、苔白，脉细数。既往明确诊断骨髓增生异常综合征-急性髓细胞白血病，半年前复查骨髓，原始幼稚细胞最多21%，行化疗3次，末次化疗后1月，骨髓恢复缓慢，现复查血常规：WBC $1.4×10^9$/L，RBC $2.1×10^9$/L，HGB 54g/L，PLT $52×10^9$/L。

西医诊断：骨髓增生异常综合征-急性髓细胞白血病。

中医诊断：虚劳。

辨证：肝肾不足。

治法：补益肝肾。

处方：

熟地30g，山茱萸15g，川芎15g，当归15g，晒参15g，鸡血藤15g，制首乌15g，黄精30g，三七粉10g，制鳖甲30g，制龟板30g，水牛角15g，阿胶15g，肉桂10g，皂角刺10g，半枝莲30g，白术15g，紫河车15g，肉苁蓉15g，山药30g，防风15g。

加水2000mL，煎取600mL，分6次服，每日1剂，共14剂。

二诊（2014年2月10日）：头晕、乏力、心慌、汗出明显缓解，纳食稍改善，面色㿠白，贫血貌，舌淡苔薄白，脉细。复查血常规：WBC $2.2×10^9$/L，RBC $3.61×10^9$/L，HGB 97g/L，PLT $79×10^9$/L。

处方：

晒参15g，白术15g，薏苡仁30g，桔梗15g，山药30g，茯苓30g，厚朴15g，芡实15g，小茴香20g，红花10g，砂仁10g，淫羊藿30g，灵芝30g，肉桂10g，扁豆15g，青黛3g（冲服），莲子15g，肉苁蓉15g，黄精30g，广藿香15g，枳实15g。

加水2000mL，煎取600mL，分6次服，每日1剂，共14剂。

三诊（2014年2月26日）：神疲、乏力，纳食一般，睡眠尚可，大小便正常，舌淡苔薄白，脉细。复查血常规：WBC $3.7×10^9$/L，RBC $3.71×10^9$/L，HGB 94g/L，PLT $142×10^9$/L。

处方：

当归20g，黄芪30g，川芎10g，熟地30g，鸡血藤30g，制首乌10g，党参30g，山茱萸15g，阿胶15g，鹿胶15g，制鳖甲30g，制龟板30g，五味子10g，淫羊藿30g，水牛角15g，青黛3g（冲服），砂仁10g，白芍20g，白术15g，芡实15g，山药30g，猪苓30g。

按：本病病因主要包括素禀不足、复感邪毒，服药不慎、药毒内留，饮食不节、痰凝气结，劳倦过度、损伤脾肾，他病内伤、转化成劳。上述诸因导致热毒之邪内炽，既可亏耗阳气，使脾失统摄，肾失封藏；又可入营动血，或灼伤阴液，使阴虚火盛，热伤血络，迫血妄行而为血证。阳络伤则血外溢而鼻衄、齿衄、舌衄、咯血、吐血、肌衄；阴络伤则血内溢而尿血、便血、崩漏；甚则大出血而气随血脱。若热邪熏灼，炼液为痰，或脾虚失运，聚湿成痰，痰火相搏，郁结成块，则为瘰疬恶核。气虚则推动无力，血虚则血行艰涩，均可致气滞而血瘀；瘀血与痰浊交阻，结于胁下，则为癥积；瘀血、痰浊随火动，随气升，又可攻心、闭窍、乘肺，变证多端，均为危候。总之，本病主要病机是因虚致实，因实致虚，虚实错杂，热毒、痰瘀内结，脏腑气血阴阳亏虚，络伤血溢，正亏邪盛，正邪交争则发热；正不胜邪则阴阳离决而死亡。本病以脏腑气血阴阳亏虚为本，热毒、痰瘀为标，本虚标实，虚实错杂，且虚与实之间常变化迅速，要在谨守病机，重视整体，扶正祛邪，有所侧重。本例患者表现为一派虚象，但临证时始终不忘本病乃邪毒内留，因实致虚的一面，不虚时绝不能忘了祛邪。

喉癌医案

刘某，男，58岁，初诊（2014年6月8日）：感颈部及胸部不适，舌淡红有齿印、苔薄白，脉涩。患者被外院诊断为"喉癌"，行全喉切除术及颈前气管造瘘术，术后患者发音障碍，后出现肺转移，化疗2次。

西医诊断：喉癌术后肺转移。

中医诊断：喉癌。

辨证：气虚血瘀。

治法：益气活血，化瘀散结。

处方：补阳还五汤加味。

黄芪30g，川芎10g，地龙12g，威灵仙12g，蜈蚣2条，法半夏12g，浙贝12g，夏枯草12g，红花9g，桃仁6g，归尾10g，半枝莲15g。

按：中医自古有"癌瘤"一说，多为气血瘀毒胶结所致，或素体不足，或调护不慎，或邪毒外受，不一而足。本患者行手术治疗，伤及自身气血，其后调护不慎，导致肿瘤复发，故见气血瘀毒互结之表现。故予益气补血化瘀解毒治疗，其后据患者正虚邪实情况调整扶正及祛邪的治疗侧重。

甲状腺腺瘤医案

杨某，男，49岁，初诊（2015年8月12日）：自觉肿块逐渐增大，同时感汗多、心烦、纳呆，大便秘结（常3~4日一行），小便黄，口干喜饮水，脉弦滑，舌红苔黄腻。患者发现左颈前部肿块4年，曾被诊为"甲状腺腺瘤"。检查：颈前偏左处可触及3cm×4cm卵圆形包块，质较软，无压痛，表面光滑，边界清楚，与皮肤无粘连，可随吞咽动作而上下移动。

西医诊断：甲状腺腺瘤。

中医诊断：瘿瘤。

辨证：气郁血瘀，痰热凝结。

治法：理气清热化痰，祛瘀散结通便。

处方：

桔梗12g，天花粉15g，浙贝母10g，瓜蒌15g，郁金10g，郁李仁15g，杏仁12g，白芍15g，炒枳实10g，厚朴22g，制香附15g，红花10g，牡蛎30g，桃仁20g。

每日1剂，水煎服，分3次服。

二诊（2015年9月2日）：服上方10剂后，上述诸症大部消失，大小便正常。检查：颈左前部肿块1cm×1cm。予上方去郁李仁、杏仁、厚朴，继服。

三诊（2015年9月23日）：服上方10剂，现诸症已完全消失，舌脉正常。检查：颈部肿块已不能触及。嘱其再服数剂后，即可停服。患者停药后，随访观察1月，甲状腺肿块未复发。

按：甲状腺腺瘤属中医"瘿瘤"范畴，其发病系因肝郁气滞，痰热蕴结，痰血阻滞，三者积聚结喉而成。方中香附、郁金、厚朴、枳实解郁疏肝理气，白芍平肝敛阴；与浙贝母、瓜蒌、牡蛎、天花粉、桔梗清热化痰、软坚散结之品合用，则气顺则痰降，气化则痰消；与红花、桃仁活血之品同用，则气行则血行，瘀血得以消散；与郁李仁、杏仁润肠通便之品同用，则使瘀血、积滞、痰热从下而出。诸药合用有理气清热化痰、祛瘀散结通便之功。

口腔癌医案

案1

杨某,女,82岁,初诊(2015年10月26日):口腔癌,口腔内疼痛,纳可,口臭,大便稀水每日1次,舌红、苔无,脉细。

处方:

南沙参30g,北沙参30g,升麻10g,黄连10g,当归10g,生地15g,熟地15g,知母12g,白英15g,龙葵15g,半枝莲30g,芡实30g,白花蛇舌草30g,鼠妇8g,莪术15g,石见穿30g,藿香12g。

共20剂,水煎服。

复诊(2016年2月1日):口腔痛,舌痛,口臭有减,舌红、无苔,脉细。

处方:

黄芪30g,南沙参30g,北沙参30g,黄连10g,丹皮12g,生地12g,熟地13g,天冬15g,麦冬15g,知母12g,玄参20g,山茱萸15g,蒲公英20g,夏枯草30g,半枝莲30g,淮山20g,金荞麦15g,刺五加20g,升麻10g。

共10剂,水煎服。

按:中医针对口腔癌多分部位、分阶段辨证施治。本例患者,以肺胃阴虚、热毒上炎为主。郑卫琴老师处方以滋阴为主,清热解毒为辅,待其正气扶、脉象起,再给予软坚散结、化痰抗癌药物。郑卫琴老师用药深得"正盛邪自祛,邪去正自安"之要领。

案2

肖某,女,67岁,初诊(2010年12月29日):口干思饮,舌淡红、苔白,脉细。右舌癌术后5个月,化疗6个疗程。

处方：

黄芪30g，南沙参30g，北沙参30g，桔梗15g，土鳖虫15g，蜂房10g，白英15g，龙葵15g，麦冬15g，竹叶10g，黄连5g，徐长卿15g，冬凌草15g，金荞麦15g，石见穿30g。

共15剂，水煎服。

二诊（2011年1月31日）：口干缓解，舌淡红、苔白，脉细。

处方：

黄芪30g，南沙参30g，北沙参30g，桔梗15g，僵蚕20g，夏枯草30g，白英15g，龙葵15g，金荞麦15g，冬凌草15g，石见穿30g，鼠妇8g，莪术15g，刺五加20g，猪苓15g，茯苓15g，薏苡仁20g，蜈蚣2条。

共14剂，水煎服。

按：郑卫琴老师在治疗疾病中强调方药做平，脾开窍于舌，舌为心之苗窍，患者术后化疗损伤人体正气，治疗上以固本为主，方中重用黄芪、南北沙参、麦冬等益气滋阴养肺，竹叶、黄连清热利尿。二诊时症状缓解，加石见穿、鼠妇等散结之药。

淋巴瘤医案

康某，男，31岁，初诊（2015年1月15日）：鼻塞明显减轻，肿大淋巴结缩小，感轻度乏力，纳差，时有恶心。舌淡红、苔薄白，脉细弱。患者于2014年12月底在外院检查为非霍奇金淋巴瘤（T细胞型、中度恶性Ⅱ期）。查血常规：WBC $6.7×10^9$/L。即行CHOP方案化疗。化疗后第10天，WBC $2.5×10^9$/L。

西医诊断：非霍奇金淋巴瘤。

中医诊断：淋巴瘤。

辨证：脾胃虚弱。

治法：益气健脾增化源。

处方：

黄芪60g，白术20g，茯苓20g，莲子15g，山药20g，薏苡仁30g，大枣15g，灵芝10g，党参30g，鸡血藤30g，炙甘草12g。

共7剂，每日1剂。

二诊（2015年1月23日）：服药后自感精神及饮食好。门诊血常规示WBC $3.6×10^9$/L，效不更方。原方加以淫羊藿15g，仙茅10g，鸡内金10g。

共7剂，每日1剂。

按：白细胞减少属中医"虚劳""血虚"范畴，主要与肝脾肾有关。本例属化疗伤脾，治当从脾着手。方中重用黄芪、党参大补脾气，以无形之气促进有形之身的生长；白术、茯苓、莲子、山药、薏苡仁、大枣、甘草等药健运脾气，以资生化气血之源；灵芝、鸡血藤补气养血。现代药理研究证明，党参、山药、大枣、鸡血藤、灵芝等药有保护骨髓，拮抗放化疗对骨髓的抑制，促进骨髓造血，提升外周血白细胞数量的作用。

卵巢癌医案

案1

马某，女，87岁，初诊（2016年3月12日）：头晕、乏力、纳差、恶心欲呕，腹胀明显，咳嗽、痰多色白，大便可，小便黄少。院外检查Ca-125异常升高；腹部CT增强提示"卵巢占位伴腹腔转移、大量腹水"；腹水穿刺提示"血性腹水"；脱落细胞查见癌细胞。

西医诊断：卵巢癌。

中医诊断：癥瘕。

辨证：肝郁气滞，水湿内停。

治法：疏肝理气，健脾化痰，利水除湿。

处方：利水方。

黄芪30g，太子参30g，柴胡15g，大腹皮15g，车前子30g，泽泻30g，鸡内金20g，鱼鳅串30g，厚朴15g，胆南星15g，法半夏15g，炒白术15g，猕猴梨15g，金荞麦15g，冬凌草15g，猫爪草15g。

加水1500mL，煎取450mL，分3次服，每日1剂，共7剂。

二诊（2016年3月19日）：患者腹胀减轻，纳食稍好转，仍头晕、乏力，无恶心欲呕，咳嗽、咳痰好转，大便可，小便黄少。查体：面色萎黄，消瘦貌，腹大如鼓，腹壁青筋暴露，双下肢水肿消退。续用疏肝理气，健脾化痰，利水除湿，兼益气养血。

处方：

黄芪30g，党参30g，柴胡15g，大腹皮15g，车前子30g，泽泻15g，鸡内金20g，鱼鳅串30g，厚朴15g，阿胶10g（烊化），法半夏15g，炒白术30g，猕猴梨15g，金荞麦15g，冬凌草15g，猫爪草15g，胆南星15g。

按：卵巢癌，属中医"癥瘕"病范畴。此例患者高龄，卵巢癌晚期伴大量腹水。患者年高体弱，天癸竭，肾气虚，水不涵木，木失所养，加之情志不舒，木郁化火，肝经不疏，肝气郁结，肝郁乘脾，脾失健运，脾不运化水湿，肝郁郁结，气不化津，水湿津液停聚则为痰为饮，水气郁结于腹部、盆腔则形成本病。方中芪、参、术益气健脾，柴胡、大腹皮、厚朴疏肝行气，车前子、泽泻等利水渗湿，法半夏、胆南星、猕猴梨、金荞麦、猫爪草、冬凌草等化痰散结解毒。一诊后考虑患者腹胀减轻，乏力依旧，考虑气血亏虚，故原方疏肝理气，健脾化痰，利水除湿，加益气养血之阿胶助正气恢复。

案2

李某，女，52岁，初诊（2014年8月13日）：久坐腹痛、腰痛，舌淡红、苔薄白，脉细。2014年5月行卵巢癌切除术，术后化疗4个疗程。

西医诊断：卵巢癌。

中医诊断：癥瘕。

辨证：气滞血瘀证。

治法：疏肝行气，活血化瘀。

处方：

黄芪30g，太子参30g，柴胡12g，枳实15g，白芍20g，炙甘草6g，香附15g，白英15g，龙葵15g，广木香15g，徐长卿15g，石见穿20g，鼠妇8g，莪术20g，金荞麦15g，生熟地各12g。

共10剂，水煎服。

复诊（2014年10月22日）：Ca-125 9.46U/mL，潮热，腹痛稍减，舌淡红、苔薄白，脉细。

处方：

黄芪30g，太子参30g，柴胡12g，枳壳15g，赤白芍20g，凌霄花15g，香附15g，白英15g，龙葵15g，半枝莲30g，淮山药20g，石见穿20g，鼠妇8g，莪术15g，王不留行20g，生地15g，浮小麦50g，龙骨30g，牡蛎30g。

共12剂，水煎服。

三诊（2015年2月4日）：Ca-125 9.1U/mL，潮热减，腰痛、腹痛有减，舌淡红、苔薄白，脉细。

处方：

黄芪30g，太子参30g，柴胡12g，枳壳15g，白芍15g，杜仲15g，香附15g，白英15g，龙葵15g，半枝莲30g，淮山药20g，石见穿20g，鼠妇8g，莪术15g，浮小麦50g，龙骨30g，牡蛎30g。

共12剂，水煎服。

按：郑卫琴老师认为，妇科肿瘤有以下几个特点：①水寒互结；②肝经受损；③冲任失调。因此治疗上以四逆散合桂枝茯苓丸加减为主，有潮热盗汗者分析原因为肺脾气虚，多联合使用浮小麦、龙骨、牡蛎等，临床使用多年确有疗效。

郑卫琴老师结合中医传统理论认为，女性本身体质属阴，受寒后极易引发阳气的推动不足，气血运行不畅，最终导致阴血的瘀滞，形成"癥"，这里面与气、血关系密切。中医学认为女性经、孕、胎、产、乳均为血所化，血所养，故女子以血为本，而血与气互根互生，相互依存。气为血之帅，血为气之母，血足气旺，冲任调达，则生理功能自然正常，反之则变生百病。所以女子诸疾与气血失调有关。气机阻滞，不能帅血畅行，则血行受阻，日久成瘀；肝失疏泄，气机不畅，气滞则水湿内停；或肝气疏泄太过，攻伐脾土，脾失健运，水湿不化，聚湿日久成痰，痰湿瘀血又可阻滞气机，循环往复，使病情不断加重。痰瘀互结，阻于胞脉，渐成癥。而气机的调达与肝脾的关系密切，故郑卫琴老师临床多以四逆散合桂枝茯苓丸加减治疗。

案3

张某，女，80岁，初诊（2015年8月24日）：精神状态差，乏力明显，发热，胃部反酸不适，无恶心、呕吐，纳食差，进食极少量流质饮食，少腹胀满，肛门坠胀感明显伴隐痛，会阴部肿胀，大便数日未解见少量血性黏液，小便困难，用力才能解出，夜寐差，近4个月体重下降约7.5kg。舌暗红、苔黄腻，脉沉涩。既往卵巢癌术后。

西医诊断：卵巢癌术后。

中医诊断：卵巢癌。

辨证：太阳蓄血证。

处方1：桃核承气汤。

厚朴10g，枳实15g，炙甘草10g，芒硝5g（冲服），生大黄10g（酒洗），桂枝10g，桃仁10g。

共3剂，水煎服，每日1剂，每日3次。

处方2：

附子6g，薏苡仁30g，败酱草60g。

打粉，每次5g，冲服。

二诊（2015年8月27日）：患者口服中药后神清，精神稍好转，乏力仍明显，胃部反酸轻微不适，饮食较前好转，能进食半流质饮食，腹部坠胀感减轻，会阴部肿胀明显减轻，肛门坠胀感稍减轻，大便稀，3~4次/日，见少量血性黏液，小便困难较前好转，无恶心、呕吐，无恶寒发热，夜寐欠佳。舌暗红、苔黄腻，脉沉涩。

中医辨证太阳蓄血证，予方药4剂水煎服活血化瘀。

处方：

桃仁10g，桂枝10g，生大黄10g（酒洗），芒硝5g（冲服），炙甘草10g，枳实15g，厚朴10g，黄芪15g，肉桂5g，生晒参

10g，大枣10g，白芍10g。

共4剂，水煎服，每日1剂，每日3次。

按：证属瘀热互结下焦，治当因势利导，逐瘀泻热，以祛除下焦之蓄血。方中桃仁苦甘平，活血破瘀；大黄苦寒，下瘀泻热。二者合用，瘀热并治，共为君药。芒硝咸苦寒，泻热软坚，助大黄下瘀泻热；桂枝辛甘温，通行血脉，既助桃仁活血祛瘀，又防硝、黄寒凉凝血之弊，共为臣药。桂枝与硝、黄同用，相反相成，桂枝得硝、黄则温通而不助热；硝、黄得桂枝则下又不凉遏。炙甘草护胃安中，并缓诸药之峻烈，为佐使药。肠痈内脓已成，或慢性反复发作者。方中主要用薏苡仁利湿排脓，并辅以败酱草逐瘀消肿，兼有附子温经祛湿、散寒止痛。

脑肿瘤医案

案1

刘某，女，45岁，初诊（2015年9月5日）：头痛、头晕未除，更兼耳鸣目花，头重足轻，腰痛项强，时有恶心、纳食少，诊脉弦大，重按虚细。CT扫描，诊断为"右额叶深部血肿，以肿瘤伴出血可能性大"。

西医诊断：颅内占位。

中医诊断：脑瘤。

辨证：肝肾亏虚，肝风夹痰瘀上结于脑。

治法：补肾固下，佐以熄风潜阳，疏通血络之剂。

处方：

砂仁20g，熟地20g，淮牛膝10g，龟板15g，天麻10g，炙全虫5g，青盐2g，石决明25g，甘菊花10g，川芎20g，黄柏10g。

每日1剂，水煎服。服药1月后，头痛大减，饮食增加，不呕吐，但仍感头晕耳鸣，腰膝无力，走路不稳。原方去川芎，加枸杞子、首乌、巴豆衣各10g，10剂后诸证减轻。以此方加减，连服2月，诸证基本消失。

按：脑肿瘤，中医药一致认为属髓海病变。临证多以剧烈头痛、眩晕、目疾等为主要表现，然其本在肝肾，其标为痰瘀，其诱发多由七情过激、劳倦过度，其病变则为风痰瘀血互结，上干于脑，脑络痹阻。以上病理互相作用，从而出现头痛头晕，耳鸣目眩；阻于脉络，为颊面麻痹，手足不遂等征。初起病多实，实则可攻治，病去则正安。故用活血逐瘀，虫蚁搜络，以攻逐为法。久病体多虚，虚则以补为主，祛邪为辅，正胜则邪祛。二诊以滋补肝肾为主，佐以祛风搜络。治肿瘤常重用川芎，川芎乃肝经血中气苓,其性上行,直达巅顶,善治头痛,且引诸药上行于脑,即使是虚证,有熟地、龟板、牛膝等药滋潜,亦无升动之弊。

案2

陈思跃,男,50岁,初诊(2014年6月4日):头晕,眠可,纳可,二便可。舌淡红、苔薄白,脉细。2009年4月23日行脑胶质瘤术后放疗。

西医诊断:脑胶质瘤术后。

中医诊断:脑瘤。

辨证:气虚痰瘀证。

治法:健脾益气,化痰散结。

处方:

黄芪30g,太子参30g,泽泻30g,猪苓30g,茯苓30g,白英15g,龙葵15g,金荞麦15g,桔梗15g,百合30g,熟地12g,生地12g,枸杞15g,制黄精15g,浮小麦50g,龙骨30g,牡蛎30g,僵蚕20g。

共6剂,水煎服。

复诊(2014年7月9日):头昏,放疗中,乏力,口苦,咯痰,舌淡红、苔薄黄,脉细。

处方:

黄芪30g,太子参30g,猪苓30g,郁金15g,茯苓30g,白英15g,龙葵15g,石菖蒲10g,泽泻30g,白蒺藜20g,天麻10g,白花蛇舌草30g,桔梗15g,石见穿30g,鼠妇8g,制黄精15g。共6剂,水煎服。

按: 郑卫琴老师处方强调"正盛邪自祛,邪去正自安",临床应以"扶正不致留邪,祛邪不致伤正"为度,扶正以守土为本。《灵枢·百病始生》《金匮要略》和《脾胃论》对此均有论述。《灵枢·百病始生》将病因分为三类:一是天之风雨寒暑,感则易伤人体上部；二是地之清湿，感之易伤人体下部；三是喜怒不节，易伤内脏。《金匮要略·脏腑经络先后病脉证第一》在《灵枢·百病始生》的基础上有所发展，提出："千般疢难，不越三条：一者，经络受邪，入脏腑，为内所因也；二者，四肢九窍，血脉相传，壅塞不通，为外皮肤所中也；三者，房室、金刃、虫兽所伤。"同时还提出："若人能养慎，不令邪风干忤经络……更能无犯王法、禽兽灾伤，房室勿令竭乏，服食节其冷热苦酸辛甘，不遗形体有衰，病则无由入其腠理。"若人能内养正气，外避邪风，不使邪气侵犯经络，则可健康无病。《脾胃论》发展《黄帝内经》理论，重视内因在发病中的作用，提出疾病的发生是因为人体气虚，而气虚的原因是脾胃损伤所致。脾胃是元气之本，"真气又名元气，乃先身生之精气也，非胃气不能滋之"。因此郑卫琴老师强调扶正固本，脾胃为先，临床以调理脾胃，充养气血为主，其临床治疗疾病特别注意脾胃的升降功能，用药特别注意药性的升降浮沉。

膀胱癌医案

辛某，女，60岁，初诊（2015年10月13日）：口鼻干燥，眠差，舌淡红、苔薄白，脉细。患者于2015年9月发现膀胱癌，行切除术后，灌注4次。病检：尿路上皮乳头癌。

西医诊断：膀胱癌术后。

中医诊断：膀胱癌。

辨证：气阴两伤，湿毒内结证。

治法：益气滋阴，清热解毒利湿。

处方：

黄芪30g，南沙参30g，北沙参30g，瞿麦12g，扁蓄12g，白英15g，龙葵15g，金荞麦15g，徐长卿15g，石见穿30g，生地12g，熟地12g，车前草30g，通草10g，山茱萸12g，丹皮12g，隔山撬30g，夜交藤30g。

共10剂，水煎服。

复诊（2015年11月12日）：口干有减，尿不适，全症有减，舌淡红、苔白，脉弦细。

处方：

黄芪30g，南沙参30g，北沙参30g，生地12g，熟地12g，瞿麦12g，扁蓄12g，萆草30g，白英15g，龙葵15g，金荞麦15g，冬凌草15g，夜交藤30g，徐长卿15g，刺五加25g，石见穿30g，车前草30g，麦冬15g。

共10剂，水煎服。

按：膀胱癌的辨证论治主要分为膀胱湿热、阴虚湿热、脾肾气虚、气阴两虚证、气虚血瘀五型。但郑卫琴老师处方多以养阴除湿、化痰抗癌为主，方则以栝楼（瓜蒌）瞿麦丸加减为主，临床用药灵活，以南北沙参、生熟地替天花粉。郑卫琴老师认为沙参味甘，微寒，入肺、胃经，润肺止咳，养胃生津；生熟地，性味甘、苦、寒，具有清热凉血、养阴生津之功效，为清热凉血药。以这两组对药替换天花粉可以起到养阴清热、止血凉血之效。膀胱癌患者，临床多见尿血，因此替换效果更佳。

乳腺癌医案

案1

傅某,女性,68岁,初诊(2014年2月25日):身软乏力,右胁肋疼痛,腹胀剑下明显伴纳食差、厌油,双下肢轻微肿胀,睡眠欠佳,小便色黄,大便每日1次,舌质淡、苔白,脉细。既往诊断为"乳腺癌术后,肝转移"。

西医诊断:乳腺癌术后。

中医诊断:乳腺癌。

辨证:肝木乘土,脾肾气虚夹瘀。

治法:温中缓急止痛。

处方:小建中汤合四逆散加减口服,给予癌痛安膏剂外敷肝区。

3日后上述症状明显缓解,继续治疗。10日后上述症状痊愈,饮食明显增加,之后2014年3月全面复查PET-CT提示仅"肝右叶5cm大小肿块未见其他转移",之后局部给予粒子植入治疗,目前门诊随访未见上症复发。

按:中医学认为,"气血不通,久之成瘀",这是疼痛产生的基本病理、生理过程。《素问·阴阳应象大论》有"阴静阳燥,阳生阴长,阳杀阴藏,阳化气,阴成形"。《素问·举痛论》认为:"经脉流行不止,环周不休,寒气入经而稽迟,泣而不行,客于脉外则血少,客于脉中则气不通,故卒然而痛""不通则痛,通则不痛"。以上是古人对"岩"形成及疼痛的认识。古时并没有癌症的明确认识,也没有癌痛的认识,但有相关的理论,结合现代医学,我们认为一般癌症患者的疼痛仍是"气血不通,久之成瘀"所致,不过多虚中夹实,本虚为主。现代中医学多按气、血、阴、阳虚的程度，以及气滞、血瘀、寒、湿、痰的属性，进行辨证治疗、遣方用药。

郑卫琴老师认为，癌性疼痛当以温通为主治疗，不宜采用寒凉之剂；其次因癌痛患者多为晚期，多程治疗后体质差，脾胃功能差，中医内服当以健运脾胃为主，辅之以活血化瘀之剂，小建中汤可为首选。

案2

赵某，女，49岁，初诊（2015年3月10日）：胸闷，气短，咳嗽，吐白黏痰，纳差，便溏。诊查：心烦急躁，纳食少，胸胁胀痛，低烧，体重明显下降。脉象弦细，苔薄黄。乳腺癌术后5年肝转移。2010年6月发现左乳腺肿物，同年8月行左乳腺癌改良根治术，病理报告显示为"腺癌"。术后未进行其他治疗。2015年3月右胁肋胀痛，超声检查提示"肝内呈现多发低回声结节"。

西医诊断：乳腺癌肝转移。

中医诊断：乳癌。

辨证：肝郁气滞。

治法：疏肝理气，软坚散结，缓急止痛。

处方：

丹皮10g，栀子10g，炒柴胡10g，当归15g，杭白芍20g，香附10g，郁金15g，青皮10g，绿萼梅10g，炮山甲6g，鳖甲10g，龟板10g，山慈菇10g，五味子10g，生牡蛎15g，生龙骨15g，虎杖15g，蜂房5g。

共14剂，水煎服，每日1剂。

复诊：服药3个月后开始头疼，恶心，呕吐。脑CT检查提示"颅内占位病变，脑转移"，行全脑放疗，放疗中口干、头晕、恶心、欲呕、纳呆、便干，脉象数，苔黄。伍用扶正解毒冲剂，养阴清热，凉补气血，减轻了化疗反应，使放疗顺利完成。放疗后肿瘤缩小，症状缓解，但仍头晕，目眩，心悸气短，神疲乏力，纳少腹胀，舌质淡，脉象沉细无力。

按：乳腺癌即使是术后也常发生复发与转移，其转移发生部位依次是肺、骨、脑、肝、胸膜软组织，肝转移对化疗反应差，生存时间短，未经治愈的乳腺癌发生肺转移的概率为70%，骨转移占60%，肝转移占60%，脑转移占15%。此例患者术后未经任何其他治疗，因此术后5年出现肝、脑转移，给治疗带来很多困难，由此我们应该注意乳腺癌即使是早期行根治术也应定期检查。

案3

周某，女，46岁，初诊（2016年1月14日）：头昏，失眠，时伴视物旋转，无呕吐，行走需人搀扶，胆小易惊，失眠多梦，口渴不欲多饮。小便黄短偶有灼热感，大便偏干，口稍黏，面隐红，舌红、苔白，脉沉细弦，尺脉更沉。患者右侧乳腺癌根治术后2年余，自诉定期复查病情稳定。患者出现头昏、失眠1月余，时伴视物旋转，无呕吐。

西医诊断：乳腺癌根治术后。

中医诊断：失眠。

辨证：下焦湿热，心肾不交。

治法：利水育阴。

处方：猪苓汤加减。

猪苓30g，茯苓15g，滑石30g，泽泻15g，柴胡6g，芍药10g，橘核15g，香橼10g，阿胶10g，夜交藤30g，酸枣仁30g，远志15g，龙骨30g，珍珠母30g，磁石30g，当归15g。

共10剂，水煎服，每日1剂，分3次温服。

二诊（2016年1月26日）：服上方后，小便转长、转清、偶有灼热感，心悸、失眠、头昏症状均减轻，仍守原方共5剂，水煎服，每日1剂，分3次温服。此后患者于2月2日复诊，自诉病情逐日好转，病因病位未变，减去龙骨、珍珠母、磁石等重镇安神之品。继续服药14剂，诸症消失。

按：本例之所以辨证为下焦湿热伤阴而致心肾不交，是因其脉沉细弦，是为阴血不足之脉，尺脉沉说明其阴血不足在下焦肾；小便灼热及口黏，乃是有湿热之象。综合来看，故属湿热伤阴可知。下焦肾阴不足，不能上济心火，所以心烦失眠。《伤寒论》云："少阴病，下利六七日，咳而呕渴，心烦不得眠者，猪苓汤主之。"故选用猪苓汤治疗，取得了较好的疗效。

案4

陈某，女，63岁，初诊（2016年1月5日）：左上肢肿胀发硬，不能抬举，偶伴胀痛，右乳轻度胀痛，NRS疼痛评分为2分，无胸闷、气短，无心慌、憋气，无咳嗽、咳痰，无头晕、头疼，食纳可，二便正常，夜寐差，舌淡红、苔薄白，脉细涩。11个月前于重医附一院行左乳腺癌根治术，病理检查显示"左乳浸润性导管癌，乳头及皮肤未见癌侵犯"。ER（+），PR（+），Her-2（-）。术后化疗6个疗程（具体不详），术后持续服用三苯氧胺。

西医诊断：1.乳腺癌术后化疗后；2.急性放射性肺炎。

中医诊断：乳腺癌。

辨证：气滞血瘀，湿邪内阻证。

治法：理气活血，利湿消肿。

处方：

黄芪30g，太子参30g，柴胡12g，枳壳15g，络石藤30g，红花10g，制黄精15g，女贞子30g，白英15g，龙葵15g，泽泻30g，泽兰20g，八月札15g，磁石30g。

共7剂，水煎服，每日1剂。

复诊：2周后复诊，患者述服药后左上肢胀痛较前明显减轻，右乳房胀痛较前略缓解，夜寐较前略好转。查体：测上臂围左侧31cm，前臂围左侧24cm。

前方加猪苓、茯苓各30g，陈皮12g，夜交藤12g，加强行气利水安眠之功。处方7剂,水煎服,每日1剂,分早中晚3次温服。

三诊(1月后):患者述左上肢浮肿及胀痛较前明显缓解,上臂皮肤变软,右乳房胀痛较前明显缓解,夜寐较前好转。查体:测上臂围左侧30cm,前臂围左侧23.6cm。

处方:继续予前方14剂,水煎服,每日1剂,分早中晚3次温服。

四诊(2月后):服上药后患者情况稳定,左上肢水肿减轻且明显变软,左侧上臂围29cm,前臂围23.4cm,舌淡红、苔薄白,脉细涩。

处方:前方去磁石、猪茯苓、泽兰,加川芎10g,共7剂,水煎服,每日1剂,分早中晚3次温服。

上方加减调整后,患者共服用28剂,患者左上肢水肿显著改善,皮肤变软,无疼痛、麻木及活动障碍,两侧上臂围相差2cm,两侧前臂围相差0.4cm。

按:古代中医文献对本病病名早有记载,乳腺癌属于中医学的"乳岩""乳核""乳石痈""石奶"等范畴,其所描述的症状与现代医学有关乳腺癌的症状描述十分吻合,如明代陈实功《外科正宗》中言:"经络痞涩,聚积成核,初如豆大,渐若围棋子;半年一年,二载三载,不痛不痒,渐渐而大,始生疼痛,痛则无解,日后肿如堆栗,或如覆碗,色紫气秽,渐渐溃烂,深者如岩穴,凸者若泛莲,疼痛连心,出血则臭,其时五脏俱衰,四大不救,名曰'乳岩'。"

乳腺癌术后患者多出现术肢水肿的情况,严重影响患者的生活质量,严重者有截肢的风险。从解剖学角度上讲,此类情况多因根治术中清扫腋下淋巴结而彻底破坏了腋淋巴回流网络,切除部分静脉导致静脉回流障碍,从而引起患侧上肢水肿、坠胀不适、活动障碍,容易并发感染,为乳腺癌根治术后较常见的并发症。

本病属中医学中的"水肿"范畴,常以肝郁气滞、气滞血瘀为基本病理。故治宜理气健脾利湿，活血化瘀通络。处方用药上多在疏肝理气的基础上，加予益气活血、行气化瘀之品。益气药物多选用太子参、黄芪、南北沙参一类；疏肝理气以柴胡疏肝散为基础方，常选柴胡、枳壳、陈皮、青皮、香附、佛手一类加用络石藤等植物理气药为主，活血化瘀多选用红花、赤芍、白芍、鸡血藤等药物以活血养血，配合泽泻、猪苓、茯苓等利水消肿之品，再联合白英、八月札、白花蛇舌草、半枝莲、龙葵、藤梨根等清热解毒药物，共奏扶正祛邪之效，以达改善肿瘤患者生存质量、延长生存时间之效。此方在临床中疗效颇佳。

案5

周某，女，45岁，初诊（2015年3月18日）：头晕，时有眼花耳鸣，腰膝及四肢软弱无力。舌质淡红，脉沉细。因左乳包块在重医附一院乳腺外科行左乳腺癌根治术。术后病理报告显示为"黏液腺癌、腋下淋巴结转移"，术后行辅助化疗。左乳腺癌术后（Ⅲ期），复查血常规：WBC $2.3×10^9$/L。

西医诊断：乳腺癌术后化疗后，白细胞减少症。

中医诊断：乳腺癌。

辨证：肝肾精血不足。

治法：补肝肾，益精血。

处方：

黄芪40g，陈皮10g，白术20g，茯苓15g，阿胶（烊化）1g，枸杞子20g，桑葚15g，首乌15g，黄精20g，紫河车粉（兑服）5g，鸡血藤30g，女贞子15g，当归10g，生麦芽15g。

共7剂，水煎服，每日1剂。

二诊（2015年3月26日）：服用7剂后查血常规，WBC $3.4×10^9$/L。头晕、眼花、全身软弱等症明显减轻，但觉胃脘不适、微胀。上方加苏梗15g，续服7天后，WBC $5.3×10^9$/L，后改用香砂六君子汤加减以调理。

处方：

黄芪40g，陈皮10g，白术20g，茯苓15g，阿胶（烊化）1g，枸杞子20g，桑葚15g，首乌15g，黄精20g，紫河车粉（兑服）5g，鸡血藤30g，女贞子15g，当归10g，生麦芽15g，苏梗15g。

按：肝藏血，能调节全身之血液；肾藏精，为气血化生之根。精血同源，肝肾功能协调对生精化起着重要的作用。肝血充足，肾精旺盛，髓有所养，造血机能才能正常。本例属化疗损伤肝肾，当调补肝肾精血。方中，阿胶、当归、鸡血藤、紫河车、黄精滋补肝血，枸杞子、桑葚、首乌、女贞子补益肾精，生麦芽助消化以防呆滞碍脾。有研究证明，上述许多药物都有不同程度减轻和改善化疗对骨髓的抑制，恢复骨髓造血功能的作用。

案6

周某，女，38岁，初诊（2010年10月12日）：口淡无味，眠差，口苦，大便可，舌微红、苔薄白，脉细。左乳腺癌术后3个月，化疗7个疗程，放疗中。

西医诊断：左乳腺癌术后。

中医诊断：乳腺癌。

辨证：脾虚肝郁。

治法：健脾益气，疏肝解郁。

处方：

黄芪30g，太子参30g，柴胡12g，枳壳15g，赤芍15g，白芍15g，甘草6g，茵陈15g，金钱草30g，炙远志10g，夜交藤30g，佩兰10g，砂仁12g，草豆蔻10g，薏苡仁20g，鸡内金20g，熟地12g，生地12g。

共8剂，水煎服。

二诊（2010年10月28日）：气短，口干，夜寐差，二便可，舌淡红、苔薄白，脉细。

处方：

黄芪30g，南沙参30g，北沙参30g，生晒参10g，柴胡12g，枳壳15g，赤芍15g，白芍15g，甘草6g，炙远志10g，夜交藤30g，枣仁30g，白英15g，龙葵15g，徐长卿15g，石见穿30g，生地12g，熟地12g，枸杞15g。

共12剂，水煎服。

按：郑卫琴老师认为乳腺恶性肿瘤多与情志不畅、冲任失调等相关，治疗上多采用疏肝解郁、调理冲任之法，方中重用黄芪、南沙参、北沙参、生晒参等益气固本，柴胡、枳壳等疏肝。

腮腺癌医案

李某，女，71岁，初诊（2014年6月18日）：左侧肿块肿痛，口干，大便艰行，脉弦滑数，舌暗红。检查：左侧面瘫，左腮腺区有一约5cm×5cm大小肿块，质硬固定，左下颌淋巴结约2cm×1.5cm，颈后正中有一肿块约1.5cm×2cm，质均硬，固定。患者左腮腺区有一肿块，逐渐增大及左侧面部瘫痪已2年。2014年4月20日在重庆某医院住院活检，病理检查结果为"圆柱形腺癌Ⅱ级"。2014年5月30日转至另一医院放疗，共25F，肿块由7cm×8cm缩小至5cm×5cm，但局部反应严重，皮肤破碎疼痛，停止放疗。

西医诊断：腮腺癌。

中医诊断：腮腺癌。

辨证：痰毒内结，气血淤滞，蕴热伤阴。

治法：软坚化痰，活血化瘀，养阴解毒。

处方：

夏枯草30g，海藻15g，昆布12g，王不留行30g，桃仁12g，生地12g，丹参15g，鳖甲30g，石见穿30g，蜂房12g，瓜蒌仁15g，天花粉25g，蟾皮9g，苦参15g，牡蛎30g。

共7剂，每日1剂，日服3次。

经服中药治疗后，患者左腮部肿块、左颌下及枕后淋巴结均见缩小。2014年8月26日复诊检查：左腮腺部肿块已缩小至3cm×4cm，质软。左颌下及枕后淋巴结均未能明显扪及。上方已获显效，继续原法治疗2个月。2014年9月22日复诊检查：左腮腺部位，仅可扪及一个约核桃大小（3cm×3cm）的质软结节。继续口服中药治疗。2014年10月29日及2015年1月20日患者来院复查，全身情况良好，病情稳定。

按：本病属中医学的"腮疮""流痰""石疽"等范畴。其病因为热毒内结，气滞血瘀。夏枯草、昆布等药物确有疗效，但应该总结后再研究。

内科杂病医案

案1

杜某，女，29岁，初诊（2014年5月5日）：患者1月前因参加职业考试熬夜后2周出现失眠，身疲，乏力，梦多，易醒，月经延期，伴纳食减少，食欲欠佳，舌淡胖有齿印，苔薄白，脉细。

西医诊断：失眠。

中医诊断：不寐。

辨证：心脾两虚证。

治法：补养心脾，养血安神。

处方：

浮小麦30g，百合15g，莲米15g，远志10g，夜交藤30g，合欢皮30g，川楝子10g，党参30g，煅龙骨30g，炒枣仁15g，柏子仁15g，当归15g，茯神30g，太子参30g，五味子15g，麦冬15g，山药20g，川芎10g。

加水1500mL，煎取450mL，分3次服，每日1剂，共3剂。

二诊（2014年5月8日）：患者失眠好转，每晚能睡约3~4小时，身软、乏力减轻，仍梦多，易惊醒，食欲好转，舌淡、苔薄白，脉细。治疗以益气养血，健脾补虚，宁心安神为主。续以上方加减。

处方：

浮小麦30g，百合15g，莲米15g，远志10g，夜交藤30g，合欢皮30g，牡蛎30g，党参30g，煅龙骨30g，炒枣仁15g，柏子仁15g，当归15g，茯神30g，太子参30g，五味子15g，麦冬15g，山药20g，白芍15g，川芎10g。

加水1500mL，煎取450mL，分3次服，每日1剂，共4剂。

按：失眠是常见病，表现为入睡困难，断断续续不连贯，而过早地醒来，醒后不能再继续睡。此类患者有睡眠不足，全身乏力，倦怠的感觉，中医对失眠有非常深入的研究。常用的治疗方法有调理五脏、调节情志、调理肝脾、引火归根、心肾相交等。人体的睡眠是一种具有昼夜节律性的生理活动，失眠则是这种正常睡眠—觉醒节律—紊乱的结果。因此治疗失眠，首先要遵循昼夜节律，因时制宜。本例患者长期熬夜，打破了正常睡眠—觉醒节律，故而失眠，心藏神，神不守舍，故失眠。心主血，脾为后天之本，气血生化之源，心脾气血不足，血不养心，故调理心脾气血，方能宁心安神。

案2

刘某，女，46岁，初诊（2014年11月10日）：患者疲倦、乏力，嗜睡，牙龈无出血，皮肤、黏膜无瘀点瘀斑，纳食欠佳，大便干结，无潮热，舌红、苔薄白，脉细。患者肝硬化3年，脾大，伴血小板减少1年。WBC $5.1×10^9$/L，HGB 130g/L，PLT $54×10^9$/L。腹部彩超：肝硬化、脾大。胃镜：慢性糜烂性胃炎。

西医诊断：肝硬化，血小板减少症。

中医诊断：积聚。

辨证：脾肾两虚，血热血瘀。

治法：健脾补肾，凉血化瘀。

处方：

生地30g，枣皮15g，丹皮15g，山药30g，茯苓30g，鸡血藤40g，黄芪30g，白术15g，当归15g，阿胶10g（烊），水牛角15g（先），补骨脂15g，鳖甲30g（先），小茴香20g，肉苁蓉15g，党参30g，桃仁12g，川芎12g。

加水1200mL，煎取450mL，分3次服，每日1剂，共4剂。

二诊（2014年11月14日）：患者疲倦、乏力明显减轻，嗜睡减轻，无牙龈出血，皮肤、黏膜无瘀点瘀斑，纳食一般，大便软，无潮热、盗汗，舌红少苔，脉细。继续给予健脾补肾、凉血化瘀法治疗。上方熟地易生地，守方7剂续用。

处方：

熟地30g，枣皮15g，丹皮15g，山药30g，茯苓30g，鸡血藤40g，黄芪30g，白术15g，当归15g，阿胶10g（烊），水牛角15g（先），补骨脂15g，鳖甲30g（先），小茴香20g，肉苁蓉15g，党参30g，桃仁12g，川芎12g。

加水1200mL，煎取450mL，分3次服，每日1剂，共7剂。

三诊（2014年11月21日）：患者疲倦、乏力明显好转，睡眠可，无牙龈出血，皮肤、黏膜无瘀点瘀斑，纳食欠佳，大便正常，无潮热，舌红少苔，脉细。复查血常规：WBC $5.6×10^9$/L，HGB 142g/L，PLT $66×10^9$/L。

继续给予健脾补肾、凉血化瘀法治疗。

处方：

熟地30g，枣皮15g，丹皮15g，山药30g，茯苓30g，黄精30g，黄芪30g，白术15g，当归15g，阿胶10g（烊），水牛角15g（先），补骨脂15g，鳖甲30g（先），淫羊藿10g，肉苁蓉15g，党参30g，桃仁12g，川芎12g，地骨皮15g。

加水1200mL，煎取450mL，分3次服，每日1剂，共7剂。

按：肝硬化、脾大所致血小板减少症，与其他原因引起的血小板减少性疾病不同。一般认为其主要由肝郁化火，火热炽盛，热迫血液妄行，血液外溢或热灼血凝，故治疗主要从血热血瘀入手，治予凉血化瘀解毒；同时长期慢性血小板减少，久病耗伤人体正气，直接累及先天之本脾和后天之本肾，致脾肾亏虚，故治疗应健脾益气，脾气健旺，气血生化有源，肾精足，肾气旺，肾主骨生髓，肾旺髓旺，则气血足，病易愈。本例血小板减少的治疗主要是从健脾益肾，凉血化瘀入手，切中病机故而获效。

直肠癌医案

案1

肖某,男,49岁,初诊(2015年3月24日):患者面色白,消瘦,乏力,口干,喜热饮,四肢不温,汗出,纳差,时有腹痛,大便溏稀,舌淡红、苔白腻,脉沉细。患者于2015年2月在某医院经X线摄片及直肠镜病理检查,确诊为"直肠腺癌"。同年3月在该院行"直肠癌根治术"。术后病理检查为"直肠腺癌Ⅲ期"。既往史:高血压、糖尿病等慢性疾病病史20余年,未规律口服降压药及降糖药,否认冠心病等慢性疾病病史。

西医诊断:直肠腺癌Ⅲ期。

中医诊断:直肠癌。

辨证:气血亏损,脾虚湿蕴。

治法:益气养血,健脾和胃,滋补肝肾。

处方:

党参20g,生芪30g,阿胶15g(烊化),白术10g,茯苓10g,陈皮9g,半夏10g,鸡内金15g,六曲15g,枸杞子20g,菟丝子15g。

共5剂,水煎服,每日1剂。

复诊:呕吐清水时加丁香5g,柿蒂10g;腹泻时加山药20g,薏仁米30g,泽泻20g。上方加减调服,目前已顺利完成4个疗程化疗。便血时加仙鹤草30g,地榆20g;腹泻时加肉豆蔻10g,补骨脂15g。同时配合中成药加味西黄胶囊、扶正解毒冲剂交替服用。患者近期复查:胸片、腹B超、肠镜、癌胚抗原、血沉、肝肾功能、免疫球蛋白均属正常范围。

按:此案患者行手术切除术后因正气受损,气血亏虚,加之年龄较大，故以中药滋补之剂为主调理，待正气恢复、体力改善，继以化疗药物祛除毒邪。在患者高龄，正气不足，邪气亦不盛的情况下，化疗药物量不宜过大，以免损伤正气，同时化疗期间给予中药，以益气养血、健脾和胃、滋补肝肾之剂，减轻化疗所致的副反应，既提高了机体的免疫力，增强抗癌能力，改善症状，又有利于清除余毒。

案2

王某，男，35岁，初诊（2015年3月6日）：面色少华，神疲乏力，大便每日2次，偏烂、尚成形、色黄，诉时有腹部隐痛，出现口腔溃疡，纳眠尚可，小便尚可，舌红、苔黄腻，脉细弦。患者于7月前因解黑便，于某医院行结肠镜检查，结果为"结肠癌"。遂至某医院行"腹腔镜乙状结肠癌根治术"，肿块大小约4cm×4cm，侵犯浆膜。病理检查结果为"腺癌Ⅱ级，肠系膜淋巴结1/4"。术后行艾力（注射用盐酸伊立替康）+希罗达（卡培他滨）化疗6次，后以单药希罗达（卡培他滨）维持治疗，末次化疗距今2周。为求中医治疗，遂来我科就诊。

西医诊断：结肠癌术后化疗后。

中医诊断：结肠癌。

辨证：气虚血瘀证。

治法：行气健脾兼活血化瘀。

处方：

党参15g，茯苓15g，白术15g，陈皮12g，薏苡仁30g，皂角刺15g，鹿角霜12g，虎杖根30g，五灵脂15g，蒲黄炭15g。

共10剂，水煎服，每日1剂。

复诊：3周后复诊，患者诉3天前因饮食不洁出现腹泻，未见黏液脓血便，乏力已改善，舌淡、苔白腻，脉细弦。给予原方14剂，水煎服，每日1剂。

三诊：1月后，患者诉小腿皮肤出现瘙痒，未见皮疹及破溃，腹痛缓解，纳佳，舌淡、苔薄，脉细。

处方：

炙黄芪18g，生晒参12g，茯苓15g，猪苓15g，枸杞子15g，女贞子15g，薏苡仁30g，败酱草30g，连翘12g，陈皮12g，柴胡9g，麦芽30g。

共14剂，水煎服，每日1剂。

四诊：1月后，患者诉大便已调，手脚怕冷，舌淡、苔根稍腻，脉弦滑。予上方去败酱草、连翘、柴胡，加香附10g，溪黄草30g，鸡内金12g，虎杖根30g，川芎6g。共14剂，水煎服，每日1剂。

按：患者肠积刀圭之后，损伤气血，气血运行不畅，导致瘀血内阻致腹痛，血虚不荣，故面色少华，神疲乏力；脾气不足，运化无力，致湿热内阻，而六腑以通为用，故大便不调，另舌苔黄腻亦为湿阻之舌象。治以行气健脾兼活血化瘀，方用异功散益气健脾，行气化滞，加皂角刺、虎杖根、失笑散活血化瘀止痛。二诊时因饮食不洁出现腹泻，仍属脾虚不运引起，故守方续进。三诊时腹痛缓解，纳佳，考虑脾气渐复，可以佐少量补阴之品以助气化，故除用益气健脾之药外，加枸杞子、女贞子等，另出现皮肤瘙痒，加连翘、柴胡等疏散表邪。

案3

吴某，男，80岁，初诊（2015年5月12日）：神清，精神可，纳食减少，乏力，手足麻木、刺痛，大便偏稀，小便可，无畏寒发热、咳嗽咳痰、恶心呕吐等不适，舌质淡、苔微腻，脉缓无力。患者于10月余前行肠镜检查发现结肠肿瘤，遂于某院行"升结肠肿瘤根治术"，术后病理结果显示为"结肠溃疡性腺癌"。后口服卡培他滨化疗2个疗程，后复查血肿瘤指标升高，改行FOLFOX6方案化疗7个疗程，复查血肿瘤指标回落，评价有效，末次化疗距今2周。

西医诊断：1.结肠癌术后化疗后；2.手足综合征。

中医诊断：大肠癌。

辨证：脾失健运，痰湿内生，脉络不和证。

治法：补肺清肝化瘀，兼清热。

处方：

生黄芪30g，苍术10g，白术10g，陈皮10g，法半夏10g，白蒺藜15g，薏苡仁30g，桂枝15g，厚朴10g，川芎10g，炒白芍15g，枳壳15g，白僵蚕10g，谷芽30g。

共10剂，水煎服，每日1剂。

复诊：患者述胃纳、乏力较前明显改善，大便转常，手足麻木、刺痛亦有好转，舌淡、苔微腻，脉缓。前方去薏苡仁、枳壳、谷芽，加天麻10g，全蝎3g，炒丹参15g，再进14剂。

按：患者结肠癌术后化疗后，致脾胃受损，运化失司，痰湿内生，痰阻脉络，脉络失和，故见手足麻木、刺痛，纳减，乏力，便稀等诸症。郑卫琴老师以燥湿健脾、化痰通络法为治，药用生黄芪、苍术、白术、陈皮、法半夏、薏苡仁、厚朴燥湿健脾，白蒺藜、桂枝、炒白芍调和营卫，白僵蚕、白蒺藜、川芎、丹参、全蝎化痰和络。全方以燥湿健脾为主，以治其本，佐以化痰通络之品以去其标，故取效迅速。全在其标本兼治，而非一味温经、活血、通脉，死守成法。

案4

孙某，男，53岁，初诊（2015年5月24日）：大便每日4~6次，多不成形，便中带血，色鲜红，偶有稀水样便，大便臭黏腻，伴肛门灼热，无腹痛，舌质暗红、苔黄，脉数。患者于3年前因"便血"于外院诊断为"升结肠癌"，行根治性手术。病理检查结果为"高分化腺癌，侵及肠全层，肠系膜淋巴结5/14转移"。术后6周行FOLFOX4方案化疗，1年前出现腹泻便血而停化疗。肠镜检查结果为"溃疡性结肠炎"，口服奥沙拉嗪及锡类散灌肠至今。

西医诊断：1.结肠癌术后化疗后；2.溃疡性结肠炎。
中医诊断：大肠癌。
辨证：湿热下注，瘀毒内阻证。
治法：清热燥湿，化瘀解毒。
处方：

葛根20g，黄芩10g，黄连6g，乌梅30g，车前子15g，滑石15g，地榆10g，槐花10g，血余炭30g，露蜂房10g，蛇蜕10g，丹参15g。

共7剂，水煎服，每日1剂。

复诊：服药7剂后复诊，大便减为每日2～3次，成形，未行灌肠，便血消失，大便臭，伴有不消化食物。唇暗，舌质淡暗，苔根黄腻，脉细数。原方去露蜂房，加苦参10g，焦三仙各10g，继服1个月，大便逐渐正常。2个月后复查肿瘤相关指标、CT检查结果未见复发转移。

按：结肠癌术后，或行化疗、放疗，原有大肠传化糟粕功能受损，气机不畅，传导失司，留而化热，热迫大肠，故有腹泻便血，肛门灼热，辨证属中医"热痢"范畴。中医认为，体内湿热之邪旺盛会引起腹泻；清阳下陷，清浊不分也会引起腹泻。葛根芩连汤中葛根的用量最大，其味甘、辛，性凉，能解肌退热、升发脾胃清阳之气而止泻；黄芩、黄连味苦，性寒，能清热燥湿止泻；甘草甘缓和中，并协调诸药。诸药相配共成清热止泻之剂。现代医学常见治疗溃疡性结肠炎及放射性肠炎后见大便后肛门灼热，小便发黄或大便黏腻不爽，有排便不尽感觉者。

案5

王某，男，65岁，初诊（2015年11月12日）：结肠癌术后5年，术后辅助化疗4个疗程，2个月前因背痛，发现胸椎骨转移放疗后2周。刻诊见患者背心疼痛，口干，纳食欠佳，睡眠可，大便干燥，数日一行，小便正常，舌微红、苔白，脉细。

西医诊断：结肠癌。

中医诊断：癥瘕。

辨证：脾肾亏虚，痰瘀毒热。

治法：健脾温肾，化痰散结，清热解毒。

处方：

黄芪30g，南北沙参各30g，藤梨根30g，鼠妇8g，骨碎补15g，透骨草15g，薏苡仁20g，金荞麦5g，生熟地各12g，乌药12g，鸡内金15g，冬凌草15g，百合15g，麦冬15g，补骨脂15g，火麻仁30g。

共14剂，水煎服，每日1剂。

二诊（2015年11月26日）：背痛微减轻，口干苦，纳少，大便4~5日一行，舌淡红、苔白，脉细。

处方：

黄芪30g，南北沙参各30g，桔梗15g，紫菀15g，骨碎补15g，透骨草15g，金钱草30g，鸡内金20g，火麻仁30g，郁李仁30g，白英15g，龙葵15g，金荞麦15g，玄参30g，冬凌草15g，鼠妇8g，藤梨根30g。

共14剂，水煎服，每日1剂。

按：此例患者为结肠癌术后多年后骨转移，放疗后以背痛为主症伴食欲欠佳、大便结燥。患者为老年男性，患病日久，正气亏虚，穷必及肾，肾气不足，放疗，射线乃热毒之邪，耗气伤阴，后天脾胃受伤，先后俱有不足。肾主水，脾不运化水湿，水湿停聚为痰为饮，饮为阴邪，易阻碍气机，气滞则血瘀，痰瘀互结久之癌毒内生，有形之积块形成。方中芪、参大补人体之元气为君，熟地、骨碎补、补骨脂等补肾精、温肾阳，薏苡仁、鸡内金、百合、麦冬等健运脾胃同居中州共为臣，金荞麦、薏苡仁化痰散结除湿，藤梨根、冬凌草、透骨草清热解毒，鼠妇活血化瘀、火麻仁润肠，共为佐使。全方共奏健脾温肾，化痰散结，清热解毒之功。

案6

肖某，男，68岁，初诊（2016年5月5日）：右胁肋胀痛，胸口板胀，腹胀不和，难以平卧，纳差，口干，小便短少，大便尚调。舌淡、苔少，脉弦细。患者于4余年前因"大便带血"就诊于外院，被诊断为"直肠癌"，并行"直肠癌根治术"。1周前因肝区疼痛不适，检查发现肝功能损害，腹部CT提示"肝转移，腹腔积液"。

西医诊断：1.直肠癌术后肝转移；2.腹腔积液。

中医诊断：直肠癌。

辨证：脾虚阴伤，癌毒内结证。

治法：健脾利水，解毒抗癌佐以养阴。

处方：

白术90g，生薏苡仁90g，太子参30g，黄芪30g，楮实子30g，路路通30g，泽兰30g，猪苓30g，黄精30g，陈皮10g，莪术10g，茯苓30g。

共14剂，水煎服，每日1剂，同时予复方斑蝥胶囊以抗癌解毒。

复诊：腹胀较前明显好转，可以平卧。纳食较前增多，二便调。

处方：

白术60g，生薏苡仁60g，太子参30g，黄芪30g，楮实子20g，路路通20g，猪苓30g，黄精30g，灵芝30g，陈皮10g，莪术10g，茯苓30g，九香虫10g，仙鹤草30g。

共14剂，水煎服，每日1剂。

继服复方斑蝥胶囊。后在此方基础上加减，调治2月余，目前患者症状稳定。

按：本案为癌性腹水，郑卫琴老师认为由脾虚、气亏所致，故治以健脾益气利水为基础。腹水产生后，又致阴伤，故同时应注意适度养阴。选方为清代汪昂《医方集解》中的四君子汤（党参、白术、茯苓、甘草）。郑卫琴老师认为癌毒日久，后天之本必有受损。故治疗中，应重视顾护脾胃，以求补益而不碍邪，祛邪而不伤正。尤喜使用白术，白术有健脾益气、祛湿利水之效，常从20g起用，若脾虚症状较显，可用至100g，往往有良好成效。现代药理研究指出，白术可通过多种途径产生抗肿瘤作用，主要表现在促进肿瘤细胞凋亡，抑制肿瘤细胞增殖，提高机体抗肿瘤能力，增加对肿瘤细胞的毒副作用以及降低肿瘤组织的侵袭转移能力等。路路通，又名枫实，《本草纲目拾遗》称其能"通行十二经穴，故治水肿胀满用之，以其能搜逐伏水也"。楮实子，入肝、脾、肾三经，功能滋肾，治虚劳、目昏、水气浮肿。郑卫琴老师认为健脾气与滋肾阴在癌性腹水治疗中尤为重要。现代药理研究证明，楮实子的有效成分楮实子总生物碱对肿瘤亦有一定的抑制作用，故该药亦被导师喜用。全方治水养阴，扶正祛邪，临证之时酌情加减，常有收效。导师指出本病本在癌毒，故治疗上针对"癌毒"，除汤药中喜用白花蛇舌草、山慈菇、地龙、壁虎、九香虫、全蝎、蟾皮等解毒抗癌药物外，还常选用中成药治疗原发性肿瘤，常用药物有复方斑蝥胶囊、消癌平片、抗癌平片等。

案7

宋某，男，79岁，初诊（2015年7月15日）：患者神志清，精神欠佳，乏力，腹胀，无腹痛，无反酸烧心，无腹泻、便血、恶寒发热，饮食正常，睡眠正常，大便正常，小便正常，体重无明显变化。既往确诊为"大肠癌"。

西医诊断：1.乙状结肠中分化管状腺癌术后化疗后（TXNXM1，Ⅳ期）肝、骨转移；2.结肠造瘘术后；3.慢性阻塞性肺病。

中医诊断：肠癌。

辨证：气血亏虚，痰瘀互结证。

治法：补益气血。

处方：

红芪9g，石斛30g，黄精30g，肉桂10g，白术15g，茯苓15g，赤芍15g，南沙参30g，云芝10g，藤梨根30g，垂盆草30g，鸡骨草30g，牡蛎30g，土贝母10g，莪术10g，白花舌蛇草30g，石见穿30g，半枝莲30g，猫爪草15g，薏苡仁45g。

共5剂，水煎服，每日1剂。

按：患者为老年男性，脏腑功能下降，加之既往长期吸烟，伤及人体正气，导致痰浊内生，痰浊内蕴，久之化而为毒，发为肠癌。患者其后行手术治疗，伤及人体气血，气血亏虚，运化不畅，金刃术后，瘀血内生，故见痰瘀互结之征，辨病属"肠癌"范畴，辨证为气血亏虚，痰瘀互结。本病病位在肝脾、大肠，病性属虚实夹杂，预后差。

案8

黄某，女，58岁，初诊（2015年2月14日）：疲倦乏力，大便日行一次，时有右胁痛，纳差，腰酸痛。舌质红、苔白，脉沉细。患者于2015年1月在外院体检时，发现降结肠癌，在西南医院行手术治疗，肿物大小约3cm×2cm。病理检查结果为："中分化腺癌，浸润肌层。"术后口服希罗达1个疗程。近1周出现腹痛，大便日行3次，大便如水样，色黄。腹部B超显示"肝内多发转移"。因患者不愿化疗和介入治疗，要求中医治疗，故前来就诊。

中医诊断：结肠癌。

西医诊断：结肠癌术后化疗后肝转移。

辨证：脾肾亏虚，癖毒蕴结。

治法：健脾益肾，化瘀消癥。

处方：

黄芪30g，白术2g，陈皮15g，土茯苓10g，桃仁10g，莪术10g，三棱10g，白头翁15g，蒲公英15g，女贞子15g，杜仲10g，白芍10g，葛根10g。

共10剂，每日1剂，水煎服。

二诊（2015年3月2日）：疲倦乏力，大便好转，每日2次，大便成形，纳可，右胁痛减轻，眠差，梦多，腰酸痛，小便可。舌淡、苔白、脉沉细。上方加当归15g，酸枣仁10g，续服7剂。

三诊（2015年3月20日）：疲倦乏力，四肢欠温，纳可，眠一般，早醒，二便调。舌质淡红、苔薄白、脉沉细。二诊方加桂枝、附子益气温阳。

处方：

黄芪30g，白术2g，陈皮15g，土茯苓10g，桃仁10g，莪术10g，三棱10g，白头翁15g，蒲公英15g，女贞子15g，杜仲10g，白芍10g，葛根10g，当归15g，酸枣仁10g，桂枝10g，附子5g。

共7剂，每日1剂，水煎服。

三诊后，患者药后诸症基本消失，此后坚持门诊治疗，以四君子汤、膈下逐瘀汤随证加减治疗，多次复查肠镜结果均正常，肝内肿物无明显增大。

按：此病例为乙状结肠癌术后化疗后患者，初诊时症见：疲倦乏力，大便每日1次，无腹痛，纳差，腰酸痛，舌质红、苔白、脉沉细。综合四诊，辨为脾肾亏虚，瘀毒蕴结证。治以健脾益肾，祛瘀消癥为法，以杜仲、女贞子、黄芪健脾补肾，土茯苓、桃仁、莪术活血散结，白头翁、蒲公英清热解毒散结；二诊时患者眠差，梦多，加当归、酸枣仁养血安神；三诊时，患者疲倦乏力，四肢欠温，二诊方加桂枝、附子温通阳气；四诊时患者腹胀闷，心烦喜叹息，三诊方去葛根、蒲公英，加柴胡、香附、白术、茯苓等加强疏肝健脾。盖患者术后化疗后肝肾气血已虚，治以扶正抗癌为主,以有效减轻术后化疗后毒副反应,稳定转移病灶。

案9

梁某,女,38岁,初诊(2014年5月23日):疲倦,乏力,偶咳嗽,痰白量少,纳眠可,大便每日1次,便溏,小便调。舌质红、苔白厚腻,脉弦滑。患者于2014年1月因"大便异常"于外院检查发现直肠癌,在重医附二院行手术切除术,术后病理检查结果为"直肠中分化腺癌,淋巴结转移"。术后口服希罗达治疗。2014年5月发现双肺转移,转至我院求中医药治疗。

西医诊断:直肠中分化腺癌术后双肺转移。

中医诊断:直肠癌。

辨证:脾虚痰湿。

治法:健脾利湿,化痰散结。

处方:

黄芪40g,白术20g,桃仁20g,薏苡仁20g,浙贝20g,葛根15g,苦参15g,茯苓20g,法半夏15g,白及20g,党参15g,藤梨根20g,猫爪草20g。

共7剂,每日1剂,水煎服。

二诊(2014年6月2日):大便次数较前减少,每日2次,大便成形,无黏液血便,胃纳、睡眠基本正常,时咳嗽,痰少,舌质红、苔白腻,脉弦滑。减去苦参,加木香。

连服7剂,每日1剂,水煎服。

处方:

黄芪40g,白术20g,桃仁20g,薏苡仁20g,浙贝20g,葛根15g,木香15g,茯苓20g,法半夏15g,白及20g,党参15g,藤梨根20g,猫爪草20g。

共7剂,每日1剂,水煎服。

三诊(2014年6月20日):精神体力好转,纳可,夜眠差。

二便调，舌质红、苔白腻，脉弦滑。去葛根，加用远志、夜交藤。

连服7剂，每日1剂，水煎服。

处方：

黄芪40g，白术20g，桃仁20g，薏苡仁20g，浙贝20g，夜交藤15g，木香15g，茯苓20g，法半夏15g，白及20g，党参15g，藤梨根20g，猫爪草20g，远志15g。

共7剂，每日1剂，水煎服。

按：该患者直肠癌术后化疗后病情未能控制并出现双肺转移，不愿再行其他方案化疗，求治中医。病属晚期，无法治愈。治疗目的以改善临床症状为主。当前，医学界在晚期癌症的治疗中以延长生存期，提高生活质量为终点指标，而不是以瘤体的缩小为唯一目标已形成共识。患者经中医药辨证治疗后肿瘤得以控制，临床症状改善，生存质量得以提高。

案10

龙某，男，64岁，初诊（2013年6月24日）：泛清口水，肛门坠胀，大便数次、成形、质稀，舌淡红、苔薄黄，脉细。患者于2013年5月20日行结肠癌术后化疗1个疗程，后以"溃疡型中分化腺癌，侵及深肌层"就诊。

西医诊断：结肠癌。

中医诊断：结肠癌。

辨证：脾虚湿盛。

治法：健脾渗湿。

处方：

黄芪30g，太子参30g，蒲黄炭10g，血余炭10g，芡实30g，炒白术12g，升麻10g，制黄精15g，女贞子30g，藤梨根15g，鼠妇8g，薏苡仁20g，淮山药20g，台乌12g，猪苓15g，茯苓15g，白头翁15g。

共6剂，水煎服，每日1剂。

复诊（2013年7月29日）：大便每日3～4次，带黏液，化疗3次，舌淡红、苔薄白，脉细。

处方：黄芪30g，太子参30g，白头翁20g，红藤15g，炒白术12g，芡实30g，薏苡仁20g，制黄精15g，女贞子30g，淮山药20g，鸡内金20g，隔山撬30g，鹿角霜20g，生地12g，熟地12g，马齿苋30g，猪苓15g，茯苓15g。

共6剂，水煎服，每日1剂。

按：针对大便次数多、质地稀的患者，郑卫琴老师的处方多配伍使用炭药（蒲黄炭、血余炭等）。所谓炭药，就是把中药烧、炒或煅制成炭，再行使用。炭药的使用和治病效果有着密切的关系，归纳起来大致有以下几方面的作用：制炭可止血，用于各种血证；一些难以煎出有效成分的药物，制炭后便易于煎煮；制炭可去除腥臭、秽浊等刺激性气味；一些药物制炭后加强了收敛、祛湿的作用。正是由于炭制药物具有收敛、燥湿、祛瘀作用，所以郑卫琴老师在血证、湿证、腹泻等病患中结合辨证论治，联合配伍使用炭药，临床有奇效。

案11

蒲某，女，33岁，初诊（2013年9月1日）：头昏眼花，胸闷，纳可，思睡，梦多，舌淡红、苔薄白，脉细。患者直肠癌术后化疗4个疗程。病理检查结果为"直肠中分化腺癌侵及外膜"。血常规检查：WBC $3.75×10^9$/L。

西医诊断：直肠癌。

中医诊断：直肠癌。

辨证：脾肾亏虚。

治法：健脾益肾，添精补髓。

处方：

黄芪30g，太子参30g，生地12g，熟地12g，龟胶12g，制黄精15g，女贞子25g，瓜壳20g，川芎12g，菟丝子12g，炙远志10g，夜交藤30g，枸杞15g，大枣20g，鸡内金20g，炒山楂30g，神曲30g，麦芽30g，刺五加20g。

共6剂，水煎服，每日1剂。

复诊（2014年2月12日）：化疗6个疗程，患者出现心累，呕吐，右侧乳痛，咳嗽，舌微红、苔白，脉细。

处方：

黄芪30g，太子参30g，柴胡12g，枳实15g，桔梗15g，制黄精15g，薏苡仁20g，白前15g，赤芍15g，白芍15g，淮山药20g，芡实30g，金荞麦15g，鼠妇8g，藤梨根15g，石见穿30g，陈皮12g。

共6剂，水煎服，每日1剂。

三诊（2014年12月1日）：大便干，日行2~3次，舌淡红、苔白，脉细。

处方：

黄芪20g，太子参30g，川朴15g，枳实20g，莱菔子20g，熟大黄10g，藤梨根20g，金荞麦15g，炒白术20g，白芍15g，玄参30g，火麻仁30g，徐长卿15g，冬凌草15g，石见穿30g，蛇莓15g。

共6剂，水煎服，每日1剂。

按：郑卫琴老师针对结直肠癌提出分阶段辨证论治，每一阶段都有主要问题，在化疗期间以健脾益肾、添精补髓为主，方拟四君子汤合六味地黄丸加减；化疗后阶段主要以疏肝健脾为主，方拟柴胡疏肝散合四君子汤加减；化疗后随访阶段以化痰抗癌、软坚散结为主，多在健运脾胃的基础上联合使用石见穿、冬凌草、白花蛇舌草等药物。临床采用此法，条理清、层次明，易于观察疗效。目前，我科临床多采用此法。

案12

成某，女，39岁，初诊（2013年1月13日）：纳少，大便干结，每日数次，不吐，恶心，舌微红、苔薄黄，脉细。患者于2009年12月9日行"直肠癌根治术"。病理检查结果为"溃疡型腺癌Ⅱ级，侵及肌层4/5"。

西医诊断：直肠癌。

中医诊断：直肠癌。

辨证：脾肾亏虚。

治法：健脾益气，补肾填精。

处方：

黄芪30g，太子参30g，砂仁10g，白蔻10g，女贞子30g，当归10g，广木香12g，火麻仁30g，槟榔15g，制黄精15g，熟地12g，生地12g，枸杞15g，杜仲15g，鸡内金20g，薏苡仁20g，川断20g。

共6剂，水煎服，每日1剂。

再诊（2013年7月29日）：直肠癌化疗4个疗程后，大便隐血阴性，纳呆，嗳气，大便黏液，CEA 2.45ng/mL。舌淡红、苔黄，脉细。

处方：

黄芪30g，太子参30g，白头翁20g，红花15g，焦三仙各15g，鸡内金20g，砂仁12g，马齿苋15g，炒白术12g，芡实30g，薏苡仁20g，金荞麦15g，石见穿30g，白蔻10g，猪苓15g，茯苓15g，鱼鳅串30g。

共3剂，水煎服，每日1剂。

三诊（2013年8月18日）：CEA 3.01ng/mL，HGB 82g/L，WBC $3.37×10^9$/L；盆腔CT（−）；肠镜结果为"慢性结肠炎"；胸片（−）。大便干，舌淡红、苔白，脉细。

处方：

黄芪30g，太子参30g，白头翁20g，红藤15g，焦山楂30g，神曲30g，麦芽30g，佩兰10g，地榆20g，金荞麦15g，徐长卿15g，藤梨根15g，鱼鳅串30g，当归12g，砂仁12g，白寇10g，鸡内金20g，鸡血藤15g，肉苁蓉20g。

共5剂，水煎服，每日1剂。

按：针对该患者，郑卫琴老师临床仍以分阶段辨证论治的方法，每个阶段有主证主方，例如术后化疗期以健脾益肾为主，体现"扶正以守土为本"的要领，处方多以四君子汤合六味地黄丸加减。处方起头给予黄芪、太子参。黄芪，性温能升阳，味甘淡，功补三焦；人参补五脏、安精神、定魂魄、止惊悸、除邪气、明目开心益智。黄芪、人参皆有补气健脾之功，临床上二者常配伍应用。对这组药对的认识，历代医家有不少论述。《本经逢源》谓黄芪"同人参则益气"，《本草品汇精要》则谓黄芪"合人参、甘草，退劳役发热"。人参偏于阴而补中，黄芪偏于阳而实表，二药相合，一表一里，一阴一阳，相互为用，共奏扶正补气之功。

案13

周某，男，76岁。初诊（2015年12月10日）：口干不思饮食，食欲差，厌油，时有腹胀，大便有时2天一解，有时大便腹泻伴轻微隐痛，睡眠一般，走路后累。舌体干、舌红、苔少，脉沉细。乙状结肠癌术后2个月。

西医诊断：乙状结肠癌术后。

中医诊断：大肠癌。

辨证：脾虚湿盛。

治法：健脾益气，利水渗湿。

处方：

红芪9g，生晒参9g，姜半夏15g，茯苓20g，厚朴15g，枳实

15g，火麻仁15g，白芍15g，白术15g，鸡内金10g，黄柏10g，砂仁6g，炙甘草10g，六神曲15g，麦芽15g，炒山楂15g。

共3剂，水煎服，每日1剂。

按：结肠癌属中医"肠蕈""肠积"范畴，多因痰、瘀、毒等引起，此患者年老并行手术后伤及脏腑正气，故本方予以红芪、生晒参益气扶正，顾护人体正气，使得"正气存内，邪不可干"。《金匮要略》言"病痰饮者，当以温药和之"，方中茯苓、白术淡渗利湿，厚朴、枳实、火麻仁润肠通便，焦三仙、鸡内金消积导滞。

案14

韩某，女，58岁，初诊（2010年11月19日）：右下腹隐痛，尿黄，口苦，肝功能异常，夜寐差，舌淡红、苔薄白，脉细。患者于2010年5月13日行直肠癌术后，化疗3个疗程。

西医诊断：直肠癌术后。

中医诊断：直肠癌。

辨证：湿热内蕴。

治法：清热利湿。

处方：

黄芪30g，南沙参30g，北沙参30g，广丁香12g，白头翁15g，金钱草30g，栀子12g，地榆20g，炙远志10g，夜交藤30g，枣仁20g，藤梨根15g，浮小麦50g，龙骨30g，牡蛎30g，刺五加20g，珍珠母30g，制黄精15g。

共6剂，水煎服，每日1剂。

再诊（2010年11月25日）：大便每两日1行，眠可，舌淡红、苔白，脉细。

处方：

黄芪30g，太子参30g，台乌12g，柴胡12g，赤芍15g，白芍15g，甘草6g，郁金15g，金钱草30g，珍珠母30g，枣仁30g，柏子仁30g，炙远志10g，藤梨根15g，白头翁15g，马齿苋30g。

共12剂，水煎服，每日1剂。

按：直肠癌病因常常是"瘀""热毒""湿""痰"等相互交结而成，"邪之所凑，其气必虚"，除有形实邪，素体本虚，恶性肿瘤本是消耗性疾病，病性常常是本虚标实，虚实夹杂。郑卫琴老师在临床上治疗恶性肿瘤标本兼顾，祛邪之时也要扶正，方中重用黄芪、太子参等扶正固本，并未一味地祛邪。

案15

谭某，女，71岁，初诊（2015年7月8日）：肛门坠胀感明显，身软乏力，进食差，患者精神状态差，无恶寒发热，夜寐差，小便正常，诉既往长期于夜间3~5点解稀水便。患者5月前发现直肠癌，术后行化疗4个疗程。

西医诊断：直肠癌术后化疗后。

中医诊断：泄泻。

辨证：脾肾阳虚。

治法：补益脾肾，温阳止泻。

处方：

石榴皮15g，甘草6g，诃子6g，木香10g，白芍15g，肉桂20g，当归20g，党参30g，干姜10g，肉豆蔻15g，吴茱萸15g，五味子10g，大枣15g，补骨脂15g。

共3剂，水煎服，每日1剂。

再诊（2015年7月12日）：解黄色稀水便10余次，口服"易蒙停"症状无缓解，予输液防脱水，监测患者电解质情况。中医辨证患者是脾虚肝旺所致泄泻，予痛泻要方口服调和肝脾、祛湿止泻。

处方：

防风30g，白芍10g，麸炒白术30g，陈皮15g，大枣15g，炙甘草6g，党参30g，诃子6g，石榴皮20g，山药30g，芡实30g。

共3剂，水煎服，每日1剂。

按：郑卫琴老师认为中医所有根本是阴阳平衡，而用药要以阴阳为本，治不治这个病要看阴阳，有是证用是药。配伍以阴阳协调为根本，合和七情为手段，善用性味之所宜。善用四君子汤及其类方，临床用药强调顾护脾胃。延长肿瘤患者生存期，顾护胃气是关键。

胃癌医案

案1

于某，男，68岁，初诊（2015年3月10日）：胃脘烧灼，不思饮食，进食后饱胀，嗳气，乏力自汗，大便溏，四肢酸软，脉细稍数，苔白微腻，舌质淡红，有齿痕。2014年12月12日因"急腹症"，急诊住进当地人民医院，经检查发现胃幽门及十二指肠水平部有一肿物，行手术探查发现"胃窦幽门与十二指肠及胰头粘连"，剥离后姑息切除。病理检查结果为"中分化腺癌，部分印戒细胞癌，伴有胃周围淋巴结转移，远侧断端有癌细胞浸润"。

西医诊断：胃中分化腺癌。

中医诊断：胃癌。

辨证：脾虚气滞，中阳不振。

治法：健脾补肾，温中理气。

处方：

太子参15g，炒白术12g，茯苓15g，炒陈皮6g，广木香10g，砂仁10g，姜半夏10g，生黄芪30g，当归10g，补骨脂10g，炮附片8g，白芷10g，炒蜂房6g，血余炭10g，地龙10g，鸡内金15g，生麦芽15g，白花蛇舌草30g，炙甘草10g。

共5剂，水煎服，每日1剂。

复诊：上述症状明显好转，体力恢复，食纳好，便溏，嘱回当地小剂量化疗（AFC方案）结合中药治疗。

处方：健脾益肾方加味。

药用：太子参、白术、茯苓、女贞子、枸杞子、菟丝子、补骨脂、橘皮、竹茹、姜半夏、莲子肉、芡实米、藤梨根、白花蛇舌草等。连用6个疗程。

按：胃癌一旦发展到肠粘连、梗阻、腹水阶段，常是胃癌晚期，预后差。而该例患者病理中部分肿瘤细胞呈印戒细胞癌，此类细胞类型发生肠粘连的概率高，但该患者在接受手术后及时服用中药，在全程治疗中始终坚持以健脾补肾法为主。

案2

王某，男，68岁，初诊（2007年4月18日）：呃逆连连，神疲懒言，面色萎黄，每日仅进食一两稀饭，及少量奶粉、藕粉等。舌质暗红，苔白腻，脉来弦缓。患者10年前因胃癌行手术治疗与化疗，之后病情尚稳定。近2年反复呃逆，伴食欲不振；近5天呃逆再作，纳呆乏力。

西医诊断：胃癌。

中医诊断：呃逆。

辨证：脾运不健，胃失和降，痰瘀互结。

治法：健脾和胃，化痰祛瘀。

处方：

旋覆花6g，代赭石30g（先煎），炒党参10g，制苍术10g，茯苓10g，生南星15g，干柿蒂10g，公丁香3g，炒陈皮5g，炒枳实10g，姜半夏10g，赤芍10g，白芍30g，焦三仙各10g，生甘草5g。

共3剂，水煎服，每日1剂。

二诊（2007年4月24日）：服上药2剂呃逆止，食欲好转，舌腻苔渐化，上方去柿蒂、丁香、赤白芍，加莪术10g，石见穿20g，再服7剂。

按：此乃脾运不健，胃失和降，痰瘀互结。治以旋覆代赭汤、丁香柿蒂汤、四君子汤、芍药甘草汤健脾和胃、化痰祛瘀、解痉止呃，并加焦三仙醒脾开胃，生南星化痰散结，镇静抗癌。服药2剂呃逆止，食欲好转，腻苔渐化。上方去柿蒂、丁香、赤白芍，加莪术10g，石见穿20g以加强抗癌之力，续服7剂以求巩固疗效。旋覆代赭汤为和胃降逆之良方，但必须辨证正确，随证配伍，方能收到预期之效。砂仁之类，要知香燥之品耗气伤阴，对阴虚之患者非但无益，反可加重病情。而久病、重病之人阴伤之体颇为多见，千万慎之。

学术传承

郑卫琴老师对癌性疼痛的中医诊治经验

肿瘤诊治过程常伴随疼痛,严重影响患者的生存质量。癌性疼痛是肿瘤患者最常见、最难忍受的症状之一。目前,疼痛作为第五生命体征,在临床上被广泛重视。

中医学认为"气血不通,久之成瘀",这是疼痛产生的基本病理、生理过程。《素问·阴阳应象大论》有"阴静阳燥,阳生阴长,阳杀阴藏,阳化气,阴成形"。《素问·举痛论》认为:"经脉流行不止,环周不休,寒气入经而稽迟,泣而不行,客于脉外则血少,客于脉中则气不通,故卒然而痛","不通则痛,通则不痛"。以上是古人对"岩"形成及疼痛的认识。但古时并没有癌症的明确认识,也没有癌痛的认识,但有相关的理论,结合现代医学,我们认为一般癌症患者的疼痛仍是"气血不通,久之成瘀"所致,不过多虚中夹实,本虚为主。现代中医学多按气、血、阴、阳虚的程度,以及气滞、血瘀、寒、湿、痰的属性,进行辨证治疗、遣方用药。

郑卫琴老师认为,癌性疼痛当以温通为主治疗,不宜采用寒凉之剂;其次因癌痛患者多为晚期,多程治疗后体质差,脾胃功能差,中医内服当以健运脾胃为主,辅之以活血化瘀之剂,小建中汤可为首选。

现将郑卫琴老师的经验小结一二。

郑卫琴老师近年来诊治癌痛,除考虑西医的WHO三阶梯癌痛治疗方案外,结合其疼痛多兼夹气滞、血瘀、寒、湿、痰的特点,设计癌痛安膏剂在临床使用,并辅之以中药内服,效果明显。临床针对癌性疼痛,郑卫琴老师外治用癌痛安膏剂,内服则多给予小建中汤化裁加减。我科采用中华医学会疼痛学分会监制的VAS疼痛量表对患者癌痛进行评分，疼痛评估时用直尺量出疼痛强度数值，即为疼痛强度评分。疗效标准采用1991年第5届全国肿瘤专业委员会疼痛协会制定的疗效标准：完全缓解（CR），疼痛减轻91%～100%；明显缓解（PR），疼痛减轻61%～90%；部分缓解（MR），疼痛减轻60%以内；无效（NR），疼痛无变化。临床应用中，78%的病例疼痛可明显缓解或完全缓解，20%的病例为部分缓解，另有2%的病例无效。

【案例举例】

案例1：傅某，女，68岁，因"左乳腺癌术后放化疗后肝转移1年，肝区疼痛加重1月"就诊，门诊以"乳腺癌术后，肝转移"于2013年10月25日收治我科。入院症见：身软乏力，右胁肋疼痛（院外服用缓释吗啡60mg，癌痛评分8分），腹胀剑下明显伴纳食差、厌油，双下肢轻微肿胀，睡眠欠佳，小便色黄，大便每日1次（自服车前番泻颗粒，每日2粒）。入院后急查血常规基本正常，舌质淡、苔白，脉细。郑卫琴老师查房后辨证：肝木乘土、脾肾气虚夹瘀，给予小建中汤合四逆散加减口服，给予癌痛安膏剂外敷肝区。3日后自诉症状明显缓解，继续治疗。10日后自诉症状痊愈，饮食明显增加。2014年2月全面复查PET-CT提示"仅肝右叶5cm大小肿块，未见其他转移"，之后局部给予粒子植入治疗，目前门诊随访未见上症复发。

案例2：王某，男，58岁，因"右小细胞肺癌化放疗后局部复发，咳嗽、胸背痛1月"于2014年3月15日至门诊诊治。症见：咳嗽、少痰，无痰中带血，胸背疼痛不适，痛有定处，纳食差，眠可，二便调。舌质红、苔少，舌底大筋瘀紫，脉沉涩。郑卫琴老师辨证：肺热阴虚夹瘀证，给予百合固金汤合小建中汤合桃红四物汤加减口服，并给予癌痛安膏剂外敷右胸疼痛处，嘱其饮食上忌辛辣刺激之物。3日后自诉症状明显缓解，效不更方，继续治疗5日后患者自诉已无咳嗽及胸背痛。2014年5月21日复查胸CT发现肿块仍局限，未见其他转移，患者行手术治疗后，目前门诊随访未见上症复发。

郑卫琴老师治疗癌性疼痛，强调综合治疗，外治与内服共用，治疗体现活血化瘀、温通、温化及健运脾胃的宗旨。临床上外治给予癌痛安膏剂外敷局部肿块每日1次，每次2小时；内服则根据患者临床表现、舌象、脉象，四诊合参临证处方，但均含有小建中汤的架子。郑卫琴老师认为，目前中医药治疗癌性疼痛的研究取得了可喜的进步，但中医药治疗仍存很多问题亟待解决。我们首先应当结合现代科技手段再次用中医的思路阐明癌性疼痛的机制，其次应当明确中医药治疗癌性疼痛的机制。

翻阅近年来的文献，回顾、总结郑卫琴老师的临床经验，强调中西医结合治疗疼痛，强调中医治疗疼痛显得尤为重要。今后还需进一步总结和完善，并积极参与临床研究。

（程俊）

郑卫琴老师标本中气与肿瘤诊治

张仲景采用了《黄帝内经》中"三阳三阴"的排列顺序，指出伤寒病的传变规律是：太阳→少阳→阳明→太阴→少阴→厥阴。病至厥阴是极其危重的生死关头。肿瘤等内科杂病是否也是按此规律传变的呢？临床上是否定的。那么溯本求源，在《黄帝内经》中是否有答案呢？"标本中气"可能是一种答案。

《黄帝内经》云："所谓本也，本之下，中之见也；见之下，气之标也。"风寒暑湿燥火为天之六气，三阴三阳六气所化，而风化厥阴，热化少阴，湿化太阴，火化少阳，燥化阳明，寒化太阳。所以有"风寒暑湿热火，在天之六气也；三阴三阳合于地之十二支，而上奉天之六气，是以天气为本，而三阴三阳为标"，"六经之气，以风寒热湿火为本，三阴三阳为标，本标之中为中气"。又有"少阳之上，火气治之，中见厥阴；阳明之上，燥气治之，中见太阴；太阳之上，寒气治之，中见少阴；厥阴之上，风气治之，中见少阳；少阴之上，热气治之，中见太阳；太阴之上，湿气治之，中见阳明"。

六气标本中气的从化规律为"少阳太阴从本，少阴太阳从本从标，阳明厥阴，不从标本从乎中也。故从本者，化生于本，从标本者有标本之化，从中者以中气为化也"。

六经气化论者，在天人相应的整体观念指导下，运用标本中气理论分析了六经病的阴阳、表里、寒热、虚实的病理机制，论述了六经病的诊治规律，形成了中国古代研究《伤寒论》的一个重要学派——六经气化学派。这一学派认为六经之为病，即六经气化之病。例如：太阴本湿而标阴，中气为阳明燥金。其标本同气，故邪伤太阴，则病从本化，而出现腹满而吐、食不下、自利、时腹自痛、脉缓弱等脾虚湿盛之证。其中见之阳明燥金亦被其所化，就出现吐泻等症的湿化之候，此为病生于本者。

按以上理论可以解释《伤寒论》的六经传变问题，也可以解释内科杂病中的疑问。病在三阳可用汗吐下及和法可解，病在三阴则应传出三阳才解或太阴自解。而肿瘤多为阴（经）病，表里相传后是否有转归？那么治疗呢？我结合老师们的经验尝试了一下。例如：原发性肝癌，中医认为疫毒内伏于肝，久则导致毒瘀互结，影响肝脾的气化功能，导致枢机不利，这一过程又反复加重毒瘀内结于肝（脾）。治疗上多以疏肝解郁、健脾利湿、活血化瘀、清热利湿、解毒散结等为主，晚期多按气阴两虚、肝肾阴虚来辨证治疗，临床也多有疗效。我在患者疫毒内伏、病情稳定时按泻南补北法用丸剂，病情进展时按厥阴病、少阳病论治，以脉象分厥阴、少阳，脉弦有力按少阳论治，脉象弦而无力按厥阴论治，并在此基础上按病情给予解毒、散结等中药。

同时由于厥阴病表现为厥热胜复，所以托毒外出时常常从厥阴治，用升麻鳖甲汤。而少阳病表现为正邪相争，如果我们打破免疫耐受，打破机体正气不与邪气相争的状态，就要从少阳去治。比如说病毒性肝炎，邪正不争。我们可见到那些典型症状，为了使其正邪相争，可以从少阳去考虑。如果要从厥阴去考虑的话，厥阴主要是托邪外出，典型的是升麻鳖甲汤，把邪气托出来以后怎么办？使正邪相争，再从少阳去想办法。

临床观察部分患者疗效肯定，但也有部分患者进展迅速，我思考可能与肝（木）风属性有关，结合前辈的经验联用祛风药僵蚕、蝉蜕、桑叶等，目前正在研究观察中。

（刘勇）

郑卫琴老师治"痹症"心得

郑卫琴老师治疗"痹症"临床效果佳有其根源，就是扎根于《黄帝内经》。郑卫琴老师早年师承重庆市名老中医周百川，并有其自己的发挥，讲究"治病求本，治病必求其因"。由于此对我们临床治疗颇有帮助，现将其对"痹症"的治疗心得小结一二。

郑卫琴老师治疗"痹症"的原则、思想秉承《黄帝内经》，并对后世各家学说也兼收并蓄。《素问·痹论》有"风寒湿三气杂至合而为痹，其风气胜者为行痹，寒气胜者为痛痹，湿气胜者为着痹也"。分析上句，可知痹症的病因病机有三：

一是风、寒、湿三种邪气侵犯，而且缺一不可，此为"杂至"也，此为"合"也。

二是营卫虚损、虚衰，此为该类患者致病的自身原因，正所谓"邪之所凑，其气必虚""正在内，邪不可干也"，这在临床上至关重要。

三是营卫气血闭塞，《说文解字》有"痹，闭也"，在痹症中就是指风、寒、湿三种邪气侵犯纠结导致营卫气血闭塞不通也。

因此，郑卫琴老师论及痹症，称其为风寒湿三邪联合侵犯导致营卫气血不通闭阻，是以反复发作形成以形体关节疼痛、屈伸不利为主要表现的形体病，既而导致五脏不和（脏腑病）的一类病症。郑卫琴老师认为其诊治有以下几点当重点关注，有利于提高疗效：

一是由于风寒湿三邪联合侵犯，故而治疗必须祛风、散寒、除湿同用。祛风选用防风、羌活等；散寒选用桂枝、细辛、川草乌等；除湿选用薏苡仁、苍术、木瓜等。

二是三气各有侧重，故而三法同用又各有侧重。

三是营卫之气不为邪闭不为痹症，故而行气、活血、通络当贯穿始终。行气选用青皮等；活血选用鸡血藤等；通络选用全蝎、丝瓜络等。

四是营卫气本为抗邪，现反被邪闭，在于先虚，因而益气、养血同样当贯穿始终。益气选用黄芪等，养血选用鸡血藤等。

五是形体病久病不已，可以向脏腑病转化，临床上久病的患者多联用五加皮、川断以强筋固本。

六是郑卫琴老师还根据患者疼痛的不同部位针对性地选用止痛药物，以起到"引经报使""归经止痛"的目的。后项痛多选用羌活；肩背痛多选用威灵仙；腰肾痛多选用独活；四肢痛多选用桑枝；全身痛多选用海桐皮、木香等。

郑卫琴老师治疗痹症，临床处方、组方多按此论治，每每因证合一、效如桴鼓，值得我们后辈学习、临摹。郑卫琴老师指导我们"临床治疗当求其本""多临床，研经典"，均大有深意，吾辈当细细揣摩。

（程俊）

郑卫琴老师诊治癌性肠梗阻经验小结

癌性肠梗阻是肿瘤患者的常见并发症，多见于原发消化道肿瘤或腹腔转移的肿瘤患者，常给患者带来生理和心理的巨大痛苦，严重影响患者的生活质量。目前，肠梗阻最有效的治疗方法是外科手术，但部分癌性肠梗阻患者由于年龄大、体质差，且多是中晚期而难以承受手术治疗。郑卫琴老师在现代西医的治疗基础上采用中药少量频服和直肠滴入的方法对癌性肠梗阻患者进行治疗，取得良好效果。

肠梗阻属于中医学"关格""腹胀满""肠结"范畴。《黄帝内经》言："关者，不得出也，格者，不得入也。"中医认为，肠以通为用，其生理特点是泻而不藏，动而不静，降而不升，实而不满，通降下行为顺，滞涩上逆为病，且肠蠕动完全依赖于人体的正气之上。肿瘤日久，瘀血留滞，血运不畅，遇寒邪凝滞，热邪郁闭，湿邪中阻，肠道气机闭塞，故临床表现有痛、吐、胀、闭四大症状。

郑卫琴老师认为本病多可辨证为"血瘀气滞"。其主要症候为腹部持续疼痛，胀气较甚，或痛处固定不移，痛而拒按，呕吐，大便闭，舌质紫暗、苔白或黄，脉弦细。其治法当分其症状轻重，分别处方。临床上针对晚期癌性肠梗阻患者多采用中药频服加中药直肠滴入的治疗方法，临床观察疗效满意，现小结一二。

治法1：以活血化瘀，行气止痛为主（适用于肠梗阻较轻患者）。

处方：小茴香10g，血竭5g，延胡索10g，没药6g，当归10g，川芎10g，官桂6g，赤芍10g，生蒲黄10g，五灵脂6g，木香10g，香附10g。

治法2：行气活血，通里攻下（适用于肠梗阻较重，腹胀疼痛，恶心呕吐，大便秘结，肠腔积液较多者。临床多与中药滴入联合治疗）。

处方：厚朴15~20g，炒莱菔子15~30g，枳实15g，桃仁9g，赤芍15g，大黄9~15g，芒硝9~15g。

治法3：中药滴入、灌肠（适用于肠梗阻较重，腹胀疼痛，恶心呕吐，大便秘结，肠腔积液较多者）。

处方：生大黄（后下）9g，枳实30g，厚朴30g，大腹皮30g，青皮10g，木香10g，白芍18g，龙葵30g，土茯苓30g。热毒盛者，加败酱草30g，蚤休30g；血瘀盛者，加红花10g，赤芍15g。每日1剂，浓煎至300~400mL，分2次保留灌肠，保留0.5~1小时。

郑卫琴老师通过长期临床观察，总结选用吸痰管代替传统医用肛管，以输液方式取代传统推注方式，使药液尽可能与肠壁接触面积增大，在肠内保留时间延长，同时由于滴入速度减慢，使药液在单位时间内流入肠内的量减少，从而减少了排便反射现象，并且减少了对肛周刺激和对肠黏膜的损伤，肛滴深度可达35cm，传统灌肠达不到如此深度。中药在体内保留时间长，不仅增加了整个肠道的蠕动，促进排气排便，而且有清除肠道内毒素及抗肿瘤的作用。因此，肛滴给药具有不被胃酸破坏及部分药物有效成分不经肝脏代谢，具有吸收率高、药效发挥快的特点。

郑卫琴老师通过理气通腑、活血化瘀法治疗癌性肠梗阻，重新调节胃肠运化泌浊功能，腑气得通，秽浊排除，胀痛自除。其处方多以小承气汤加减，合青皮、大腹皮等理气破气之药通腑攻浊，又合白芍柔肝解痉止痛，龙葵、土茯苓等清利胃肠湿热积滞，共奏通腑止痛之功。郑卫琴老师临床上兼容并取，不否定西医治疗手段，而且巧妙运用中医手段，其认为中药灌肠可使药物迅速被直肠黏膜吸收，发挥通便疗效；再加上持续胃肠减压，可以减轻肠腔膨胀，有利肠壁血液循环的恢复，减少肠麻痹的概率；补充水和电解质，可以预防休克、低钾性肠麻痹及电解质紊乱并发症；因此中西医联合治疗本病，可延长患者生存期，提高患者生活质量。

医学从临床中来，到临床中去，重临床实为关键，谨记。

（程俊）

郑卫琴老师学术观点"温化肿瘤"

郑卫琴老师对肿瘤的诊治有其明确的学术观点，临床上强调"温化肿瘤"。

有关肿瘤发生的机理，多数医家从热毒入手，每投以寒凉清解之品。郑卫琴老师根据多年的临床实践发现，很多晚期肿瘤患者具有畏寒乏力，舌淡苔白，脉沉迟无力等临床表现，若误服寒凉药，非但平添恶心呕吐，且病情常急转直下。郑卫琴老师根据《灵枢·百病始生》关于"积之始生，得寒乃成，厥乃成积"的论述，提出阳虚寒凝是部分肿瘤发生的根本原因，与国内部分学者的观点吻合。

阳虚寒凝是怎样导致肿瘤发生的呢？《素问·阴阳应象大论》指出"阳化气，阴成形"，张景岳注曰"阳动而散，故化气，阴静而凝，故成形"，《灵枢·百病始生》则明确指出"温气不行，凝血蕴里而不散，津液涩渗，著而不去，而积皆成矣"。可见肿瘤是在阳虚寒凝的基础上痰瘀互结而成的。盖阳主推动而寒性收引，阳虚寒凝则阴分之津血不能畅行而结为痰瘀，形成肿块。

阳虚寒凝一方面造成痰瘀互结，另一方面导致寒毒内生。恶性肿瘤具有日以渐大、流走再生与耗人正气的特点。毒的发生很大程度上就是在阳虚寒凝的基础上细胞恶性转化的过程，从而使肿瘤细胞具有自主生长与侵袭转移的能力，并夺取机体正常细胞所需的营养物质为自身新陈代谢与分裂增殖所用。《外科证治全生集》指出"毒即是寒，解寒则毒自散，清火而毒愈凝"，故毒是在寒的基础上产生的，其本质为寒，温阳散寒则毒气自化。

在肿瘤诊治过程中，郑卫琴老师临床用药处方头两味多选用"黄芪、党参（或太子参或南北沙参）"，何也？

分析其用药特点，首先黄芪功补三焦：①李东垣："黄耆既补三焦，实卫气，与桂同功，特比桂甘平，不辛热为异耳。但桂则通血脉，能破血而实卫气，耆则益气也。又黄芪与人参、甘草三味，为除燥热、肌热之圣药。脾胃一虚，肺气先绝，必用黄芪温分肉、益皮毛、实腠理，不令汗出，以益元气而补三焦。"（引自《本草纲目》）②王好古："（黄芪）治气虚盗汗并自汗，即皮表之药，又治肤痛，则表药可知。又治咯血，柔脾胃，是为中州药也。又治伤寒尺脉不至，又补肾脏元气，为里药。是上中下内外三焦之药。"（《汤液本草》）③邹澍："（黄芪）直入中土而行三焦，故能内补中气，则《本经》所谓补虚，《别录》肺胃补丈夫虚损；五劳羸瘦，益气也；能中行营气，则《本经》所谓主痈疽、久败疮，排脓止痛，大风癞疾，《名医别录》所谓逐五脏间恶血也；能下行卫气，则《本经》所谓五痔鼠瘘，《名医别录》所谓'妇人子脏风邪气，腹痛泄利也'。'黄芪一源三派，浚三焦之根，利营卫之气，故凡营卫间阻滞，无不尽通。所谓源清流自洁者也'。"（《本经疏证》）

其次，人参味甘，性平。入脾、肺经。可大补元气，补肺益脾，生津安神。人参大补元气，常用于急救，如独参汤治气虚欲脱。大失血后，有形之血不能速生，无形之气所当急固，人参可益气固脱，急煎服后脱症消失，血压恢复，可为抢救赢得时间。因可补肺益脾，也用于肺气虚及脾虚。热病后之气阴两虚及消渴者用之，可益气生津止渴。气血两虚，心神不安者用之，可益心气，安心神。

最后，两者配伍，黄芪配党参（或太子参或南北沙参），人参补气兼能养阴，其性守而不走；黄芪补气兼能扶阳，走而不守。二药为伍，一动一静，阴阳兼顾，通补无泻，补气之力大增。脾虚用之鼓舞中气；肺虚用之补气固表。

黄芪、党参（或太子参或南北沙参）处方，则立论中庸，体

郑卫琴

现中医以"和"为本的特点,实在精妙,我每临床侍诊,多有体会。"温化"而非寒凉,实在是中医对肿瘤治疗的一大特色和贡献。当代中医当多提取这些有用的中医瑰宝。

(程俊)

郑卫琴老师恶性黑色素瘤治疗体会

恶性黑色素瘤是临床上较为常见的皮肤黏膜和色素膜恶性肿瘤，也是发病率增长最快的恶性肿瘤之一。郑卫琴老师治疗恶性黑色素瘤，以五脏辨证为主，五脏辨证又分虚实两端，治法亦不同。肿瘤多为虚实夹杂之证，临证须首辨虚实，次分脏腑。恶性黑色素瘤有因免疫功能提高而主动消退者，有通过卡介苗、干扰素等免疫刺激而受控制者。郑卫琴老师根据既往治疗恶性黑色素瘤的经验，认为其治疗应以健脾扶正为主，解毒抗癌为辅。脾主运化，肾主藏精，脾胃为后天之本，肾为先天之本，脾肾两脏先后天之本相互资生，相互荣养。一方面药物都必须经过脾胃的运化才能被吸收，如果脾胃运化无力，虚不受补，就算应用补益之剂也不能被吸收利用；另一方面，脾虚是多种虚证发生的根源，补养脾胃，能益气、生血、化痰、利湿，预防因脾虚而影响到其他脏腑而发生的病证，起到"先安未受邪之地"的作用。另外，补肾不一定都是肾虚，补肾可以健脾，可以濡养五脏，补肾还可以提高人体免疫力。郑卫琴老师认为，健脾补肾法是肿瘤治疗中的关键方法，在黑色素瘤治疗中亦占重要地位，所以，常用四君子且经常是脾肾同治，在补脾胃时常加用益智仁、补骨脂等温肾之品，在补肾时常佐木香、砂仁开胃之药。因"黑"属水属肾，黑色素瘤从颜色上讲应该为肾虚不能制水，水邪泛滥，应该用泻肾之法。治疗恶性黑色素瘤，不仅要认识到该病"虚"的本质，同时也要注意该病"实"的一面，故选方也用六味地黄丸，但用量很有深意，不再按照原来的比例，而是减少了地黄、山药、山萸肉的用量，加大了茯苓、泽泻的用量，以加重泻水补肾的功效。

肺主皮毛，为华盖，主宣发肃降。而黑色素瘤多好发于皮肤、黏膜，以经络为传导，由外至内，皮毛的宣发肃降功能失常，导致局部的经络不通，癌毒更易蓄积，故需从肺论治。不仅如此，郑卫琴老师认为"皮毛"属表，黏膜亦是属表，可引申至人身之黏膜，如口腔黏膜、阴道黏膜等，这就扩大了肺主皮毛理论的外延。肺属金，为肾之母，肺肾同主水道，肾邪易侵犯肺脏，形成肿物见于皮毛，故泻肺可通调水道，使邪有出路，进而控制癌毒。常用宣肺散邪、降气行水之品，如泻白散、葶苈大枣泻肺汤等方，临床上每每加用桑叶、杏仁之品，以清宣肺气，沙参、麦冬、川贝等养阴润肺，冬凌草、北豆根等，清肺利咽、解毒抗癌之品用以控制黑色素瘤的发展。

肝主疏泄、主藏血，与心主血脉的生理功能密切相关，正如"肝藏血、心行之，动则血运行诸经，人静则血归于肝"。其疏泄功能正常、气机调畅，则血随气行、流通无阻。倘若这种关系失去制约，则会出现"母病及子""子病犯母"的病理反应，在临床上常常出现气血瘀滞的征象。黑色素瘤患者多有疼痛、血色暗黑，以及舌质暗、瘀点、瘀斑等血瘀症状，故活血化瘀也是黑色素瘤的常用治法之一。然而，郑卫琴老师在治疗恶性黑色素瘤时较为慎重，而且常与补气药、抗癌解毒药同用，临床常用鸡血藤、丹皮、三七等药，其中鸡血藤为郑卫琴老师所常用，其认为鸡血藤能活血补血，化瘀而不伤正。

（孟令占）

郑卫琴老师呕血便血证治

中医所称之呕血、便血，为临床常见的急症，常见于现代医学"上消化道出血"之中，若治不及时，或稍有舛错，则祸不旋踵。

病性有寒热虚实之别，病位与胃、脾、肝相关。凡暴饮暴食可致胃中积热；七情所伤常使肝郁化火；胃病日久致使脾虚失摄；故宜"审病之因"，治从整体出发，不独治胃，兼顾肝脾，分辨寒热虚实，实则泻之，虚则补之。大凡十二指肠球部溃疡，以虚寒居多，主要责之于脾，因胃病及脾，统摄失职，胃溃疡、胆道出血、食道及胃底静脉破裂出血，恒以实热常见，每每呕血、便血并见，系肝、胃同病，病虽在胃，然责之于肝，因肝病每易犯胃（脾），胃（脾）病屡招肝乘。叶天士谓"治肝可以安胃"，即是此意。

一、实证

实证包括胃热和肝火二型，前者症见胃脘痛，吐鲜红或紫暗血，舌红、苔黄腻，脉数有力。治宜清热止血，泻心汤、玉女煎均可选用。后者症见出血，多因忿怒而作，或伴胸胁痛，舌红、苔黄，脉弦数。治宜清肝泄胃，龙胆泻肝汤最为相宜。两者皆可合用犀角地黄汤加减治之。

在具体遣方选药时，宜遵循以下二条原则。

（一）胃热、肝火宜平，清热、凉血、柔肝并进

此即寒凉直折，降气止血。缪仲淳治吐血三法，可谓要言不烦：①"宜行血不宜止血"，所谓"行血"即是养血、行气、祛瘀之意，目的是血运循行，不致蓄瘀。②"宜补肝不宜伐肝"，

"补肝"寓有滋养肝阴、肝血二层含义。如用当归、白芍、生地黄、麦冬等。"伐肝"指疏肝、清肝、泻肝、化肝诸法。"不宜伐肝"指不可专用苦寒及辛散之剂,以免耗伤阴血,非一概忌用疏散、清泻之品。③"宜降气不宜降火""气有余便是火",气降则火降,降火药多属寒凉之剂,反伤胃气,使脾失统摄,血愈不归经。

(二) 出血时祛瘀止血为首要之务

针对出血,尤其是大出血患者,治宜亟当止血。生大黄有清热化瘀,推陈致新之功;热清腑通则气火自降,活血逐瘀则血循经脉。白及含白及胶,其性极黏,有收敛止血及生肌的作用。实验表明,白及胶能促使红细胞及血小板凝聚,形成血栓,达到止血的目的。临床常用生大黄、白及,以1:3的比例研粉末,加水或米汤调成糊状口服,每次3~5g,每日3~4次。

此外,三七、云南白药亦是止血、祛瘀良药,效果甚佳。因血不循经,溢于络外即会产生瘀血,更况施用大剂止血药后,越发加重瘀血的留蓄;若瘀血不去,近则反使出血加重,远则新血难生,且每易变生他疾,故在止血的同时,应时时想到预防瘀血留蓄。同时还可加些"阻遏"止血剂,如白及、地榆、蒲黄、侧柏叶、阿胶、藕节等。其中阿胶性胶黏凝滞,确有护膜止血之效,但若胃纳呆滞,或胃热昭著者,宜当缓用。炒蒲黄止血不留瘀,滋阴不碍脾,为临床所常用。此外,童便咸寒,能导血下行,引血归经,有"止血之功,无留瘀之弊",当患者无法及时就医,或在缺医少药地区,此法简易效佳,不妨一试,取10岁以下儿童中段尿适量,温服或入煎剂均可。

二、虚证

虚证主要因脾虚失摄所致,症见胃脘隐痛,得食则缓,喜热熨,便血如柏油状,舌淡红、苔薄白、脉数无力。治宜益气止血,诚如李中梓所说:"血证常有脾虚者,当补脾以统其血。"归芪建中汤、黑归脾汤、黄土汤等皆是常用方剂。若以便血为主,伴见小量呕血,舌红、苔黄、口干者,乃脾虚胃热之候,此时虽有热象,然笔者认为总以脾虚是本,胃热为标,治宜寒温并用,若过度用苦寒清热之剂,则愈伤脾气,血亦难止。反之,若泥于脾虚当补,动则参芪甘温升阳,则添薪助焰,更增血热,吐血不止。临床以大黄伍肉桂,或大黄、黄连配炮姜,即是深谙此义。

(文清)

郑卫琴老师中医证治胃脘痛体会

《素问·六元正纪大论》说："木郁之发，民病胃脘当心而痛，上支两胁，膈咽不通，食饮不下。"《素问·至真要大论》也说："厥阴司天，风淫所胜，民病胃脘当心而痛。"说明胃脘痛与木气偏旺、肝胃失和有关。肝属木，为刚脏，主疏泄，喜条达，能疏通气机，有利于脾胃运化；胃属土，主受纳，以通降为和。若肝气郁结，疏泄失职，木旺乘土，则肝气横逆犯胃，胃失和降，胃气阻滞，则胃脘胀痛。故叶天士有谓："肝为起病之源，胃为传病之所。"《杂病源流犀烛·胃痛篇》云："胃痛，邪干胃脘病也。胃禀中和之气，多气多血，壮者邪不能干，虚者着而为病，偏寒偏热，水停食积，皆与真气相搏而痛。唯肝气相乘为尤甚，以木性暴，且正克也。"说明肝胃不和证"尤甚"，"尤甚"之因是肝为将军之官，性暴且对胃是"正克"关系，故叶天士也认为"凡醒胃必制肝"，治肝可以安胃。

又《素问·至真要大论》曰："诸气膹郁，皆属于肺。"《素问·灵兰秘典论》云："肺者，相傅之官，治节出焉。"认为脏腑气机的失调与肺气的通调治节功能有密切关系，金能克木，木能疏土，通过调理肺气，加强肺金职司治节的功能，可使肝之疏泄正常，气机通畅。薛生白在《湿热病篇》中云："湿热证，呕恶不止……肺胃不和，胃热移肺，肺不受邪，宜用川连三四分，苏叶二三分。"《丹溪心法》设左金丸以清泻肝火，疏肝降胃，辛开苦降，泻心以泻肝。《删补名医方论》释："左金丸独用黄连为主，从实则泻子之法，以直折其上炎之势，吴茱萸从类相求，引热下行，并以辛燥，开其肝郁……故以为佐。然必木气实而土不虚者，可相宜也。"

根据历代医贤对胃脘痛病机的认识和治疗，结合脏腑间五行生克制化理论，郑卫琴老师认为胃脘痛病在胃，责之于肝，治节失司于肺，从而确立了疏肝和胃、佐金平木之法。组方柴百连苏饮，由柴胡10g，百合15g，黄连4g，吴茱萸4g，蔻仁6g，苏叶6g组成。方中柴胡疏肝解郁，条达肝气，不使肝气横逆犯胃，为君药；黄连、吴茱萸相配为左金丸之意，取其寒温并用、辛开苦降、清肝泻火、疏肝和胃之功效；黄连、苏叶相伍，为薛生白连苏饮，黄连清湿热，以苦降胃火上冲，苏叶味甘辛而气芳香，通降肺胃之气，二者苦辛通降，寒温并用，用以疏通气机、降逆和胃。苏叶、百合合用，宣肃肺气，使肺司治节而起制木之能，达佐金平木之意，以辛而不燥，润而不滞，四药共为臣药。蔻仁芳香化湿、醒脾和胃，因肝气犯胃，焉有不克脾土之理，故古人统称"肝木克土"，脾虚则运化无力，湿邪内生，故以蔻仁为其佐使。

凡肝气犯胃之胃脘痛无论或寒或热，柴百连苏饮均宜，若有明显偏寒偏热，更用黄连剂量即可。如寒偏盛，黄连用2~3g；热偏盛，黄连用5~6g；另便结者，去蔻仁之温燥。该方运用于临床，每获良效。

（艾亮）

郑卫琴老师浅议肿瘤发病与内虚病因的关系

肿瘤的发生虽然与外邪、饮食、七情等因素有关，但中医学认为"内虚"才是肿瘤发生发展的关键因素。所谓"内虚"是指由于先天禀赋不足，或后天失养引起脏腑虚亏，或由于外感六淫、内伤七情、饮食不节等因素引起气血功能紊乱，脏腑功能失调。《灵枢·百病始生》指出"风雨寒热，不得虚，邪不能独伤人。卒然逢疾风暴雨而不病者，盖无虚，故邪不能独伤人。此必因虚邪之风，与其身形，两虚相得，乃克其形"，其中阐释了"内虚"是疾病发生的关键。如果正气充实，外在致病因素就无法侵入体内导致疾病的发生；如果正气虚弱无法驱邪外出，使邪气留于机体内，影响脏腑经络、气血津液等的正常功能，使机体内环境发生改变，从而导致疾病的发生。

古代医家对肿瘤"内虚"学说的论述较多，如《诸病源候论》中说："积聚者，由阴阳不和，脏腑虚弱，受于风邪，搏于脏腑之气所为也。"明代《景岳全书》说："脾肾不足及虚弱失调之人，多有积聚之病。"《丹溪心法》在论述噎嗝反胃时指出"噎嗝反胃名虽不同，病出一体，多由气血虚弱而成"。《古今医统》也说："气血日亏，相火渐炽，几何不至于噎嗝。"以上论述均说明脏腑虚损，气血亏虚或先天禀赋不足是产生肿瘤的内在因素。

中医学还发现年龄在肿瘤发病中的意义，即年龄越大，肿瘤的发病率越高。明代申斗垣在《外科启玄》中说："癌发四十岁以上，血亏气衰，厚味过多所生，十全一二。"明代赵养葵在论述噎嗝时指出："唯男子高年者有之。"张景岳指出"少年少见此症，而唯中年丧耗伤者多有之"，说明年龄因素对肿瘤发生的意义。中医理论认为，人过中年以后，肾气逐渐衰弱，机体开始出现衰老，这时全身脏腑经络气血功能容易失调，机体处于"内虚"状态，容易受致癌因素的影响而发病。

从现代肿瘤病因学的观点来看，虽然已确定了多种致癌因素，如环境因素、饮食因素等，但它们对机体致癌的作用方式，最终必须引起机体本身的变化和反应。现代分子生物学的研究已经发现了越来越多的肿瘤特异基因，所以许多学者认为肿瘤的潜在基因是癌症发生的基础。各种肿瘤的共同特点就是细胞异常增生导致出现全身消耗性疾病。这种细胞的异常增生是由于个体本身有潜在的肿瘤基因，其在受到外部因素的刺激时，会造成基因突变使细胞异常增生。如肺癌患者本身肺组织内已有潜在的肺肿瘤隐性基因存在，由于长期吸烟或吸入一些化学性物质，如苯类化合物，长期慢性支气管炎等刺激导致潜在基因突变，细胞异常增生而形成肿瘤。又如肝癌个体由于长期吃发霉花生、玉米等含黄曲霉素过高的食物，以及含亚硝胺较高的腌菜、酸菜、熏烤鱼、熏猪肉而致潜在的肝癌基因突变形成肿瘤。白血病患者骨髓本身存在潜隐基因，由于病毒侵袭或理化因素、放射线等造成基因突变，使骨髓原始、幼稚细胞增生异常。从上述观点分析，以外因论为主的观点不能解释为什么在外界环境条件大致相同，接触的致癌物质的作用也大致相同的人群中，有人患癌，有人不患癌。另外，在一些病例中可见到二重癌，甚至三重癌，这都说明决定的因素还是在于机体的内在环境和因素，即使外界存在致癌因子，如果机体内环境稳定正常，则不易发生癌症。正如《黄帝内经》所说的"正气存内，邪不可干"。

(文清)

郑卫琴老师清热解毒法应用体会

"毒"的含义很广，凡是对人体有害的物质谓之毒；从病因可分热毒、湿毒、火毒等，热毒与肿瘤的关系较密切。中医的热毒症候相当于"炎症"的表现。肿瘤的机械压迫，致使脏器的管腔、血脉受压迫或梗阻，造成全身脏器功能失调及气血循行障碍，容易发生感染。此外，肿瘤本身因血供不足，引起坏死、液化、溃烂，也可产生炎症。肿瘤细胞的新陈代谢产物，也会刺激体温调节中枢，致使平衡失调，引起癌性发烧。事实证明，凡有肿瘤的地方，就有可能存在炎症，而炎症会降低机体的抗癌能力。若肿瘤组织及其周围发生炎症会加速肿瘤的生长及恶化，所以消除炎症，清除和降解体内毒素是治疗恶性肿瘤的重要手段。

主要作用：

（1）清除癌性毒素的作用。癌肿到了中晚期是由于癌细胞恶性增强的结果，以及全身脏器病理、生理的变化，特别是癌热的灼津，出现阴虚症候。此时交感神经系统大都处于兴奋状态，代谢旺盛，体内醛固酮、酪氨酸、单胺氧化酶等含量增高。癌肿引起胸水和腹水、小便不利、腹胀、便秘，癌毒刺激神经、皮肤、肌肉和关节，导致酸痛和剧痛，或因久病耗津伤阴，出现口干舌燥、烦躁难眠等肝肾阴虚症候。清热解毒药除有抗菌消炎作用外，还有比抗生素更为优越的特点，即具有降火、排毒、凉血、止血、通便利尿、生津润燥、安神宁心等功能。导师郑卫琴在临床上针对病情，分别选择不同性能的清热解毒药治之功能。

（2）提高机体的免疫功能。热毒蕴结，必会演成阴阳失衡，削弱正气，这与现代医学认为炎症的存在会降低机体免疫功能的观点一致。清热解毒药可清除体内蕴热，排出毒素。由于机体的创伤和负担得以减轻，自然就会增强其免疫功能。实验证明，不少清热解毒药能增强单核巨噬细胞系统的免疫功能，降低体内毒素对机体的毒性刺激，调整体内的平衡。如白花蛇舌草，除具有广谱抗菌作用外，还能使网状内皮系统显著增生，网状细胞增生肥大，胞浆丰富，吞噬活跃，同时能增强白细胞的吞噬能力；蒲公英能提高淋巴细胞的转化率；臭牡丹对大鼠免疫功能有不同程度的促进作用，尤其是在促进巨噬细胞吞噬功能方面更为显著；山豆根应用在手术前短期治疗后，手术切除标本中，肿瘤组织周围出现较明显的淋巴细胞样反应，伴有不同程度的癌细胞退化，提示山豆根能增强宿主的抗肿瘤免疫反应。山豆根提取物及酒精可溶部分均有增强网状内皮系统廓清功能的作用，说明山豆根不仅有抑瘤作用，还能促进免疫的形成。此外，青黛、黄连、黄柏、黄芩也有明显的免疫促进作用。除了有些清热解毒药本身具有特异免疫功能外，不少药物只有多种功能配合才能发挥作用，有的是通过抗菌抗病毒的作用来活跃免疫机能，有的是在抑瘤的基础上提高了抗肿瘤的免疫力，所以在遣方用药时应对其免疫原理进行综合考虑。

（3）清热解毒药能减轻手术、放化疗的副反应，增强疗效。凡是内蕴、癌热炽盛（阴阳偏颇显著，体内炎症反应严重）的病例，在未行调理之前，即行手术，术中或术后不但并发症多，而且恢复慢，效果也差。如能在手术前先行辨证施治、清其热毒、平衡阴阳，再行手术，术后针对创伤性炎症及术后体虚，给予扶正培本，佐用清热解毒或消导之品，能显著减轻手术并发症的发生，促进胃肠功能的恢复，加速创口的愈合，缩短住院周期，提高疗效。中医认为，电离辐射是种"热性"杀伤物质，热可化火，火能灼津而渐成阴虚症候；电离之"火"，与癌毒互搏，伤败之物与热互蕴，痰积成毒，所以"阴虚"与"热毒"是放疗最常见的副反应。在放疗的同时配合扶正养阴、清热解毒之品，诸如麦冬、天冬、沙参、茅根、知母、石斛、太子参、茯苓、银花、黄芩、白花蛇舌草、白毛藤等，进行辨证施治，可减轻副反应，有助于放射治疗任务的完成，并能明显提高疗效。放疗之后，继续给予滋阴生津、清热解毒治疗，对巩固疗效、预防再发，确有独到之功。化疗的同时配合内服和胃降逆止呕药佐以扶正培本，能提高化疗疗效，减轻副反应。清热解毒药抗瘤作用的另一机理是通过调动机体免疫功能，增强淋巴细胞和吞噬细胞对肿瘤细胞的杀伤能力。如白花蛇舌草、半枝莲、山豆根等，冬凌草、天花粉等，不但具有抗瘤活性，又具有扶正作用，所以临床上应用较广。

（邱敏）

郑卫琴老师多发性骨髓瘤中医用药总结

多发性骨髓瘤的临床表现形式多样，众医家学者的辨证分型各有不同，可谓百家争鸣，各抒己见。同时，大多数医家亦有共识，认为多发性骨髓瘤乃本虚标实之证，血瘀、痰凝、邪热是标，肾虚是本，初期以标实为主，后期以本虚为主，出现气血两亏，脏气衰弱。郑卫琴老师根据多年的治病经验，拟定多发性骨髓瘤辨证主方，分别予以补肾益精、补气健脾、扶正祛邪、清热解毒、软坚散结、化瘀通络等法治疗。多发性骨髓瘤主方用生黄芪、黄精、太子参（男多用）、党参（女多用）、女贞子（女多用）、杜仲、枸杞子、鲜铁皮枫斗等补气健脾，补肾益精，扶正祛邪；干蟾皮、全蝎、肿节风、山海螺、三叶青、香茶菜、藤梨根、白花蛇舌草、猫爪草、鱼腥草、夏枯草、岩柏、蚤休、山豆根、半边莲、半枝莲、蛇莓、羊蹄、黄芩等清热解毒；三棱、莪术、炮山甲等软坚散结、化瘀通络。根据病情需要，随证加减：肝肾阴虚者，酌加熟地、生地、淮山药、山茱萸、茯苓、猪苓、芡实、牡丹皮、赤芍、白芍；肾阳虚者，酌加金缨根、锁阳、金毛狗脊、葫芦巴、淫羊藿；睡眠欠佳者，酌加五味子、酸枣仁、合欢皮、夜交藤、制首乌、珍珠母、灵磁石、柏子仁、益智仁、明天麻、旋覆花、延胡索；饮食欠佳者，酌加柴胡、枳壳、陈皮、青皮、厚朴、炒鸡内金、炒薏苡仁、炒木香、广郁金、制香附、炒麦芽、炒谷芽、六神曲、广藿香、佩兰、炒白术、白豆蔻、阳春砂；出现出血或有出血倾向者，酌加仙鹤草、仙灵脾、仙茅、鲜（干）芦根、墨旱莲、藕节、白及、茜草、紫草、补骨脂、鸡血藤、菟丝子、肉苁蓉、当归；伴有筋骨不利者，酌加伸筋草、千年健、续断、怀牛膝、白僵蚕、钩藤；伴有乙肝或肝硬化腹水者，酌加绵茵陈、焦山栀、秦艽、垂盆草、田基黄、虎杖根、平地木、水红花子、地鳖虫；伴有肾脏损害者，酌加灵芝、石韦、海金沙、白毛藤、瞿麦、萹蓄；伴感冒有痰者，酌加防风、炒白术、野菊花、浙贝、竹沥、半夏、远志、桔梗、化橘红；伴咳嗽咽痛者，酌加板蓝根、金银花、藏青果、木蝴蝶、胖大海；伴有盗汗者，酌加瘪桃干、糯稻根、浮小麦；伴有糖尿病者，酌加楤木、决明子、制玉竹；伴有高血压者，酌加豨莶草、葛根、甘松、生龙骨、生牡蛎、杭白菊、玉米须；伴有高脂血症者，酌加丹参、当归、焦山楂、绞股蓝；伴有皮肤过敏者，酌加徐长卿、地肤子、蛇床子、白鲜皮、鹿衔草、积雪草、凌霄花、穿山龙、叶下珠、梅花。

　　导师认为，肿瘤多迁延日久，"久病多瘀，久病入络"，必然会导致气滞血瘀，故常用三棱、莪术、炮山甲、炙鳖甲等软坚散结、化瘀通络，柴胡、枳壳、陈皮、青皮、厚朴、炒木香、广郁金、制香附等理气化滞。肿瘤是一种慢性消耗性疾病，发展过程缓慢，一般都会经历三个阶段：第一个阶段是邪气亢盛为主；第二个阶段是邪正相争；第三个阶段是正气虚弱为主。不管疾病发展到哪一阶段，都是正气虚弱、邪气旺盛的表现。久病必然耗气伤津，气为血之帅，气虚则血虚，脾胃气虚则血失统摄而出血，津液大伤，必然出现阴虚为主的表现，"留得一分津液，便有一分生机"，但凡舌红、苔薄白，脉细数均可采用补气养阴为治疗大法。故导师喜用生黄芪、黄精、太子参、南沙参、北沙参、女贞子、杜仲、枸杞子、熟地、当归、白芍、赤芍等补气养阴之药。

(赵一凡)

郑卫琴老师治疗胃癌的临床经验总结

胃癌是临床常见恶性消化道肿瘤之一，据世界卫生组织公告，全球胃癌年发病率约为13.86/10万人。我国胃癌年发病率和死亡率均超过世界平均水平的两倍。近年来，中医对胃癌病因病机的认识及在疗法创新方面不断进步。郑卫琴老师认为，病机与辨证是中医治疗胃癌的关键。

一、中医治疗胃癌首重病因病机探查

传统中医并没有"胃癌"的病名，类似记载多见于"胃反""伏梁""积聚""胃脘痛""噎塞"等疾病范畴。中医认为胃癌是一种脾胃功能失常的病变，多因忧思恼怒，情志不遂或饮食不节，致肝失疏泄，胃失和降，或久病损伤脾胃，导致肝胃不和；或者正气不足，尤其是脾胃虚衰，加之情志、饮食失调，导致运化失职，痰凝气滞，热毒血瘀交阻于胃，积聚成块而发病。胃癌的病机分为三类：

（1）胃中无阳——《临证指南医案》曰："夫反胃乃胃中无阳，不能容受食物，命门火衰，不能熏蒸脾土，以致宿食入胃，不能运化，而为朝食暮吐，暮食朝吐。"

（2）热结津伤——三阳热结，灼伤津液，三门干枯，水谷出入之道不得流通，胃脘干槁，食下即吐。

（3）肝经气郁——情志不舒，肝气抑郁则气滞，气滞必致血行不畅，而凝结成瘀血。胃脘疼痛胀满或如针刺刀割者，多有气结、痰凝、血瘀、食积的病机。

上述病理过程常交织兼夹，导致胃癌有众多证型。

郑卫琴老师认为，胃癌的发病机理根本在于胃阳虚，继而有气虚痰湿、血瘀等病理特征，形成肿物，阻塞通道，早期表现为厌食，食后饱胀，胃脘隐痛。痰气交阻于胃，影响脾胃运化功能，形成脾胃虚弱证；进而痰气交结，瘀血热毒内蓄不去，灼伤胃络，导致便血呕血，加上饮食不下，气血化生无源，导致气血双亏；热结津伤是胃癌发展至晚期的阶段性病机，阳虚而致肿瘤形成，至阻水谷之道而不得通，蕴热渐生，而出现的标证。中晚期胃癌，多数为虚实夹杂。

二、中医治疗胃癌的辨证要点及用药组方

中医治疗胃癌的辨证基础主要在于分清虚实关系，虚要分清是以脾胃气虚为主，还是以胃阴不足为主，脾虚是否及肾等；实则要分清食积、气结、热蕴、痰凝、血瘀何者为患，或协同为患。胃癌专家陈涌指出，胃癌辨证需特别注意舌苔的变化，苔乃胃气所附，苔厚口臭乃食积不化之象；苔白而腻，口黏且甘，乃湿邪为患；苔黄口苦则有化热之势，苔花剥则胃阴伤。

1. 肝胃不和

证见胃脘痞满，时时作痛，窜及两胁，嗳气频繁或进食发噎，苔薄白或薄黄，舌质红，脉弦。

治法：疏肝和胃，降逆止痛。

代表方剂：柴胡疏肝散加减。若口苦口干，胃脘痞胀伴灼热感，属郁热不宣，去当归、柴胡、生姜，酌加吴茱萸、黄连、黄芩之类；若便秘燥结、腑气不通者，酌加瓜蒌仁、郁李仁、火麻仁之类；服药后大便仍不通畅者，去法半夏、茯苓、生姜，加生大黄（生下）、芒硝（药汁内溶化，炖沸）；若嗳腐吞酸，矢气臭，胃内停食者，酌加山楂、神曲、连翘、莱菔子（打碎）之类。

2. 脾胃虚寒

证见胃脘隐痛，绵绵不断，喜按喜暖，食生冷痛剧，进热食

则舒，时呕清水，大便溏薄，或朝食暮吐，暮食朝吐，面色㿠白无华，神疲肢凉，舌淡胖，有齿印，苔白滑润，脉沉细或沉缓。

治法：温中和胃，健脾益气。

代表方剂：理中汤合四君子汤加味。便溏泄泻，属脾肾阳虚，加山药、芡实、鸡内金、儿茶、补骨脂、制肉蔻；若脘胀嗳气，呕恶，苔白厚腻，寒湿内盛，减人参量，酌加藿香、苍术、草果之类。

3.胃热阴伤

证见胃脘嘈杂灼热，痞满吞酸，食后痛胀，口干喜冷饮，五心烦热，便结尿赤，舌苔黄糙或剥苔、无苔，舌质红绛，脉细数。

治法：清热和胃，养阴润燥。

代表方剂：玉女煎加减。呕吐恶心，唾吐痰涎，兼痰气上逆者，去知母，加法半夏、黄连；脘痛腹胀，气血不和者，加木香、大腹皮、延胡索；便结，加生大黄。

4.瘀血内阻

证见脘痛剧烈或向后背放射，上腹肿块，肌肤甲错，眼眶呈暗黑，舌质暗紫或瘀斑，舌下脉络紫胀，脉弦涩。

治法：理气活血，软坚消积。

代表方剂：蜂蘆汤加味。神疲乏力者，去莪术、蘆虫，加黄芪、党参；泛恶纳减者，加神曲、藿香。

5.痰湿阻胃

证见脘膈痞闷，呕吐痰涎，进食发噎不利，口淡纳呆，大便时结时溏，苔白厚腻，舌体胖大有齿印，脉滑。

治法：燥湿健脾，消痰和胃。

代表方剂：白夏汤。气短、乏力，属脾虚痰湿，加黄芪、党参；呕恶频繁，为痰气上逆，加生姜、藿香。

6.气血双虚

证见神疲乏力，面色无华，少气懒言，动则气促、自汗，消瘦贫血，舌苔薄白，舌质淡白，舌边有齿印，脉沉细无力或虚大无力。

治法：益气养血，健脾和营。

代表方剂：参芪胶汤。服药后脘腹发胀，因胃气弱，滋补易滞者，加法半夏、砂仁，酌减熟地黄、黄芪用量；服药后咽干、烦热，为营血虚亏兼有郁热者，加知母、鳖甲、玄参，以生地黄代熟地黄，去川芎，当归减量；有畏寒肢冷，为脾肾阳虚者，加桂枝，重者加熟附子（先煎）；面浮肢肿，为脾虚水停者，加猪苓、泽泻、生姜皮，黄芪加量；头晕目眩，耳鸣，健忘，腰膝酸软，妇女经少发落，男子阳痿，白细胞、血小板减少，为肾精虚衰，髓失充养，酌加淫羊藿、肉苁蓉（便溏慎用）、菟丝子、鹿角胶（烊化冲服）、杜仲、紫河车粉（冲服）之类；服药后贫血无明显改善，甚至血色素反而下降，大便隐血试验持续阳性，反复出血者，去川芎，加仙鹤草、地榆炭、乌梅炭、儿茶、三七粉（冲服）。

7. 脾肾阳虚

证见胃脘隐痛，喜温喜按，或朝食暮吐，暮食朝吐，完谷不化，便溏，甚则滑脱不禁，小溲不利，面浮足肿，面光无华，畏寒喜暖，肢冷神疲，舌淡胖有齿印，苔薄滑润，脉细。

治法：温中散寒，温助肾阳。

代表方剂：附子理中汤合金匮肾气丸加减。寒凝血瘀加鸡血藤、桃仁、红花、桂枝；寒凝气滞加乌药、木香；肾阳虚甚加肉苁蓉、杜仲；水湿内停加茯苓、泽泻、车前子、桂枝。

中医治疗胃癌的总原则是：早期以攻为主，中期攻补兼施，晚期以补为主。中医治疗胃癌始终贯穿健脾和胃理气。胃癌治疗应以缓图之，用药宜平和，用方宜平和，如用药太过，反伤脾胃。

（唐晓慧）

郑卫琴老师泻南补北法在临床上的运用

根据五行相生关系，肝应则补其母，肺应何以不补脾土？从中医基础理论来讲，肺金虚理应补其母以令子实，即补脾土以促进、助长和资生肺金。但据五行相克关系，肝木克肺金，由于当前肝木气太过，肝火太旺，对肺金克制太过，即使补脾，土而也不足以阴养肺金。清代叶霖在《难经正义》中对不补脾土作了精辟的论述，云："若以虚则补其母言之，肺虚则当补脾，岂知肝气正盛，克土之深，虽每日补脾，安能敌其正盛之势哉？纵使土能生金，金受火克，亦所得不偿所失矣。所以不补土而补水也。或疑木旺补水，恐水生木，或木愈旺，故闻独泻火不补水论，忻然而从之？殊不知木已旺矣，何待生乎。况水之虚，虽峻补不能复其本气，安有余力生木哉。泻火补水，使金得平木，正所谓治其虚。不补土，不补金，乃泻火补水，使金自平，此法之巧而妙者。"

泻南方心火的作用有两点。根据五行生克关系，肺金、肝木、心火之间的关系为肺金克肝木、肝木生心火、心火克肺金。①因火为木之子，根据"实则泻其子"的原则，故肝木实则泻心火，以泻肝经气热，削减肝木的强盛，那么肝木对肺金的反克就会减弱，使肝木与肺金之间的克制关系趋于平衡。②心火克肺金，采用泻心火的方法，可以削弱心火对肺金的制约，心火降则火不刑金，肺金相对充实，从而可以对肝木之实进行抑制和制约，使二者之间的克制关系趋于平衡。

郑卫琴老师认为泻南补北法之意在于治病求本，根据五行相生相克的关系，辨明脏腑之间的生克乘侮，从而达到损其有余，补其不足，协调阴阳平衡的治疗目的。

（文清）

郑卫琴老师浅议经方在肿瘤诊治中的体会

"经方"一般是指《伤寒杂病论》一书中的处方。系统分析《伤寒杂病论》中的方剂,其诊治特点有方证相应、一方多证、配伍严谨、组方缜密、味少效宏、用药巧妙、作用全面、加减灵活。经方由于有诸多优点,成为创制新方的"祖方",后世在经方的基础上衍化出大量方剂。经方配伍以阴阳协调为根本,合和七情为手段,善用性味之所宜。如阴阳协调用桂枝汤;合和七情用麻黄汤、十枣汤等;善用性味如半夏泻心汤、麻杏石甘汤、大黄附子细辛汤等。

阴阳协调:桂枝汤(伤寒113方,60%由此方演变)。类本经曰:"辛甘发散为阳,酸苦涌泄为阴;咸味涌泄为阴,淡味渗泄为阳。"桂、姜、甘合是辛甘化阳,以调周身之阳气,芍、枣、甘合是苦甘化阴,以调周身之阴液。阴阳合化,营卫协调,故恶风可愈,而各种兼症,亦随即消失。近人用本方加减治流感、鼻炎、低热,以至多种皮肤病,均有满意效果,本方主要是协调营卫的作用。郑卫琴老师认为肿瘤的病因之一就是阴阳失调。

合和七情:麻黄汤、十枣汤等。正"七情合和"一词出自《神农本草经》,指单行、相须、相使、相杀、相畏、相恶、相反七者,这是关于药物配伍的问题,不同于病因学上的七情。

近代名医岳美中先生曾发出"非经方无以治大病"的感慨。笔者临证时发现,许多疾病临床表现与《伤寒论》条文中描述十分相似。根据方证对应原则,不拘泥于现代医学的病名诊断,有是证则用是方,无不效如桴鼓。

郑卫琴老师在临床治疗中首先强调有是证用是药,重视阴阳平衡在临床中的运用。一些用药很猛、治病出神的医生自己却寿命不长，可能与只强调有是证用是药，太看重证与药的关系，而忽视了阴阳平衡的道理有关。人体长寿以尽天年的根本，本不固，治好是症又焉能长寿。所以中医当中，常常流传着"庸医杀人"的讲法，因为中医所有根本就是阴阳平衡，而用药要以阴阳为本，治不治这个病要看阴阳；而如果只看药方用药，说不定效果还不如西医，因为西医的用药是针对分科研究细化专业来的，故用药以药方用药更精当，而且试验以没副作用为出发点。

（王怀碧）

郑卫琴老师治疗老年肝癌的体会

老年肿瘤患者与中青年患者有很大的不同,无论是在生理、病理,还是在临床用药上均有其特殊性。主要是老年患者年老体虚,免疫力低下,大多已不适合手术和化疗。因此,中医药在老年肿瘤患者中有着广泛的适应性,也很受他们的欢迎。我们结合多年的临床经验,在复习中医文献的基础上,就老年肝癌的中医治疗问题作初步探讨。

一、"虚损"是老年人最根本的病理特点

人到中年以后,阴阳气血,五脏六腑功能都开始衰退,《灵枢·天年》有云:"五十岁,肝气始衰,肝叶始薄,胆汁始灭,目始不明。六十岁,心气始衰,苦忧悲,血气懈惰,故好卧。七十岁,脾气虚,皮肤枯。八十岁,肺气虚,魄离,故言善误。九十岁,肾气焦,四脏经脉空虚。百岁,五脏皆虚,神气皆去,形骸独居而终矣。"因此,虚损是老年人最根本的病理特点。

二、"下元衰惫,肾气不足"是老年人的主要体征

《素问·上古天真论》有云:"五八,肾气衰,发堕齿槁;七八,肝气衰,筋不能动,天癸竭,精少,肾脏衰,形体皆极。"《黄帝内经》提出肾气的盛衰是机体生长、壮、老、已之根本,是生命活动的关键所在。肾为先天之本,是元气、阴精的生发之源,是人类生命衍变过程的调节中心。因此,衰老最根本的原因是肾气虚衰,正如《医学正转·医学或问》所云:"肾元盛则寿延,肾元衰则寿夭。"

三、"阴血亏虚"是老年人又一重要病理特征

《素问·阴阳应象大论》有云:"年四十而阴气自半也。"老年人阴虚,五脏皆可发生,但一般以肝肾阴虚为多见,肾阴为诸脏阴气之本,故在老年阴虚中占有很重要的地位。朱丹溪《格致余论·养老论》有云:"人生六十、七十以后,精血俱耗,平居无事已有热证,何者?头昏目眵,肌痒溺数……俱是老境,无不由此,而况人身之阴阳难成易亏,六七十后,阴不足以配阳,孤阳几欲飞越。"叶天士在《临证指南医案·便闭》中亦指出:"高年下焦阴弱,肠道失于濡润则六腑之气不利,多痛,不得大便。"因此,阴虚是老年人的主要病理特征,除此以外,老年人还有脾虚、纳差等病理特征。

病情隐匿,易于传变是老年肿瘤的发病特点。

老年病往往病程长,且病情隐匿,一般情况下表现不明显,或虽有症状但表现轻微。如肿瘤,早期往往无明显症状,因而易被忽视,由于老年人自身的生理特点,脏腑间的藩篱作用明显减弱,因而一脏有病,若不及时治疗,就会逐渐传入他脏,导致病变。我们在临床中发现,多数老年肿瘤患者刚确诊时即出现多处转移,这就是多脏发病的典型例证。根据以上探讨,我们在临床治疗老年肿瘤患者一般不主张化疗和手术治疗,主要是考虑到老年患者体质衰弱,应以中药治疗为主,滋补肾阴,缓中补虚,调补脏腑气机,正如《灵枢·本神》所云:"是故五脏主藏精者也,不可伤,伤则失守而阴虚,阴虚则无气,无气则死矣。"老年肿瘤患者的另一特点是阴虚致瘀,《金匮要略·血痹虚劳病脉证并治第六》有云:"五劳虚极羸瘦,腹满不能饮食……内有干血,缓中补虚,大黄䗪虫丸主之。"由此可见,老年肿瘤的治疗应补而不偏,不可强攻,攻而不伤正,缓中补虚。

老年肝癌很常见,目前仍有许多老年患者以手术、化疗为

主，我们的临床体会是：老年肝癌患者发病缓慢，晚期转移多见，晚期已不适合手术和化疗；中药可以控制病情发展，缓解症状，虽然不能使肿瘤完全消失，但可以长期带瘤生存，中药毒副作用小，老年患者易于接受，可以长期服用，部分患者可以治愈。

(文清)

郑卫琴老师痞证论治心得体会

《伤寒论》中的五泻心汤，即半夏泻心汤、生姜泻心汤、甘草泻心汤、大黄黄连泻心汤、附子泻心汤，均为主治痞证之剂。痞，《释名》谓"气痞结也"，成无己注"否而不泰为痞"，乃升降失常，阴阳不调，寒热互结，虚实错杂，上下不能交泰而致。诸泻心方大多寒热并用，补泻兼施，而有和解阴阳、调畅枢机之功。内中有任一药以多用，有合数药于一功，错综变化，法度谨严。

仲景立五泻心汤共同主症为心下痞，其成因多为胃气素虚，或治疗失误（吐、下），以致无形邪热内陷心下，因其内无痰水、宿食等实邪阻滞，与结胸（如大、小陷胸汤证）、水痞（如五苓散、十枣汤证）等有本质的区别，故仲景原文明确交代："按之自濡，但气痞耳。"然前人对其病机犹有属太阳、阳明、太阴、少阳之争。实际上，太阳为开，阳气发于外，为卫气之藩篱，证治不离乎表。仲景指出"表未解，不可攻痞，当先解表；表解，乃可攻痞"，即说明表证与痞证有两种根本不同的病机。如果为太阳误下攻痞，则论中已设桂枝人参汤温中解表主治。阳明为合，阳气蓄于内，其为病多胃实家。《伤寒论》说："太阳病，若发汗，若下，若利小便，此亡津液，胃中干燥……内实……此名阳明也。""实"是邪气旺盛之意，前人又有"实则阳明，虚则太阴"之说，而痞证虚实互见，介乎两者之间，故非属阳明可知。太阴为阴中之至阴，气化见于中焦，其病多表现在里，若误下伤阴，胸下结硬，则当予温里以为治，如理中、四逆辈。《伤寒杂录》说："凡言泻心者，少阳邪将入太阴也。"这里的"将"字，点明泻心证并非发于太阴。

据临床所见，泻心汤痞证见于心下，约当胸之下、脘之上的膈中部位。膈，居脏腑上下之间，阴阳表里之半，为少阳所主。前人谓，太阳外主皮毛，内主胸中；阳明外主肌肉，内主脘中；而少阳外主腠理，内主膈中，为人体气机出入升降活动的枢纽。如其人本质素弱，病势消极（"病发于阴"），误下之后（"而反下之"），客热下陷，虚邪上逆，升降失职，少阳枢机不利，则病变内陷，阴阳互结，遂成不交之痞（"因作痞也"，见《伤寒论》原文131条）。病在少阳，邪无出入之路，治以汗不能泄，下不能夺，唯宣和解一法，故论中首揭半夏泻心汤寒温补泻并施，以为痞证正治："伤寒五六日，呕而发热者，柴胡汤证具，而以他药下之……若心下但满而不痛者，此为'痞'，柴胡不中与之，宜半夏泻心汤。"（原文149条）

柯韵伯说："泻心汤乃稍变柴胡半表之治，而推重少阳半里之意耳。"陈修园说"少阳主寒热，属于半表则为经，属于半里则为腑"，其腑证"有痞、痛、利、呕四证之辨"。由此可见，泻心汤证与柴胡汤证是同属少阳病，而两者证情复有区别。其主症，柴胡证胸胁苦满，往来寒热；泻心证心下痞满，无往来寒热。其病机，柴胡证为传经之邪，邪客少阳之经，象动；泻心汤证由误治而成，邪陷少阳枢机，象静。其治法，一则主以柴胡流动之品，发散阳邪；一则君以半夏散结泄痞，直取病穴。其间一阳一阴，一动一静，证治迥异，殊曲同工。由此可见，半夏泻心汤为少阳气痞正治方，其余四方则均为半夏泻心汤的变方，分主太阳少阳并病的胃虚水热痞，少阳阳明并病的胃虚痞，及寒入化热、邪热壅聚的热痞，上热下寒、痞兼阳虚的寒热痞。

这里还可从《伤寒论》的遣词用字间得到启发。如仲景立诸泻心汤均言"主之"，独半夏泻心汤最早见于论中却反用"宜"字，是深有寄意。一般而言，《伤寒论》凡用"主之"，每有不易定法之义，如用"宜""与"，乃为可斟酌之处。古人认为，伤寒之痞，为寒郁内热，宜苦泄；杂病之痞，为气不条畅，宜辛散。仲景因半夏泻心汤辛苦并进，阴阳两解，举为治痞代表方，而广施于伤寒误下成痞或杂病寒热中阻致痞，故用"宜"字以示范；至痞证各有所偏（偏热、偏寒），或有兼夹（兼太阳、兼阳明、夹虚、夹湿），复立四泻心汤，各有针对，乃谓"主之"以分辨。这也是古人欲明故晦的一种笔法，实宜惮心致意，反复体析。

临床上，郑卫琴老师灵活运用泻心汤辨证论治，常常收效颇丰。

（刘勇）

郑卫琴老师用温化法治肺癌

肺癌指原发性支气管肺癌，属于中医"肺积""咳嗽""咳血"等病范畴。临床常以咳嗽、咳痰、胸痛、咯血等肺系症状为主要表现。本病病因病机错综复杂，其病因常因禀赋不足、七情内伤或外受邪毒而发，病机常现虚实相兼症候，本虚标实之证。其本为正气亏虚、五脏虚损；标为痰、瘀、毒、结。在病因病机研究中，郑卫琴老师注重整体观，并强调正气内虚，毒伤肺络，痰瘀内蕴之间的因果关系。

"正气"是指人体抗御邪气的能力，包括人体的脏腑、经络、气血等的生理功能和抗病、康复能力，通常简称为"正"。正气亏虚是大多数疾病发生、发展的内在根据。因此，中医学历来非常重视人体正气在疾病发生、发展和康复过程中的重要作用。诚如《黄帝内经》言"正气存内，邪不可干"，正气充盛，抗病力强，致病邪气难以侵袭，疾病也就无从发生；"邪之所凑，其气必虚"，意为当人体正气不足，或正气相对虚弱时，卫外功能降低，往往抗邪无力，则邪气可能乘虚而入，导致机体阴阳失调，脏腑、经络、气虚功能紊乱，以致诱发疾病。

导致肺癌的邪气包括外侵之邪和内生之邪。烟雾、粉尘、大气污染物等外在邪气直接由口鼻、卫表入肺，导致肺的生理功能紊乱，肺失宣发、肃降，则咳嗽；肺失通条水道，津液停聚为痰为饮，则咳痰多；肺不助心行血，肺气闭郁，气机不畅，气滞血瘀则胸闷、胸痛。内生邪气往往是脏腑功能失调、气血失和的病理性产物，而病理性产物又反过来影响人体脏腑生理功能，导致疾病的发生。

正气的抗病能力还表现为维持脏腑功能的协调、气血的流行畅达。在中医病因学中，特别注意内生邪气，如痰饮、瘀血以及内生五邪等上述邪气。故前人有"百病皆兼郁"的论断。"郁"是气血失于冲和的病理状态，若脏腑协调、气血冲和，则郁不能存在，而诸病亦皆难生。正气的这一功能则与免疫功能中维持机体内在平衡功能相吻合。正气失常可以致病，而免疫过强则可导致自身免疫病发生。一旦体内产生了上述病理产物，人体的正气又会奋起抵抗之。如果正气不足，而这些病理产物又难以迅速除尽，必然会导致邪气愈结愈甚。同时，正气因之而耗伤，甚则危及生命。如积证的发生，常常因为情志失调，饮食失节，或感外邪，以致气机郁滞，血行不畅，瘀血内阻，结而成块，积渐而大，终至不治。《素问·经脉别论》曰："当是之时，勇者气行则已，怯者则着而病也。"这种预防或消除体内病理性产物的形成、堆积的功能，就是郑卫琴老师所讲的"温则化之，寒则凝之"，有形之结块，需要用温药化之于无形，同时强调温而散之，一避免"凉药"，二避免"火药"；凉药易凝滞，"火药"易耗气。郑卫琴老师曾用三生口服液治疗肺癌咯血等，三生口服液的主要成分包含生半夏、生南星、生附片等温化之品，由于此类药物有一定毒性，且难以获取，故现在几乎不用生品，而用制半夏、制南星、制附片。制半夏、制南星、制附片类，量小即为"温药"，有温化散邪之功，量大则为"火药"，有耗气伤津之弊。运用温药的同时需佐以补气药，给予温药以源源不断的动力。《丹溪心法》谓："气血冲和，百病不生。一有怫郁，诸病生焉，故人身诸病多生于郁。"郁是诸多疾病自身而生的关键环节，温则通之，温而解郁，郁结之肿块用温药而能温散郁解，常佐以行气药。

(艾亮)

郑卫琴老师治病顾护脾胃

诸脏虚损峻补无益，独取中州是为至要。所有疾病的发生有一个共同的根本因素，就是人体内的正气不足，如《黄帝内经》云"正气存内，邪不可干""邪之所凑，其气必虚"。人体正气的生成来源于水谷之精气，正是李东垣所强调的胃气、元气。其盛衰与脾胃功能的强弱有密切联系，脾胃功能强则正气充盛，脾胃功能弱则正气不足。而正气的强弱，直接影响到机体预防和抗病的能力。因此，在临床实践中要处处顾护脾胃之气。

笔者跟随郑卫琴老师临床随诊，即深刻体会到其在临床中时时处处不忘脾胃是后天之本，治病不忘脾胃的理念。如化疗患者常常出现恶心、呕吐、腹部不适、纳差、腹痛、腹泻等副作用，郑卫琴老师常于方中伍以党参、山药、石斛、陈皮、半夏等味，益气健脾，顾护脾胃中焦。鼻咽癌、口腔癌患者在放疗时，常有口腔糜烂、溃疡、进食困难，此时郑卫琴老师常强调健脾顾胃为第一要务。常用的化痰药类抗癌药物，如皂角刺、天竺黄、瓜蒌子等性寒凉，常伤脾胃，凡在使用化痰药时，均不忘询问患者饮食及二便，以辨明脾胃中州虚实，酌情使用健脾护胃之品，以顾护后天之本。如治疗肺癌气喘、咳嗽的常用之品五味子、乌梅，其味酸涩、敛肺止咳定喘，部分患者服之易出现反酸、恶心、烧心等胃酸过多、食道反流症状等不适，此时常佐以乌贼骨、瓦楞子、海螵蛸、白及等护胃。

肺癌患者病情日久，常常出现咳嗽、咯痰、气喘，伴纳呆、腹胀、便溏，小便少或夜尿频数、怕风怕冷、舌淡苔白腻、脉沉细等肺脾两虚或肺脾肾虚证。肺属金、脾属土、肾属水，土生金、金生水，脾为肺之母，肾为肺之子，母病及子，子病及母，肺病日久可以波及脾母、肾子。此时肺癌的治疗常常肺脾肾同治，而更当重视其顾护脾胃乃后天之本，常佐用参苓白术或四君子类。脾肾阳虚当以淫羊藿、补骨脂、肉桂等温补脾肾。

恶性肿瘤患者，尤其是处于中晚期阶段的恶性肿瘤患者，常以虚实夹杂，多以虚为主。据统计，中晚期患者使用各类滋补药约占60%以上。应该注意的是，在使用滋补药时一定要顾护脾胃，这是因为脾胃为后天之本，百虚皆由于脾胃。如大病久病之后或年老体弱的虚衰，常非一脏一腑，多见五脏皆虚，气血阴阳俱不足，此时用补当遵孙思邈"五脏不足，调于胃"，通过补脾胃，使脾气先旺，则气血阴阳化生有源，五脏六腑皆得其养。此外，在"虚不受补"的情况下，也要首先顾护脾胃。所谓"虚不受补"，是指在体质虚弱较甚或阴阳气血俱虚时，当用补药滋补，若脾胃不健，反可致气机壅滞，加重脾胃之虚，药力难行，体虚愈甚，此时用补，要以运脾为先。又因为滋补药多腻滞，尤以滋补阴血之品为甚，往往滞胃呆脾，故在运用补药时，常应配以调理脾胃之品，如陈皮、木香、藿香、佩兰、苍术、厚朴等。上述各药不仅能使脾胃功能健旺，还能防补药腻滞之弊。

总之，郑卫琴老师每次对患者进行病史采集、辨证、处方及用药时，无论何病，在诊治过程中均体现出重视"脾胃为后天之本，治病必顾脾胃"的重要思想。脾胃健、气血足，气血生化源源不绝，正气益盛，邪气易祛，进补时，百补当以脾胃为先。

（唐晓慧）

郑卫琴老师从肿瘤的治疗看《伤寒论》

肿瘤患者逐年增多，各医生学者在临床治疗肿瘤的过程中不断体会总结，得出"肿瘤治疗强调综合治疗"。近年来，基因技术、生物靶向治疗快速发展，西医提出肿瘤个体化治疗，这与中医强调的辨证、辨病论治相符。中医的辨证治疗在肿瘤的临床治疗上越来越受到重视。张仲景的《伤寒杂病论》开创了中医辨证论治的先河。仲景的学术思想及方药在现代肿瘤临床中应用广泛，其著作中除了对经方加减治疗肿瘤有感外，里面的许多理论对临床治疗肿瘤有积极的指导作用。

一、《伤寒论》中"保胃气"理论在肿瘤治疗中的应用

"保胃气"理论早在《黄帝内经》中就得以提出，《素问·平人气象论》曰："平人之常气禀于胃，胃者平人之常气也，人无胃气曰逆，逆者死。"胃气为生之本，"有胃气则生，无胃气则死"，胃气乃平人之常气，胃气不仅对疾病的治疗有决定性意义，而且也可以对疾病转归做出预判。

张仲景继承了保胃气思想，将其思想始终贯穿于六经辨证论治中，运用汗、吐、下诸法进行治疗时应注意固护胃气。《伤寒论》六经病证并治中，汗、吐、下诸法必以胃气为先，发汗而不忘滋补汗源，峻吐中病即止，急下以存胃阴、恢复其通降之性，又防过下伤津、损阳，清热亦防寒凉之碍胃等。此外，在诸多汤药煎服方法以及药后调理中，处处体现保胃气的思想。

在肿瘤的发病学说中，正气亏虚是其发病的基础，《黄帝内经》言"正气存内，邪不可干""邪之所凑，其气必虚"。而在致

"虚"的诸多因素中，胃气虚是重要的病理基础。脾胃为后天之本，"五脏者，皆禀气于胃"，李东垣在《脾胃论》曰："百病皆由脾胃盛衰而生也。"关于肿瘤的发生，《灵枢·百病始生》曰："积之始生，得寒乃生，厥乃成积。"总之正气亏虚导致脏腑气血阴阳失调，出现气滞血瘀、痰湿结聚、热毒内蕴等病理变化，日久而成积块，发生肿瘤。故肿瘤的治疗，扶正，固护胃气尤为重要，在扶正固本的基础上祛邪治疗。但当今许多临床医生治疗肿瘤多从毒、瘀、痰论治，忽略了固本，而多用半枝莲、白花蛇舌草、蜈蚣、三棱、莪术等诸多清热解毒、破瘀散结之品，损伤其胃气，不仅不能救人，反折其寿命。

在肿瘤的治疗中，"保胃气"应贯穿整个治疗过程：①在肿瘤发生的早期，以祛邪为主，在辨证施治的基础上注意顾护胃气。②在肿瘤治疗的中期，机体正气渐衰，治亦应缓图，此期治疗以扶正祛邪为主，切忌攻伐太过伤其胃气，临床上常用黄芪建中汤加减，建中补虚，以脾胃为先。③在肿瘤治疗晚期，机体气血虚衰，治疗以补虚为主辅以祛邪。因补血益气之品多壅滞碍胃，在补虚的同时注意护胃气，临床上常配伍砂仁、石菖蒲、厚朴、炒山楂等和胃、化湿、理气、消食之品，使补而不滞。

二、晚期肿瘤的辨证与三阴辨证

晚期肿瘤患者多气血亏虚，阴阳失调，寒热错杂，与《伤寒论》中的三阴证有诸多相似之处。辨证中可以参考三阴辨证。

1.太阴病与脾胃虚寒证

晚期肿瘤患者，尤其是胃肠道肿瘤患者，经过手术创伤、化疗药物的攻伐，导致脾胃不和、健运失常、寒湿内阻、升降失常。临床多见腹部胀满、时腹疼痛、喜温喜按、食欲不振、口渴不欲饮、呕吐泄痢，舌淡胖、苔白腻或润滑，脉沉弱等症。而伤寒太阴病证之病机为三阳病失治误治，损伤阳气，病邪每易传入太阴；或中阳素虚者，寒邪"直中"太阴，形成脾胃虚寒证。临床症状与太阴病病证吻合。临床辨证中方药多以四逆汤为基础加减治疗，以奏温中健脾、散寒化湿之效。

2. 少阴病证与晚期肿瘤阴盛阳衰证

晚期肿瘤患者，随着病情进展，阳气亏耗明显，寒湿内逼；或误服寒凉败毒中药，损伤真阳，形成阴盛阳衰的危重症。临床多见畏寒蜷卧、神疲懒言、手足厥冷、呕吐下痢、口不渴或渴喜热饮，甚则冷汗淋漓、动则气喘、面红如妆、舌淡苔白、脉沉细微。《伤寒论》第281条曰："少阴之为病，脉微细，但欲寐也。"从中可见阴盛阳衰、生机欲竭，是少阴病的病机关键所在。阳气的存亡，决定了少阴病证预后的善恶，故临床治疗以益气扶阳为主，以通脉四逆汤合桂枝甘草龙骨牡蛎汤为主方辨证加减治疗。

3. 阴病证与晚期肿瘤正邪交争，寒热错杂证

晚期肿瘤患者正气亏虚，邪气稽留，正邪交争、常寒热错杂，正虚邪恋。临床可见面色苍白神疲、消瘦乏力、食欲不振、心悸失眠、动则汗出、舌淡脉弱等正气亏虚证；同时，因肿瘤的生长、浸润，常出现胀痛、低热等邪气闭阻不痛的病证。厥阴病为三阴病之末，是伤寒六经病证的最后阶段。病至厥阴，正邪相争，厥热胜复，临床以寒热错杂为其症候特点。厥阴病的转归，取决于阳气能否生发。有阳气则生，无阳气则死。临床可用当归四逆汤、独参汤加味，生血助阳，扶正固本。

三、经方加减治疗肿瘤

治疗肿瘤时常常根据辨证选用经方加减，疗效明显。比如麦门冬汤，主治"大逆上气，咽喉不利"。"上气"是指呕吐或咳嗽，"大逆上气"是指干呕或呛咳，"咽喉不利"是指咽喉干燥、疼痛或黏腻不爽，此为肺胃阴虚的基本方。脾主肌肉，与胃互为表里。胃阴虚则不纳食，久则肌肉萎缩而羸瘦。因此，临床上本

方也可用于羸瘦、肌肉萎缩的肺胃阴虚的疾病，如食道癌、食管-胃交界腺癌症见消瘦、纳减、大便干结者，在辨证的基础上常以本方加减治之，可对晚期患者出现的消瘦体质有改善作用，能提高患者的生存质量，延长生存时间。

上消化道癌症患者的病情发展至中晚期，脾胃之阳受损，而致中焦虚寒，运化失司，水谷精微不能敷布，变生痰饮内停，随胃气上逆而成泛吐清涎之证。《金匮要略》曰："干呕，吐涎沫，头痛者，吴茱萸汤主之。"吴茱萸汤方中吴茱萸、生姜温中散寒、化饮降逆；人参、大枣补中益气；诸药共奏补虚、降逆、散寒、化饮之功。吴茱萸汤能畅中焦之阳气，散脾胃之虚寒，从而提高上消化道癌症患者的生存质量，延长生存时间。

肿瘤放疗、化疗后常常出现各类黏膜溃疡，西医以维生素治疗为主。在《金匮要略》中甘草泻心汤可治疗狐惑病。狐惑病类似于现代医学的白塞氏综合征，也叫"眼—口—生殖器"综合征。临床使用甘草泻心汤治疗除口腔、咽喉、胃肠、肛门、前阴黏膜溃疡，还包括泌尿系黏膜乃至呼吸道黏膜、眼结膜，等等。因此，甘草泻心汤可用于放化疗后黏膜损伤治疗，在辨证基础上随证加减治疗，可以提高临床疗效，促进黏膜的修复。

铂类药物、长春新碱等化疗药的主要不良反应为外周神经毒性反应，主要临床表现为手脚麻木感，严重的有针刺感或戴手套感，影响患者生活质量。化疗药物损伤人体阳气，导致元阳亏虚，温煦不足，推动无力，使阳气不能达于四末，阴血内虚不能充盈血脉，营血遇寒则凝滞，出现手足麻木或疼痛等症状。中医辨证属"血痹"范畴。病机为荣卫虚弱，风邪外袭，痹于肌肤血络所致，治宜益气活血，温经通痹。《金匮要略》曰："阴阳俱微，寸口关上微，尺中小紧，外证身体不仁，如风痹状，黄芪桂枝五物汤主之。"方中黄芪补气升阳，善走肌表，鼓舞卫气以畅血行；桂枝温经通阳，透达营卫，振奋气血，活血通经；黄芪合桂枝益气通阳，固表而不留邪，补中有通；芍药敛阴和营兼除血痹，使营阴充足，血脉通行，生姜、大枣合用既可调营卫，又可健脾和中，且生姜辛温散寒，调和营卫，佐桂枝可通阳行痹，临床多以此方加减治疗肿瘤患者化疗后出现的神经毒性反应，常以内服配合中药熏洗的方法，有良好的临床疗效。

综上，中医药治疗肿瘤不论是从理论依据，还是辨证方法或是临床选方用药，处处可以体现《伤寒论》的精髓。所以，熟读经典，从经典中学习，将其总结后运用于临床，这对于中医临床工作者是非常有必要的。经典中医著作犹如一座宝库，有待我们继续学习、挖掘。

（孟令占）

郑卫琴老师诊治肺癌经验

郑卫琴老师临床40余年，经验俱丰，对肺癌的诊治更具心得。现据跟师学习所得，加以整理，以飨同道。

一、正虚邪侵，肺积乃成

郑卫琴老师根据肺癌（中医称"肺积"）的临床表现及历代医家的论述，认为肺癌的形成乃是由于正气内虚，烟毒等邪毒内侵，肺气臆郁，宣降失司，积聚成痰，痰凝气滞，痹阻络脉，痰气瘀毒胶结，日久形成积块。邪居毒留日久，耗伤肺气，暗劫肺阴，而成气阴两虚之证。因此，痰瘀同病，气阴两虚是肺癌的根本病理机制。

二、诊察之道，尤崇舌诊

诊病时，郑卫琴老师在繁密的四诊八纲辨证之中，尤推重舌诊，认为从肺癌患者的舌苔、舌质可以辨明疾病的阴阳虚实、寒热深浅、津液盈亏。若属肺阴虚者则舌苔少或有裂纹，舌质偏红或深红；肺肾阴虚者舌苔净或光，舌质红或红绛；舌淡胖或兼有齿印者，为肺气虚甚或阳虚湿停。尤其是根据舌质、舌苔的细微变化可以从中发现疾病的演变规律和发展趋势，随时调整治疗方法以及判断其预后转归。如在治疗过程中，患者的舌质由紫色转向淡红，或由晦暗转向明润，舌苔由厚转薄或由无苔转向薄白苔，提示病情好转，相反则应警惕有无转移、扩散及出血等；在治疗过程中，患者始终保持淡红舌不变者，疗效多较显著。

三、中西医结合，辨证与专方并重

对于肺癌的诊断，郑卫琴老师除用常规的四诊手段外，强调结合使用现代医学手段，如胸片、CT、支气管镜检及病理切片诊断等，以便及时明确诊断指导临床治疗；同时不仅重视肺癌的局部表现，对于肺外表现、肺转移症状等也有整体观念。治疗上着眼于整体调节，强调治疗上的最优方案，中西并重，根据患者病情、病程及病理特点，予以中医药与手术及放疗、化疗的结合治疗或以单纯中医药治疗。因为中医接诊的患者大多已属于晚期，多失去了手术机会，身体状况又难以耐受化疗、放疗的损伤，故单纯使用中医药治疗者也占相当比重。使用中医药治疗时，祛邪与扶正兼顾，在治肺的同时，充分认识肺癌的形成与肝之疏泄、脾之运化、肾之温煦、心之推动功能失司有关，此类均需加以考虑；而顾护脾胃更是时时不能忽视的，"有胃气则生，无胃气则死"。在辨证论治的基础上，尚根据肺癌的病理学分类及抗癌中药筛选结果选用抗癌中药，如未分化癌可选用龙葵、白花蛇舌草、雷公藤、干蟾皮、半枝莲等；腺癌选用乌骨藤、桑寄生、猫爪草、十大功劳叶、蜂房等；鳞癌选用牛芬子、广豆根、牡荆子、半枝莲、土茯苓、冬瓜仁、鱼腥草、白及、仙鹤草、野荞麦根等。中晚期肺癌，特立专方。

郑卫琴老师据多年临床观察，认识到气阴两虚型是中晚期肺癌患者的主要证型，且从病机分析来看，肺为华盖，与外界相通，极易被邪气侵袭；肺为娇脏，不耐寒凉、燥热及烟毒。邪气入肺，蕴积不去，肺气失宣，日久积结成痰热瘀毒，致生肺积，毒邪内留，损伤正气，耗气伤阴，而成气阴两虚、瘀毒痰热之证。肺主气司呼吸，主宣发肃降。气虚则失其宣降，不宣降则气无以生，邪无以降，毒不能排，癌乃由生，癌毒停滞，热毒蕴积，伤阴化燥，为害愈烈，故气愈虚，癌毒愈聚而成恶性循环。因此，益气养阴、清热解毒、抗癌最为紧要，是治疗肺癌的首要立法。

(邱敏)

郑卫琴老师谈"扶正固本"法与肿瘤治疗

郑卫琴老师在治疗肿瘤时注重顾护脾胃，注重人体阳气，扶正固本。"正气"首先指人体的一大类物质，如气、血、津、液，乃至肾阴、肾阳、心阴、心阳等，均属正气的范畴。其次"正气"在体内保护机体不受外邪伤害，有抵抗邪气致病因子的作用。而"本"则是产生人体"正气"的所在与根本，"本虚"则正气生化无源，正气虚弱则无以抗邪，百病由生。《黄帝内经》中曰"正气存内，邪不可干""邪之所凑，其气必虚"，又《素问·阴阳应象大论》云"治病必求于本"。因此只要匡扶体内正气，巩固正气产生的根本，就能提高机体自身的抗邪能力，达到治病求本的目的。

其一，阴阳为人生命之根本。

《素问·生气通天论》说"夫自古通天者，生之本，本于阴阳"，又《素问·阴阳应象大论》有"阴胜则阳病，阳胜则阴病""察色按脉，先别阴阳"，指出阴阳为生之根本，治病当先辨其阴阳。《素问·至真要大论》指出"谨察阴阳所在而调之，以平为期"。此处的阴阳就是"阳虚"或"阴虚"，"阳盛"或"阴盛"，"平"就是恢复常稳态，也就是要以补阳、补阴、潜阳、潜阴等法，使人体达到《素问·生气通天论》所说的"阴平阳秘，精神乃至"的状态。

其二，脏腑为正气生化之源，受藏之本。

肾藏精，为人体先天之本。《素问·六节藏象论》说"肾者主蛰，封藏之本，精之处也"，又《医宗必读》云"先天之本在肾"。中医认为肾藏精，主生长发育和生殖，为先天之本、五脏之根，对人的体质有重要作用，因此，凡人享赋强者，称之为先天充足，享赋弱者则属先天不足。脾胃为后天之本。《素问·玉机真藏论》说："五脏者皆禀气于胃，胃者五脏之根本也。"又《类经·藏象类》云："脾主运化，胃司受纳，通主水谷。"脾主运化，胃主受纳，两者共同将水谷化为精微，并将精微物质吸收转输至全身，即提供了人后天的营养物质，因此中医认为脾胃为后天之本、气血生化之源，调理脾胃已经成为中医一种常用的治疗方法。如《医林绳墨》曰："人以脾胃为主，而治病以健脾为先。"又《寓意草》曰："理脾则百病不生，不理脾则诸疾续起。"气之本在于肺、脾、肾。肺主气，调节全身气机升降，若气机不畅，可致血液运行受阻，瘀而成疾，如《素问·五藏生成》云"诸气者，皆属于肺"，又《素问·六节藏象论》言"肺者，气之本"。肾主纳气，如《类证治裁》言"肺为气之主，肾为气之根"。肾虚不能纳气则咳喘暴甚，如南宋医家杨士流云："肺出气也，肾纳气也，肺为气之主，肾为气之藏。凡咳嗽暴重……此肾虚不能收气归元也。"脾为气血生化之源，如《脾胃论》中言"元气之充足，皆由脾胃之气无所伤而后能滋养元气"。血之源在于脾、肝，《灵枢·决气》中言"中焦受气取汁，变化而赤是谓血"。又《名医指掌》云"血者，水谷之精也，生化于脾"。

中医学从整体观出发，认为恶性肿瘤的发生、发展，主要是由于正气虚损、阴阳失衡、脏腑功能失调，致使气滞血瘀、痰凝毒聚、蕴郁成肿瘤。如《黄帝内经》云："壮人无积，虚人则有之，脾胃虚弱，气血两虚，四时有感，皆能成积。"《诸病源候论》又云："积聚者，由阴阳不和，脏腑虚弱，受于风邪，搏于腑藏之气所为也。"而癌瘤的生长又会进一步耗损正气，正不遏邪则又助长了癌瘤的发展。现代医学亦认为，恶性肿瘤的发生、发展与整体防御功能衰退，尤其是与细胞免疫功能水平低下有关，而生长着的肿瘤又会加强对机体免疫功能的抑制，从而又助长了肿瘤的发展。

　　故此，郑卫琴老师主张治疗肿瘤时，应扶正补虚以固其本，诚如张元素所说"养正则积自消"。辨证中常以四君子汤为底加减治疗。黄芪、太子参、白术、茯苓可益气健脾扶正，以扶正固本为主治疗恶性肿瘤，可明显缓解症状，改善生存质量，延长生存期，并在肿瘤辅助治疗中起到不可忽略的作用。

（张琼）

郑卫琴老师用"十枣丸"治疗恶性腹水

中药峻下逐水剂,对腹水具有较好的疗效。虽其药力峻猛,但只要运用恰当,就不会损伤元气。肝硬化腹水属于本虚标实之症,标实固然可攻,其本虚也应考虑。因此,临床使用峻下逐水剂必须谨慎。

通过临床观察,用峻下剂消退腹水后,患者的胀满得以解除,食欲增进,夜寐亦安,正气亦会随之恢复。从现代医学观点来看,可能是纠正了水与钠的潴留,提高了血浆蛋白的水平,改善了其功能。峻下逐水剂,如十枣丸、舟车丸以及其他此类方剂,名称虽多,但总不出芫花、大戟、甘遂、商陆、牵牛子等药加减而成。现以"十枣丸"为例谈谈使用方法。

"十枣丸"即炒芫花、甘遂、大戟各等分,研粉,以大枣肉作丸,梧桐子大,每服30丸,早晨温水服,为逐水的峻剂。在用十枣丸前必须空腹,等泻了数次以后,才可稍进糜粥。用此药前一天,让患者禁食一顿,睡到鸡鸣以后,将药服下。服药不久,腹内即会"咕噜"作响,然后大泻,泻后肚腹即感宽舒,如此泻了三四次以后,水即逐渐减少,腹内亦感平和,才可以逐渐喝些糜粥。在将泻未泻之间,切不可吃东西,这时腹内除稍有轻度压痛以外,不会有难受感觉。而且采用这样的服法,剂量较一般所用的要少(大约七八分药末就可以起作用),而作用则比一般的用法来得更准确。

服用十枣丸时的注意事项:
(1)预计患者体力对峻泻尚能支持。
(2)无严重之腹壁静脉曲张和出血倾向。
(3)应在住院期间服用,便于控制药力。

（4）须在早晨空腹时服药。因服药后腹痛较剧，泻下频繁，夜晚服则不能入睡，且碍病室之安静。

（5）另备姜汁，如欲呕吐，可以姜汁滴舌，或缓咽小半匙，略饮红枣汤或稀薄之红枣粥，能止呕亦能减轻腹痛。

（6）患者如能支持，可连服数天，如久服渐成习惯，腹泻次数减少，可适当加重药量。

（7）停药后勿峻补，可以清补养胃，利小便，后渐增补。

（8）逐水毕竟是治标的方法，如原病无好转，日久难免再生腹水，且每次用药，疗效会渐减。所以腹水去后，必须积极治本，使原病好转，以免再生腹水。

（王怀碧）

郑卫琴老师乳腺癌治疗心得

乳腺癌是女性最常见的恶性肿瘤之一，古籍称之为"乳岩"。无生育史或无哺乳史的妇女，月经过早来潮或绝经期愈晚的妇女以及有乳腺癌家族史的妇女，乳腺癌的发病率相对较高。其特点是乳房部出现无痛、无热、皮色不变而质地坚硬的肿块，推之不移，表面不光滑，凹凸不平，或有乳头溢血，晚期溃烂。体质虚弱之人易患此病，情志内伤、忧思郁怒是发病的重要因素。

一、病因病机

乳腺癌属虚实夹杂之顽疾，整体属虚，局部属实，而乳癌术后亦然。乳腺癌的病因及发病机理包括内因和外因两方面，二者合而为病。

一方面正气虚衰，即气、血、阴、阳俱虚，外邪乘虚入内，结聚于乳络，阻塞经络，出现因虚致实、因实而虚、虚实夹杂的复杂病理过程，以致气滞、痰凝、血瘀、邪毒内蕴，结聚于乳络而发病。

另一方面，乳腺癌术后患者机体以气血亏损、热毒伤津为主。术后局部结聚之邪消除，但手术中因创伤而失血，气随血泄，正气受挫。而放化疗在杀伤残余癌细胞的同时，正气亦受损严重，同时放化疗损害脏腑，造成热毒过盛、津液受损、气血不和、肝脾失调、气血损伤、肝肾阴虚，表现为消化道反应、骨髓抑制、机体衰弱等。就整体而言，乳腺癌的发生、复发、转移同机体正气不足，对外来邪毒抵御能力下降有着极大关系。

二、临床表现

无痛性乳房肿块是绝大多数乳腺癌患者的第一症状,约占 95%~98%。肿块好发部位为乳房的外上方,其次为内上方,大多为单发,肿块早期和中期能活动,晚期则固定不移。肿块的大小不一,大多数肿块质地都较硬,触摸时边界不清楚,当发生周围浸润时可以与表皮粘连,皮肤出现凹陷、牵拉、"橘皮样"改变。

也有一部分恶性肿瘤可能出现疼痛,多以牵拉痛、钝痛、放射状痛为主。乳头的内陷、牵拉、偏移也是典型表现,肿块往往在被牵拉的方向处,触诊时可以发现。

乳头导管单乳管溢是导管内病变,但尤其要注意乳腺癌。有上述表现再加上或有腋下淋巴结肿大,就是乳腺癌较典型的临床表现。随着癌肿的浸润发展,出现疼痛,乳房皮肤及外形改变,肿块固定不移,乳头溢液,全身消瘦,腋下淋巴结及锁骨上淋巴结均可发生转移。晚期出现血行转移及转移器官损坏的症状。

三、治疗宜扶正祛邪,重在扶正

对于乳腺癌的治疗,现今主张早期手术,临床就诊者大多已行乳腺癌根治手术,古人描述的"山岩崩破如熟石榴,内溃深洞如岩穴,凸者如泛莲"是乳腺癌晚期症状,临床已鲜见。因此,乳腺癌辨证施治的重心应转移到术后、放化疗时或放化疗之后。

扶正,是扶助机体正气,增强体质,提高机体抗邪、抗病能力的一种治疗原则。祛邪,是祛除邪气,排除或削弱病邪侵袭和损害机体的一种治疗原则。乳腺癌术后的治疗,目的是提高患者生活质量,防止复发与转移,"扶正祛邪"不是各占50%,应重在"扶正"。"扶正"法应以"益气健脾"贯穿始终,诸多乳腺癌术后患者诉肢软、乏力、纳少、泛恶症状,均是脾气受损的表现。扶正法选用补益气血、益气健脾、滋养肝肾等补益药增强体质，调节免疫力，提高机体抗癌能力，防止复发转移。

据文献资料报道，在100例复发转移的患者中，有70%是在术后2年内发生的。据分析，在此期间患者经历大手术创伤，又经放化疗损害，加上内分泌治疗对机体内分泌代谢等内环境的干扰，中青年患者的精神压力，中老年患者的家务重担，又不注意调摄，正气受挫，蛰伏之邪毒容易蕴发走窜。因此，"扶正祛邪"的治疗应重在"扶正"，使机体阴阳、气血、脏腑、经络达到平衡与协调，使正气恢复，达到"正胜邪消"，即"正气存内，邪不可干"，从而提高生活质量，降低复发转移率，提高生存率。

乳腺癌患者经手术与放化疗后，大部分癌毒已被清除或剿灭，而其残留的癌灶、毒素仍可蛰伏于血液、脏腑、骨骼或局部皮肉之中，放化疗之毒及体内病理代谢产物如湿、热、痰浊等均应清除，故"祛邪"法应列入"治本"之范围。针对患者术后、放化疗时或以后所产生的诸种病理症候，辨证选用清热化湿、祛瘀化痰、解毒消肿、软坚散结诸法，以及虫类峻猛之品，清除毒素、抑杀癌细胞，防止死灰复燃。然而，祛邪解毒法的应用要遵循"攻毒太过必伤正""衰其大半而止"的原则，否则又伤正气。

扶正与祛邪的应用，尚需依据患者体质强弱、病程长短、肿瘤状况、手术状况、放化疗方案等具体情况，来调整其轻重。通常术后放化疗期间，正虚甚而邪滞轻，"扶正"与"祛邪"可为9∶1；放化疗结束，在内分泌治疗期间，扶正与祛邪可为8∶2；术后2年正气日渐恢复而虚邪有所长，可调整为7∶3；等等。临证千变万化，还得按实际情况辨证设定。

患者术后出现心悸气短、面色苍白、头晕虚眩，属气血两虚证，常选用当归补血汤加鸡血藤、黄精、紫河车，或归脾汤加黄芪以益气养血。化疗后脾胃不和证，常选用香砂六君子汤加柿蒂以健脾行气和胃。化疗后出现骨髓抑制，辨证为气阴两虚证，常选用大补阴丸合四君子汤以益气养阴。在以上辨证施治的基础上，还需结合辨病施治，如手术后皮瓣坏死，应在辨证施治的基础上加益气活血、化瘀解毒之品；术后上肢水肿，应加用活血通络、化瘀消肿之品；化疗后恶心呕吐，加用益气和胃、芳香醒脾之品；放疗后舌红光剥，咳嗽频频，加用益气养阴、清肺救燥之品；化疗骨髓抑制、血白细胞减少，加用健脾补肾和血肉有情之品；乳腺癌术后肝转移，加用养肝柔肝、破瘀消癥之品；乳腺癌术后肺转移加用清肺化浊、逐痰散结之品；乳腺癌术后骨转移加用益肾壮骨、祛瘀解毒之品；乳腺癌术后脑转移加用平肝醒脑、搜风解毒之品；有咽炎、口疮、脓肿的加用养阴清火之品；有颈腰椎病的加用滋补肝肾之品；等等。

上述治法在临床上常可相互交叉，灵活变通，我们并不拘泥于以上辨证分型。中医认为，在不同的阶段可以有相应的辨证分型，出现几种辨证分型兼夹也是常见的。

（赵一凡）

郑卫琴老师胰腺癌中医治疗心得

现在，越来越多的临床医生在关注肿瘤局部（瘤体）的同时，更注重患者的生存期及生存质量，带瘤生存甚至长期带瘤生存也成为癌症治疗的一个主要研究方向。目前，就胰腺癌的治疗来说，临床上已经越来越倾向于中西医结合，原因有如下几点。

1. 中医强调整体观念

中医有很强的整体观念，往往能从患者全身的特点加以考虑，而不只是局限在癌症病灶本身。中医调理能纠正机体的某些失调，去除肿瘤的复发因素，减少转移的机会；其次，中药对健康细胞的伤害比较小，一般不会对身体产生新的破坏，在癌症好转的同时，体力也会逐渐得到恢复，逐步增强免疫力。

2. 中药减轻"三板斧"的毒副作用

手术、放疗、化疗是目前胰腺癌常规治疗的"三板斧"，中医药的配合可在减轻这"三板斧"的毒副作用上产生特殊的疗效，大幅提高患者的生存质量，延长生存期。胰腺癌患者在手术治疗后如能及时配合中医治疗，扶正固本，改善饮食与睡眠状况，增强体质，那么对防止胰腺癌的复发和转移会大有益处。倘若在胰腺癌化疗的同时或在化疗后配合健脾和胃、益气生血、补益肝肾、软坚化瘀等中医药治疗，则可以较好地缓解化疗反应，有利于化疗的顺利进行，有些中药（如丹参、灵芝、三七等）甚至还可以提高化疗的疗效；如果在胰腺癌放疗期间及放疗后配合补益气血等中医治疗，对增加白细胞的数量、增强免疫功能均有较好的效果，从而保证放疗的顺利进行。

3. 中医可扶正祛邪

采用中医治疗胰腺癌，应遵循中医辨证施治的原则，根据患者的症状、体征、所采用的西医治疗手段、不同的治疗阶段以及患者病后的气血盛衰、脏腑功能的阴阳虚实等进行综合分析,再提出相应的治疗方案。

(文清)

郑卫琴老师中医临床治疗食管癌经验方

食管癌是人类常见的恶性肿瘤，占食管肿瘤的90%以上，在全部恶性肿瘤死亡回顾调查中仅次于胃癌而居第2位。据估计，全世界每年大约有20万人死于食管癌。因此，食管癌是对人的生命和健康危害极大的最常见的恶性肿瘤之一。

一、症状体征

临床症状因病程发展、病理形态、机体反应等多种因素的不同而表现不尽相同，以下按早、中、晚期分别讨论。

（一）早期食管癌症状

临床症状常不明显，多因局部病灶刺激食管蠕动异常或痉挛，或因局部炎症、糜烂、表浅溃疡、肿瘤浸润所致，常反复出现，间歇期可无症状持续几年时间。主要特征性症状为胸骨后不适或咽下痛。疼痛呈烧灼样、针刺样或牵拉摩擦样疼痛，尤其是进食粗糙、过热或进食刺激性食物时尤为显著。食物通过缓慢并有轻度哽噎感，大部分进展缓慢。其他少见症状有胸骨后闷胀，咽部干燥发紧等。3%～8%的病例可无任何感觉。

（二）中期食管癌症状

典型症状为进行性吞咽困难。由于食管壁具有良好的弹性及扩张能力，在癌未累及食管全周一半以上时，吞咽困难症状尚不显著。咽下困难的程度与病理类型有关，缩窄型和髓质型较其他型严重。约10%的病例症状或初发症状不是咽下困难者占20%～40%，因此容易造成食管癌诊断延误。部分患者在吞咽食物时有胸骨后或肩胛间疼痛。根据肿瘤部位提示已有外侵引起食管周围炎、纵膈炎或食管深层溃疡。下胸段肿瘤引起的疼痛可以发生在剑突下或上腹部。若有持续性胸背痛多为癌肿侵犯及（或）压迫胸膜及脊神经。食管癌本身和炎症可反射性地引起食管腺和唾液腺分泌增加，经食管逆蠕动，可引起呛咳和肺炎。

（三）晚期食管癌症状

食管癌多因压迫及并发症引起，并且可以发生淋巴及血行转移。食管病变段有溃疡、炎症或是肿瘤外侵，则会产生胸骨后或背部持续性隐痛。如疼痛剧烈并伴有发热，应警惕肿瘤是否已经穿孔或即将穿孔。癌肿淋巴结转移常在锁骨上部胸锁乳突肌的附着部后方，左侧多于右侧，如压迫喉返神经，出现声音嘶哑；压迫颈交感神经，则产生预交感神经麻痹综合征。因吸入性炎症引起的喉炎也可造成声音嘶哑，通过间接喉镜检查有助于鉴别。癌肿压迫气管，可出现咳嗽及呼吸困难，有时由于食管高度梗阻，产生逆蠕动使食管内容物被误吸入气道造成感染。癌组织浸透纵膈、气管、支气管、主动脉，形成纵膈炎、气管食管瘘，发生肺炎、肺脓肿，甚至致命性大出血等。患者因咽下困难出现营养不良、脱水等恶病质。若有骨、肝、脑等重要脏器组织转移，可出现骨痛、黄疸、腹水、昏迷等症状。

二、用药治疗

中医认为，食管癌病机之根本为阳气虚弱、机体功能下降，主要治疗宜温阳益气，扶助正气，提高机体功能，所以治疗主方要体现这一中医治疗原则。"消噎散"记载之法不离疏肝理气、降逆化瘀、活血化瘀、软坚散结、扶正培本、生津润燥、清热解毒、抗癌止痛、温阳益气等。

（一）中药方

相对西药治疗，中医治疗的优势为无副作用，以及草本类药物在西方越来越受欢迎。中草药对于食管癌的治疗还是相对安全有保障的。

（二）中成药

食管癌治疗应以手术、放化疗为主进行综合治疗。中医治疗也是很重要的组成部分，其中中成药具有剂量成分稳定、服用方便、疗效好的优点。

（三）中医辨证施治

1. 气滞型

主证：早期食管癌的表现，无明显吞咽困难，只为吞咽时感食管内挡噎、有异物感或灼痛，有胸郁闷不适及背部沉紧感，时隐时沉的吞咽不利感。X线检查是早期食管癌病变的主要检测手段。舌质暗淡，舌苔薄白，脉弦细。

治法：疏肝理气，温阳益气，扶正抑瘤。

2. 哽噎型

主证：症状单纯，轻度哽噎或吞咽不利。X线检查多属早、中期髓质型、蕈伞型食管癌。舌质暗青，苔黄白，脉弦细。

治法：抗癌散结，理气降逆，温阳扶正。

3. 阴枯阳衰

主证：病期已晚，咽下困难，近于梗阻，呕恶气逆，形体消瘦，气短乏力，烦热唇燥，大便干如粪，舌质暗绛，瘦小，少苔乏津或无苔，也有苔黄黑干而裂者，脉细数或沉细无力。

治法：延长生命，滋阴补阳，益气养血。

目前，中草药对由食管癌、食管—胃交界腺癌、胃癌所引起的倒食、黏痰不断、入食即吐、反流食、吞咽困难、消瘦、声音嘶哑、胸闷、乏力、病灶反射性疼痛等不同症状都有良好的治疗效果。

（唐晓慧）

阴阳脉诊体悟

脉诊为中医的四大诊法之一，自古以来就有"在心易了，指下难明"的说法，然诊脉当如辨证一样以"阴阳"为要，但临床实践却并非易事。究其原因，读书不认真，没有体悟《黄帝内经》《难经》《伤寒杂病论》等经典。

《伤寒杂病论·平脉法》中"问曰：脉有阴阳，何谓也？答曰：凡脉大、浮、数、动、滑，此名阳也；沉、涩、迟（通行本误作弱）、弦、微，此名阴也""寸口脉浮为在表，沉为在里，数为在府，迟为在藏""关前为阳，关后为阴"。而《黄帝内经》把阳脉归生脉，阴脉归死脉（真脏脉）。这些不同的提法容易导致临床混淆。我重读经典，并在郑卫琴老师的指导下对阴阳脉诊进行总结，小结如下：阴阳定病性；部位分阴阳，脉气的盛衰分阴阳；然，脉之阴阳在尺寸，阴阳之气在浮沉。

第一，部位分阴阳，寸阳尺阴。为什么是寸阳尺阴？而不是寸阴尺阳？或其他？《难经·四难》曰："脉有阴阳之法，何谓也？然呼出心与肺，吸入肾与肝，呼吸之间，脾受谷味也（心肺居上，阳也，呼出必由之；肾肝居下，阴也，吸入必归之；脾受谷味而在中）。"

第二，脉气的盛衰分阴阳。大、浮、数、动、滑，此名阳；沉、涩、迟（通行本误作弱）、弦、微，此名阴。六对整体脉象特征简述（黄元御在《四圣心源》中论述了大量的整体脉象特征，而且其都成对出现，认真加以体会，能开启我们的脉象领悟之门）：浮沉者，阴阳之性（表里）；迟数者，阴阳之气（寒热）；滑涩者，阴阳之体（气血）；大小者，阴阳之象（虚实）；长短者，阴阳之形（升降）；缓紧者，阴阳之情（阴阳）。

第三，浮、中、沉取脉的问题。为了明辨脉象，持诊者要以不同指力，由轻而重探究寸、关、尺三部之脉象。步骤是初举、次按、再寻等。然后单指寻究，三指总按，候满五十至，消息其太过不及和各部特征。初举即轻取如三菽之重，使指面轻下于皮肤之上，此法主要能发现浮纲脉和识别表证。次按即中取如六菽之重，使指面轻下于肌肉之上，此法主要能辨出脉之波形和流畅程度，大凡滑、涩、弦、濡、紧、芤、长、短等脉象都由此法来定。以濡脉为例，是浮而虚软之脉，不初举怎能知其浮？不次按怎能知其虚软无力。再寻即重取如九至十二菽之重，使指面推于筋骨之间，此法能发现沉脉伏脉，辨别里证；脉之虚弦实弦、有力无力、气血充盈、心肾强弱也由此法鉴别。单指寻究主要获悉各部特征，三指总按则是为了测知脉象全貌，如此得来之脉，就比较客观，诊断价值就较为可靠。

第四，临床实践。在正常情况下，寸脉较浮，应上焦，故寸脉主阳；尺脉较沉，应下焦，故尺脉主阴。寸脉宜浮取，尺脉宜沉取，方能得其真谛。当某些病证气盛或热邪充斥三焦时，寸与尺表现出共性，如《伤寒论》指出的"脉阴阳俱紧者名曰'伤寒'""风温之为病脉阴阳俱浮"均是实例。但是虚实夹杂，表里同病或余邪未尽、寸与尺可显示出各自个性，如《伤寒论·太阳》的血虚外感证多出现"寸关浮，尺迟弱"的阳浮阴弱脉，究其故？浮而不甚之脉，唯寸部轻取才能应手而得；而所谓弱脉，唯尺部中取和沉取才较明显。

哎，中医易学难精，脉诊更是如此，知其要然，临床因患者体质、外界环境以及其他因素，兼脉常见，难矣。

（文清）

解读《黄帝内经》中关于肥胖的记载

肥胖是指因嗜食肥甘，喜静少动，脾失健运，痰湿脂膏积聚，导致形体发胖，超乎常人，并伴困倦乏力等为主要表现的形体疾病。肥胖是21世纪影响人类健康的主要危险因素之一，它可引发高血压、冠心病和糖尿病等多种相关疾病。郑卫琴老师时常提及，中医学对肥胖的认识早在《黄帝内经》中就有所记载，并指导我们仔细研读，其内容涉及病因病机、分类、相关疾病及治疗等方面，为后世中医学研究肥胖奠定了坚实的理论基础。时至今日，《黄帝内经》中记载的关于肥胖的认识和治疗，仍然具有积极的指导作用。

一、肥胖的病因

关于肥胖的病因，《黄帝内经》指出下列因素与肥胖具有较为密切的关系。

1.肥胖与饮食习惯有关

如果过食肥甘，或食用含脂肪多的食物，超过了脾的运化能力，导致多余的膏脂蓄积体内而为痰湿，痰湿壅塞于组织和皮下，则易导致肥胖。如《素问·通评虚实论》曰："肥贵人，则膏粱之疾也。"

2.肥胖与脏腑功能有关

脏腑功能的强弱可影响肥胖的发生，如果人的消化器官，如大肠大而长，那么水谷精微吸收过多，也能导致肥胖。《灵枢·本藏》有"卫气者，所以温分肉，充皮肤，肥腠理，司关合者也""皮缓腹里大者大肠大而长""肉䐃坚大者胃厚"。

3.肥胖与体质有关

不同体质的人肥胖发生的概率不同。《黄帝内经》按体形将人分为肥壮人、瘦人、肥瘦适中、壮士和婴儿五种。《灵枢·阴阳二十五人》将人分为"金、木、水、火、土"五大类型，每一型中又分为五类，共二十五种不同的类型。其中土型之人与水型之人易得肥胖病，因为土型之人"其为人黄色，圆面，大头，美肩背，大腹，美股胫小手足，多肉"。而水型之人"其为人黑色，面不平，大头，广胸，小肩，大腹，大手足"。章虚谷在《医门棒喝》中也指出："如体丰色白，皮嫩肌松，脉大而散，食啖虽多，每日痰涎，此阴盛阳虚之质。"叶天士在《临证指南医案》中也指出，肥胖并非正常丰腴之态，而是痰湿充胜所致，即"凡论病，先论体质""夫肌肤柔白属气虚，外似丰溢，里真大怯，盖阳虚之体，唯多痰多湿"。

二、肥胖的病机

肥胖的病机，《黄帝内经》□□□□□气血多少、痰浊以及瘀血有关，这些观点得到□□□□□人同。肥胖与人的气血多少有关。《灵枢·阴阳二十五□□□其肥而泽者，血气有余；肥而不泽者，气有余，血不足。"刘河间认为"血实气虚则肥，气实血虚则瘦"。

肥胖与痰浊有关。"肥贵人，则膏粱之疾也"，说明膏脂痰浊蓄积体内，聚而生痰，导致肥胖。汪昂认为"肥人多痰而经阻，气不运也"。陈士铎在《石室秘录》亦云："肥人多痰，乃气虚也，虚则血不能运行，故痰生之。"陈修园也认为"大抵禀素之盛，从无所苦，惟是湿痰颇多"。朱丹溪在《丹溪治法心要》中就明确提出"肥白人多痰湿"，清代张璐也指出："膏粱过厚之人，每多痰。"现代名老中医蒲辅周认为："能食肌丰而胖者，体强也；若食少而肥者，非强也，乃病痰也，肥人最怕按之如棉絮，多病气虚和中风。"

肥胖与瘀血有关。《灵枢·逆顺肥瘦》曰："此肥人也，广肩腋，项肉薄，厚皮而黑色，唇临临然，其血黑以浊，其气涩以迟。"张景岳认为："津液者血之余，行乎脉外，流通全身，如天之清露，若血浊气涩，则凝聚不行。"虞抟认为："津液稠黏，为痰为饮，积久渗入脉中，血为之浊。"以上均说明津血同源互生，血液的正常运行与津液代谢之间具有密切联系，肥胖与瘀血具有相关性。

事实上，肥胖多表现为痰瘀、气虚等相夹现象。肥人阳气不足，阴寒内生，气不化水，水湿内停，痰湿易生。沈金鳌认为"肥盛之人"实为"肥盛气衰"，虞抟也指出"肥人大概是气虚夹痰"，张介宾对此曾解释为："何以肥人反多气虚？盖人之形体，骨为君，肉为臣也。肥人者，柔胜于刚，阴胜于阳也，且肉以血成，总属阴类，故肥人多有气虚证。"《仁斋直指方》指出："肥人气虚生寒，寒生湿，湿生痰""故肥人多寒湿"。

三、肥胖的分型

《黄帝内经》最早将肥胖分为"脂人""膏人""肉人"等三种类型。《灵枢·卫气失常》中"黄帝曰：何以度知其肥瘦？伯高曰：人有脂有膏有肉。黄帝曰：别此奈何？伯高曰：肉胭坚，皮满者，肥；肉胭不坚，皮缓者，膏；皮肉不相离者，肉。黄帝曰：身之寒热何如？伯高曰：膏者其肉淖，而粗理者身寒，细理者身热；脂者其肉坚，细理者热，粗理者寒。黄帝曰：其肥瘦大小奈何？伯高曰：膏者，多气而皮纵缓，故能重腹垂腴；肉者，身体容大；脂者，其身收小。黄帝曰：三者之气血多少何如？伯高曰：膏者多气，多气者热，热者耐寒；肉者多血而充形，充形则平；脂者，其血清，气滑少，故不能大。此别与众人者也。黄帝曰：众人奈何？伯高曰：众人皮肉脂膏不能相加也，血与气不能相多，故其形不小不大，各自称其身，命曰众人。黄帝曰：善。治之奈何？伯高曰：必先别其三形，血之多少，气之清浊，而后调之，治无失常经。是故膏人，重腹垂腴；肉人者，上下容大；脂人者，虽脂不能大者。"即膏人的脂肪主要分布于腹部，身小腹大，脂膏集中于腹部，其腹部外形远远大于"脂人"，其与近代医学的腹型肥胖类似。脂人的脂膏均匀分布全身，形体肥胖，虽肥而腹不大，更不能垂，而肌肤质地中等，其肥胖度较膏人为大、体质较好，与近代医学的"均一性肥胖病"相似。肉人以肌肉之肥为主，形体肥胖，肥而壮盛，上下均肥，皮肉结实，精神内旺，是一种正常体重超常之人，其体重的超标是体内肌肉发达所致，而体内脂膏含量并不超过正常体脂含量，其特点是皮肉与脂膏，各自称其身，比例协调，体重正常。

四、肥胖与疾病治疗

肥胖人易得中风。《素问·通评虚实论》曰："凡治消瘅、仆击、偏枯、痿厥，气满发逆，肥贵人则膏粱之疾也。"其治疗如《素问·三部九候论》的"必先度其形之肥瘦，以调其气之虚实。实则泄之，虚则补之""无问其数，以平为期"。后世医家在此基础上，更有阐发，如朱丹溪在《局方发挥》中说："血气有浅深，形志有苦乐，肌肤有厚薄，标本有先后，年有老弱，志有五方，令有四时，孰为正治反治，孰为君臣佐使，合是数者，计较分毫，议方治疗，贵乎适中"，以及"肥白人中风""左右俱作痰治"。

肥胖人易热中。《素问·风论》曰："风气与阳明入胃""其人肥则风气不得外泄，则为热中而目黄；人瘦则外泄而寒，则为寒中而泣出。"后世学者解释为"肥人肌理厚，风不外泄，阳旺于上，胃府多热"。

肥者多湿，湿热相合，故为热中而目见黄色。肥胖人用药宜气味厚重。《素问·异法方宜论》曰:"西方者,其民华食而脂肥,故邪不能伤其形体,其病生于内,其治宜毒药。"《灵枢·论痛》有"人之胜毒,何以知之?""胃厚色黑大骨及肥者,皆胜毒;故其瘦而薄胃者,皆不胜毒也""以食鲜美,故人体脂肥。肤腠封闭,血气充实,故邪不能伤之"。肥胖人发病往往是因七情或饮食男女而导致"耗其真元"或"肥甘积于肠胃",因此其治疗宜采用气重味厚之药物,同时也应注意肥胖可以引起人对于药物适应性的差异。

肥胖人针刺宜深、宜久。如《灵枢·逆顺肥瘦》有:"黄帝曰:愿闻人之白黑肥瘦小长,各有数乎?岐伯曰:年质壮大,血气充盈,肤革坚固,因加以邪,刺此者,深而留之,此肥人也。"

五、肥胖与心理

关于肥胖与心理的关系,《黄帝内经》中对此也有描述,如《灵枢·逆顺肥瘦》曰:"肥人也,其为人也,贪于取与。"然而,后世医家对此问题探讨颇丰。

六、讨论

由此可见,虽然《黄帝内经》原文中直接提及肥胖的章节仅有十余处,但其对肥胖的病因病机、分型及治疗等相关问题的认识,基本与西医学接近。换言之,现代中医学对于肥胖的认识并未能在此基础上有明显的、实质性的突破。如果再将《素问·五常政大论》中敦阜及形盛等与肥胖密切相关的内容也纳入其中,那么其对肥胖的认识将更为丰富,研究的空间也将更为广阔,必将有利于改变目前中医界对于肥胖治疗捉襟见肘的局面,也将在一定程度上直接有益于人与疾病关系的认识。

"脏气有强弱,禀赋有阴阳。"《黄帝内经》重视肥胖这一客观的体质现象,是其形神合一、因人制宜的整体观念的具体体现之一。它从一个侧面体现其重视个体体质的思想，同时也为后世医家正确认识和处理诸如体质与证、体质与治则、体质与养生等提供了范例。20世纪90年代，骆氏等对肥胖的遗传学机制进行了较深入的研究，通过对41例肥胖人与50例正常人的人类白细胞抗原进行检测，发现肥胖人较正常人在HLA-A3、HLA-A11、HLA-B9、HLA-B12、HLA-B15和HLA-B40位点抗原性高一倍以上，首次证实了肥胖人与正常人的免疫遗传学差异，为肥胖的防治提供了新的理论依据，这对于后来我们用基因芯片方法研究肥胖人的基因表达谱提供了思路。因此，《黄帝内经》有关肥胖的学术思想，无论是对于认识肥胖本身，还是对于运用中医学整体观解决临床实际问题均具有积极的指导意义。

(赵一凡)

五行脉诊的体悟

诊脉有寸口诊法、人迎寸口诊法、张仲景三部诊法等，现在常用的是寸口诊法。诊脉部位是手腕内侧，腕后高骨（桡骨茎突）旁，桡动脉搏动处。高骨对应的桡动脉搏动部位是关部，关之前为寸部，关之后为尺部。寸、关、尺的称呼，最早见于《黄帝内经》，寸口诊法发展于《难经》。寸、关、尺分别对应不同的脏腑：在左手，寸对应心，关对应肝，尺对应肾（肾水）；在右手，寸对应肺，关对应脾，尺对应肾（命门）。

然，分部以论？为什么左手（寸）心（关）肝（尺）肾阴，右手（寸）肺（关）脾（尺）肾阳？我就此向郑卫琴老师请教，并在其指导下重读《难经》。《难经·十八难》曰："脉有三部，部有四经，手有太阴、阳明，足有太阳、少阴，为上下部，何谓也？然，手太阴、阳明金也，足少阴、太阳水也，金生水，水流下行而不能上，故在下部也。足厥阴、少阳木也，生手太阳、少阴火，火炎上行而不能下，故为上部。手心主、少阳火，生足太阴、阳明土，土主中宫，故在中部也。此皆五行子母更相生养者也。"即手太阴（肺）阳明（大肠）金也；足少阴（肾）太阳（膀胱）水也；金生水，水流下行而不能上，故在下部也；足厥阴（肝）少阳（胆）木也，生手太阳（小肠）少阴（心）火也；火炎上行而不能下，故为上部；手心主（厥阴胞络）少阳（三焦）火；生足太阴（脾）阳明（胃）土，土主中宫，故在中部也；此皆五行子母更相生养者也；两手寸口统属太阴；所以脉位从太阴起；手太阴，肺经也；手阳明，大肠经也；肺与大肠相为表里，俱属金，金位居西，肺位在上，所以当在右寸也。这就是说五行脉诊是按五行的生克制化，结合天人相应的观点来确定的。郑卫琴老师一语道破天机。

《伤寒杂病论·平脉法》有"问曰：脉有相乘，有纵有横，有逆有顺，何谓也？师曰：水行乘火，金行乘木，名曰纵；火行乘水，木行乘金，名曰横；水行乘金，火行乘木，名曰逆；金行乘水，木行乘火，名曰顺也"。郑卫琴老师说，脉出现了反常的病脉，出现了脉有相乘的病脉，通过按之五行的生克关系，来判断是轻是重，是否病脉，并指出脉的生克乘侮包含了以下几点：第一，四时乘侮。四时脉为：春弦、夏洪、秋浮、冬沉。夏天应见洪脉，脉反沉，是水来克火。因洪脉是心脉、火脉，沉脉是肾脉、水脉，所以夏天脉反沉，就是水来克火，叫作"纵"。第二，脏腑乘侮。比如右手关脉候脾胃，如见弦脉，就是木来克土。第三，脉证乘侮。如咳嗽因肺病，见脉弦，就是木火刑金。五行脉的生克乘侮，可见于四时乘侮，可见于五脏乘侮，也可见于脉证乘侮。

例如，一位50多岁的男性患者寸口脉微，诊为胸痹，以左寸微，但右寸浮滑甚至浮上鱼际，左关尺弦。此类患者常被怀疑为患冠心病，查心电图，有的有部分导联T波、S-T段异常，有的正常，诊为心气虚兼有肝阳上亢，肝风或风痰夹相火上旋。其病为冠心病并患有高血压病（肝阳何以弦到右寸？木火过旺，金石俱焚）。

郑卫琴老师临床脉症相参，她认为临床实际脉症相符和基本相符的是大多数，舍脉从症的是少数。一部分脉症相反的病例，其脉象则显示出其独特的临床意义。如《金匮·痰饮咳嗽病》中有"久咳数岁，其脉弱者可治，实大数者死"。

《黄帝内经》云："微妙在脉，不可不察，察之有纪，从阴阳始，始之有经，从五行生。"脉诊难矣。

（唐晓慧）

体质辨证的体悟

体质具有个体差异性和群类趋同性，体质的决定因素是"天、地、人"三才。从古至今，中医在体质方面有很深刻的认识：《灵枢·论痛》记载"筋骨之强弱，肌肉之坚脆，皮肤之厚薄，腠理之疏密，各不同……"；《素问·逆调论篇》记载"是人者，素肾气胜"；《素问·厥论篇》记载"是人者，质壮，秋冬夺所用"；等等。这是中医对体质最早的描述。后世医家皆有对体质的论述，如东汉医圣张仲景在《伤寒论》中指出"病有发热恶寒者，发于阳也，无热恶寒者，发于阴也"。清代温病大家叶天士、薛生白等也非常重视体质。现代很多医家也提出了"体质学说"这一概念，其中最具代表性的是医家王琦和匡调元教授。

那么体质到底是什么？临床上真有九种体质吗？我看不尽然也。例如《伤寒论》中的"喘家""湿家""失精家"等，能用九种体质归类吗？可能并不完全能归类。所以，我所理解的体质，应包含先天禀赋、后天环境以及生活习惯（病痛打击）等因素作用到人身上的结果。

实际上，临床上可见的六经病变证、兼证、以及其他，我的认识多与体质有关。例如，白虎加人参汤，针对的就是患者本身津气不足（当然原因众多），同时兼有气分热盛；又例如，麻黄附子细辛汤，是太少两感的名方，我的理解就是，少阴体质得了伤寒；再如，桂枝加杏仁厚朴汤，针对的就是喘家，兼有太阳中风证。

基于不同的体质，在治疗时就要充分考虑；对于症状，有时倒可退而求其次了。例如，阳虚夹湿体质的人，就容易出现四水证、容易出现心悸；例如，阴虚的人，就容易上火，容易出现各类干涩症状；又如，湿热体质的人，容易出现湿疹或疔疮，临床可见酒后腹泻腹胀等病况。

治病的时候如果能了解患者的体质，也就看到了疾病的根本。其实，体质就像人的性格一样，是不容易改变的，阳虚多寒，阴虚多热。例如，阳虚的人虽然经过体育锻炼、后天培补，已经不畏寒凉了，但仍然保留着阳气不足的原始机制，一旦放弃锻炼，或外感疾病，先天的体质状态就又会表现出来。所以后天不间断的培补锻炼是必不可少的。

阴阳平衡才是健康的保证。中医治病讲究阴阳平衡，"以平为期"。

我的老师郑卫琴主任中医师在临床上将辨病、辨证、辨体质三者相结合，疗效显著。例如，临床上阳虚生内寒多见，阳虚发热较为少见，阳虚兼外感温病更为少见，郑老就曾遇到过这种病人，一剂银翘散加附子就解决了困扰患者半年之久的病痛。

我也效仿老师，治疗过一个老年女性肺癌术后患者，68岁，于2016年12月18日就诊，症状为经久不愈的咽喉疼痛及肚腹冷。患者曾找过许多中医看过，都说是上火了。开的方子全是苦寒祛火的药，她先后吃过龙胆泻肝丸（泻肝火）、导赤丹（泻心火）、西黄清醒丸（祛肺胃之火）、牛黄解毒丸（祛心胃之火）、知柏地黄丸（泻胃肾之火）、连翘败毒丸（清热解毒）。而其脉搏每分钟只有64次，舌淡苔白，脉沉微细，是典型的虚寒体质。问其饮食，她说最爱吃姜，不爱喝水，更不敢吃凉的，还很怕冷。我辨证为脾肾阳虚，处方附子理中丸加减3剂，周一开始服药，周五复诊时其诉咽部的疼痛已大为减轻了，然后觉得肚子里暖暖的，很舒服。

临床重视体质的辨证是很有指导意义的，可以减少临床弯路，可以直达病所。

（程俊）

六经辨证思考"首论阴阳"与"调气化易,复形质难"

六经气化是《伤寒论》最基础的东西。六经,经者,径也,道路之意,然究其根本在于脏腑经络,脏腑的虚实,经络的逆从,是疾病的根基。

自宋代朱肱在其《类证活人书》中首次将《伤寒论》"三阴三阳"称为"六经"以来,有关"六经"的涵义及其实质一直是各学者聚讼的焦点,众说纷纭,莫衷一是。在此,结合跟师郑卫琴老师以及自身临床实践就六经本质的临床使用,笔者谈谈自身的一些体悟。

中医诊病,强调内、外因,内因为内伤七情五脏伤,外因为风寒暑湿燥热六气太过不及。

气候(风寒暑湿燥火)的变化使人体正气不足不能适应所产生的疾病,就是外感。外感进入人体所发生的变化是经过六经传变的。这一点临床证明很多,按六经辨证治疗外感方便、快捷、有效。

但内伤则复杂,有七情变化、脏腑盛衰、内外因夹杂等因素,导致疾病千变万化,然按脏腑经络标本中气理论也可逐一推导,其变化可查,其治疗也可按六经辨病辨证。因此,六经在临床中非常实用。然而,临床上常可见患者症状缓解,一检查发现病情进展(如肿瘤),这给临床诊治带来困扰。六经辨病辨证首先应该怎么入手也是临床的一个难点。就这两个疑问,我分别浅谈一二。

首先,六经辨病辨证,首论阴阳。

《伤寒论》第七条"病有发热恶寒者,发于阳也;无热恶寒者，发于阴也"。第七条不冠以"太阳病"，而冠以"病有"二字，可见是泛指六经病而言。我赞同部分医家认为的这就是伤寒六经辨证的阴阳总纲。所谓"发于阳"，即发于三阳，由于寒邪侵犯三阳，体内阳气亢进，正气抗邪有力，正阳亢进则发热，寒邪收引则恶寒，故"发热恶寒"。属于太阳的多见头项背腰强痛，属于阳明的多见头额眉心连目眶胀痛，属于少阳的多见头角掣痛昏眩胸胁满痛。所谓"发于阴"，即发于三阴，由于寒邪侵犯三阴，体内阳气衰退，正气抗邪无力，正阳衰退则无热，寒邪收引则恶寒，故"无热恶寒"。属于太阴的多见腹满时痛吐利不渴食不下，属于少阴的多见脉微细但欲寐，属于厥阴的多见寒厥吐蛔或少腹痛引入阴筋或巅顶头痛。当然，六经中的三阳病，多见表、热、实证，但也有里、寒、虚证；六经中的三阴病，多见里、寒、虚证，但也有表、热、实证。但究其根本可以简化临床中医思维过程，先分阴阳，再辨三阳、三阴，临床可操作性就加强了。

阴阳太极思想来源于儒家经典《周易》；阴阳辨证起源于《黄帝内经》；阴阳辨证繁衍于汉（《伤寒论》）宋（金元四大家等学派）；后经明清的完善和充实（阴阳脏腑辨证）；至近代著名医家祝味菊在《伤寒质难》中明确提出"八纲辨证"。

那么怎么辨阴阳？首先论脉诊。《伤寒·脉诊》有"问曰：脉有阴阳者，何谓也？答曰：凡脉大、浮、数、动、滑，此名阳也；脉沉、涩、弱、弦、微，此名阴也。凡阴病见阳脉者生，阳病见阴脉者死。……寸口脉浮为在表，沉为在里，数为在府，迟为在藏（浮沉数迟）……关前为阳，关后为阴（部位）"。故，脉之阴阳在尺寸，阴阳之气在浮沉。黄元御在《四圣心源·卷三》中论述了大量的整体脉象特征，而且都成对出现。浮沉者，阴阳之性（表里）；迟数者，阴阳之气（寒热）；滑涩者，阴阳之体（气血）；大小者，阴阳之象（虚实）；长短者，阴阳之形（升降）；缓紧者，阴阳之情（阴阳）。

《伤寒论》中太阳脉浮、阳明脉大、少阳脉弦、太阴脉沉、少阴脉微细、厥阴脉微细欲绝，这些就是明证，再结合其他三诊，按阴阳辨证金口诀，临床绝大多数病证可以区分。

其次，六经"调气化易，复形质难"。

中医诊疗的本质是"司外揣内""天人合一""阴平阳秘""以平为期"，强调的是气化上的阴阳平衡，而非实质上的有无。这一点在《黄帝内经》《伤寒论》中均有描述。例如，其脉证提纲就是外证的集合，这些外证中医按六经归类、按气血津液的盛衰设立处方，治疗上就是针对这些外证讨论的。这毕竟符合当时的历史条件和科技水平。今天我们再来看这些论述时，应该深思，思其不足、思其不衰的原因，也思其先进及理性，同时思其可否焕发青春。

中医重视外象，重视气化，是其长处和特色之一，但气化要有物质基础，无中生有的事毕竟是少数，但由于历史及自身的局限，在这方面中医做得不够或和西医差距巨大。中医重视气化，重视外象，则处方设立以此为主，临床上我们可见患者肿瘤进展（影像）但症状暂时稳定的情况比比皆是；也可以看见肿瘤进展，症状加重等病况。思其原因，我暂将其解释为中医重视气化，而对本质的理解过于粗浅，不够深入细致。这导致了中医"调气化易，复形质难"。我的解决思路就是强调辨病辨证准确后的守方。

（唐晓慧）

腹诊的体悟

腹诊是指中医用手触摸按压患者腹部，了解腹内脏腑异常变化和全身状况，以诊察疾病的方法，属于按诊范畴。其临床目的，在于了解腹部皮肤凉热、腹壁肌肉软硬度、腹部胀满、压痛、肿块等情况，以及脐间动气（脐周动脉搏动）充盛与否，为疾病的辨证分析提供依据。过去，我没有系统地学习腹诊，只是对其有所了解，认为其不过就是西医的腹部查体，后在给研究生讲《伤寒论》时发现很多讲到腹诊的情况，不好理解或理解不深，请教郑卫琴老师后，再次研读《伤寒论》《金匮要略》，参阅日本汤本求真之《皇汉医学》、藤平健氏之《腹诊讲座》，对腹诊有了一点心得，现讨论如下。

首先，中医的腹诊与西医的腹部查体部位有相似之处，但某些部位的表述是不一致的，应特别注意。另外两者可以互相借鉴有机结合，但其根源是不同的。

中医腹诊起源于《黄帝内经》《难经》，在《伤寒论》与《金匮要略》中，腹诊内容有明显发展，并且与辨证论治相联系，从而成为中医临床诊断学的一个重要组成部分。这些腹诊内容传入日本之后，有了进一步的发展。

仲景对腹诊部位的称谓，有些与现在的体表定位相同。如腹、小腹、少腹等，也有不少部位名称与现在的体表定位不完全相同，如心、胸等概念。胸在古代有二义：一是胸与腹相对而言，体腔的上部，膈肌之上为胸；体腔的下部，膈肌之下为腹，与今义相同；二是胸与背相对而言，前胸后背，胸指人体的前面，包括胸与腹在内，均可统称为胸。心在古代中医书籍中有三义：一是"君主之官，神明出焉"（《素问·灵兰秘典》），相当于现代所指脑的功能；二是"心主身之血脉"（《素问·痿论》），"诸血者，皆属于心"（《素问·五藏生成论》），相当于现代所指血液循环中的心脏，其部位在古代医书中有记载，在胸腔左侧，膈肌之上，体表左乳下（此处名为虚里）可见其搏动；三是指体表部位，在人体腹侧中央，相当于现代所指剑突下这一部位。正如《说文解字》所说："心在身之中。"在腹诊中，心就指这个部位。因而，心下不是指左乳下而是指剑突下至中上腹。心中是指鸠尾穴至膻中穴的部位。

西医的腹部查体是采用视、触、叩、听的检查方法，利用腹部体表标志、划线分区，来得知腹部脏器的可能状态。而中医的腹诊，是"胸胁苦满""胁下痞硬""心下痞""心下满""心下痞硬""心下痞坚""心下石硬""腹满""腹胀""少腹硬满""少腹急结"等的症候，其后对应的是辨证与方药。因此，中医的腹诊，当结合中医思维进行辨病辨证。

腹诊的手法，要刚柔并济。日本汉方医重视腹诊，积累了丰富的经验，有不少腹诊专著。其中对腹力的表述，腹力的强弱对中医虚实辨证有明显的指导意义。藤平健氏所著的《腹诊讲座》将腹力分为9级，这9级与方药对应如下：①软甚，可能属四逆汤证（具体用药，尚须四诊合参，以下亦然）；②软，属人参汤或真武汤证；③偏软，属柴胡桂枝干姜汤证；④微软，属柴胡桂枝汤证；⑤中等，属小柴胡汤证；⑥微实，属桃核承气汤证；⑦偏实，属大柴胡汤证；⑧实，属柴胡加芒硝汤证；⑨实甚，属大承气汤证。由此可见其对腹力强弱的辨别是十分细致的。而对于脐周围及少腹部腹诊，就其对脐上悸与脐下悸的手法描述，对实践与临床确有指导意义。

然而腹诊和脉诊一样，只是辨证的手段而已。当然不能只凭借腹诊就做出结论。比如，心下痞就不一定是泻心汤证，也有五苓散证。临床还是要四诊合参，详辨八纲、脏腑。

（文清）

《金匮要略》治外湿分析

郑卫琴老师善治风湿、着痹，近来指导我重读《金匮要略》，现就读书心得记录一二。

湿为六淫之一，《金匮要略》中湿病是以病因命名。大凡因湿致病，有内外之分，治疗原则不外化湿、燥湿、发汗和利小便等。《金匮要略·痉湿暍病脉证治第二》主论外湿，列为十一条，在治疗上备有六张方子。从整体上来看，实系治湿病的3个取微汗法。盖因湿属阴邪，最易伤阳，其性濡滞，不易速去故也。其一，开泄腠理，有麻杏薏甘汤和麻黄加术汤，主治表实证；其二，益气祛湿，有防己黄芪汤，主治表虚证；其三，温阳化湿，有桂枝附子汤、白术附子汤、甘草附子汤等，主治外寒伤阳、风寒湿邪着于肌表不去之证。

从湿病所列六张方子之组成分析，助阳化气和祛湿解表，两者相辅相成。治外湿固以发汗为主，但须顾护人体阳气。因湿属阴邪，伤阳为先，其性濡滞，不易速除。祛湿则有益于助阳，助阳则湿邪易化。故六首方剂所用11味药，除附子以外其性皆温，乃取温化以缓图也。虽附子辛热，但与他药相伍，已属因势利导之法。生姜、大枣、甘草三药，临证亦不可忽视。盖因表湿伤营损卫之时，表气不和，则有碍湿邪之外透。仲景善以姜枣草合用，能外和营卫，通津液以和表；内健脾胃，风湿之邪易于外泄而解。仲景立法严谨，用药精专。以桂枝附子汤、白术附子汤和甘草附子汤为例，三方的治疗作用主要取决于桂枝、附子、白术三药间的配合，其取舍之理，原文所述不甚分明。我作为后学实在不敢粗断，但我认为附子配桂枝，其温阳作用偏表，温经散寒，使湿从表解；附子协白术，温阳作用偏里，助里阳以化湿，则湿从里去，三药同用，则表里皆治。所以，临证首先应分辨邪气在表抑或入里，孰多孰少，以免用药盲目，药力牵制，有碍疗效。

　　综观《金匮要略》治湿之法，表实者发汗不忘利湿，表虚宜微汗而不忘益气；阳虚补阳为先，正虚扶正为上，乃是后学在临床上应掌握的关键所在。

（赵一凡）